新・社会福祉士シリーズ

4

社会福祉の原理と政策

福祉臨床シリーズ編集委員会編

責任編集＝ 福田幸夫・長岩嘉文

弘文堂

はじめに

社会福祉士及び介護福祉士法が1987（昭和62）年に制定され、翌年から社会福祉士の養成教育が実質的にスタートした。本科目は、その当時、「社会福祉原論」という科目であった。文字通り、社会福祉に関する原理論の歴史的発展やソーシャルワークと社会との関連性を学ぶ内容であった。

その後、「現代社会と福祉」という科目名を経て、この度の改訂により「社会福祉の原理と政策」となり、より社会福祉関連政策への理解が求められるようになっている。

社会の構成は、言うまでもなく一人ひとりの個人の総体である。それは時代により変化し、そのあり方が、人びとの人生にも大きな影響を与えてきた。

私の大学院生時代の恩師である故仲村優一先生は、かつて若き将校として、原子爆弾投下間もない広島を視察に訪れている。学徒動員のため大学卒業を早められ、仲間が次々と戦地の最前線に送られる状況下、焦土と化した広島の光景は、当時の仲村先生の眼にはどのように映ったのであろうか。

先生は、間違いなく、第2次世界大戦後のわが国が目指した福祉国家の建設に多大な功績を示された。平和な社会であるからこそ、社会保障や社会福祉制度が社会に根付き、時代の趨勢に影響を受けながらも、社会にとってなくてはならない制度として成熟していく過程において、ソーシャルワークの理論研究と、専門職の養成の面でご尽力され、私の人生にも大きな指標を示していただいた。

昭和の末期に学生だった私が、社会に出て間もなく平成へと時代が変わり、それから早や30年、現代の社会は、例外なくそれまでのさまざまな出来事の積み重ねの上に成り立っている。

わが国では、かねてから少子高齢化、グローバル化、非正規労働者の増大、さまざまな分野における格差の拡大等、人びとの生活に大きな影響をもたらす変化が認められている。

世界的には、近年、各国で強い指導者を求める政治的風潮が高まり、社会福祉の基盤である民主主義のあり方が問われる事態ともなっている。

こうした中で、2020年からの新型コロナウイルス感染症の世界的な流行は、多くの国で医療の危機、新たな貧困、文化の衰退等をもたらし、今日に至っている。そして、わが国ではポストコロナに展望をもてないままに、ウィズコロナという言葉に象徴される行動制限やリモートワークの奨励などが「新しい生活様式」として強く求められるようになっている。

視点をわが国の動向に戻せば、近年、労働力不足を背景に「働き方改革」が議論される一方で、いまだ過労死の問題が根絶されたわけではない。保護者（親）の所得格差が、子どもの教育格差に直結していることは周知の通りであり、社会福祉の重要課題の１つとなっている。

市場原理を導入し、福祉サービス受給者によるサービスの選択と自己決定を基本とした介護保険制度や障害福祉サービスでも、自己負担の増加や、サービスの質の問題が絶えず指摘されている。障害者入所施設や介護保険施設、医療機関で起こったさまざまな事件も、まだ全容が解明されたわけではない。対象別の虐待防止法が整備されてはいるものの、虐待件数の増加には歯止めがかかってはいない。まだまだ社会は矛盾に満ちている。

その一方で、各地に子ども食堂が設立されたり、自然災害が起こる度に多くのボランティアが被災地に駆けつけるなど、ニーズに寄り添う市民の自主的な活動も注目されている。

社会福祉士や精神保健福祉士を志す人にとって、「社会福祉の原理と政策」は、ソーシャルワーク専門教育の入り口の１つである。さまざまな課題を抱える現代社会において、現実の生活課題から眼を背けることなく、真正面から社会の事実を捉え、課題解決に向かうソーシャルワークの学習の第一歩として、本書がその一助となれば、筆者の一人としてこの上ない喜びである。

2021 年 6 月

執筆者を代表して

福田幸夫・長岩嘉文

目次

第7章　福祉政策と関連政策

社会学と社会システム（30時間）〈2021年度からのシラバスと本書との対応表〉

シラバスの内容　ねらい
①社会福祉の原理をめぐる思想・哲学と理論を理解する。 ②社会福祉の歴史的展開の過程と社会福祉の理論を踏まえ、欧米との比較によって日本の社会福祉の特性を理解する。 ③社会問題と社会構造の関係の視点から、現代の社会問題について理解する。 ④福祉政策を捉える基本的な視点として、概念や理念を理解するとともに、人々の生活上のニーズと福祉政策の過程を結びつけて理解する。 ⑤福祉政策の動向と課題を踏まえた上で、関連施策や包括的支援について理解する。 ⑥福祉サービスの供給と利用の過程について理解する。 ⑦福祉政策の国際比較の視点から、日本の福祉政策の特性について理解する。

教育に含むべき事項	想定される教育内容の例		本書との対応
大項目	中項目	小項目（例示）	
①社会福祉の原理	1 社会福祉の原理を学ぶ視点	●社会福祉の歴史、思想・哲学、理論、社会福祉の原理と実践 ●社会福祉学の構造と特徴	第1章、第2章、第3章
②社会福祉の歴史	1 社会福祉の歴史を学ぶ視点	●歴史観、政策史、実践史、発達史、時代区分 ●日本と欧米の社会福祉の比較史の視点	第2章
	2 日本の社会福祉の歴史的展開	●慈善事業、博愛事業 ●社会事業 ●社会福祉事業 ●社会福祉	第2章2節
	3 欧米の社会福祉の歴史的展開	●救貧法 ●慈善事業、博愛事業 ●社会事業、社会保険 ●福祉国家、福祉社会 ●国際的潮流	第2章3節
③社会福祉の思想・哲学、理論	1 社会福祉の思想・哲学	●社会福祉の思想・哲学の考え方 ●人間の尊厳 ●社会正義 ●平和主義 等	第3章1節
	2 社会福祉の理論	●社会福祉の理論の基本的な考え方 ●戦後社会福祉の展開と社会福祉理論 ●社会福祉の理論（政策論、技術論、固有論、統合論、運動論、経営論） ●欧米の社会福祉の理論	第3章2節
	3 社会福祉の論点	●公私関係、効率性と公平性、普遍主義と選別主義、自立と依存、自己選択・自己決定とパターナリズム、参加とエンパワメント、ジェンダー、社会的承認	第3章3節
	4 社会福祉の対象とニーズ	●ニーズと需要の概念 ●社会福祉の対象とニーズ ●ニーズの種類と次元 ●ニーズの理論とその課題	第3章4節

<table>
<tr><th colspan="1">教育に含むべき事項</th><th colspan="2">想定される教育内容の例</th><th rowspan="2">本書との対応</th></tr>
<tr><th>大項目</th><th>中項目</th><th>小項目（例示）</th></tr>
<tr><td rowspan="2">④社会問題と社会構造</td><td>1 現代における社会問題</td><td>●貧困、孤立、失業、要援護性、偏見と差別、社会的排除、ヴァルネラビリティ、ニューリスク、依存症、自殺</td><td>第4章1節</td></tr>
<tr><td>2 社会問題の構造的背景</td><td>●低成長経済、グローバル化、少子高齢化、人口減少社会、格差、貧困、社会意識・価値観の変化</td><td>第4章2節</td></tr>
<tr><td>⑤福祉政策の基本的な視点</td><td>1 福祉政策の概念・理念</td><td>●現代の社会問題と福祉政策
●福祉政策の概念・理念
●福祉政策と社会保障、社会政策
●福祉レジームと福祉政策</td><td>第5章</td></tr>
<tr><td rowspan="2">⑥福祉政策におけるニーズと資源</td><td>1 ニーズ</td><td>●種類と内容
●把握方法</td><td>第5章2節</td></tr>
<tr><td>2 資源</td><td>●種類と内容
●把握方法
●開発方法</td><td>第5章3節</td></tr>
<tr><td rowspan="2">⑦福祉政策の構成要素と過程</td><td>1 福祉政策の構成要素</td><td>●福祉政策の構成要素とその役割・機能
●政府、市場（経済市場、準市場、社会市場）、事業者、国民（利用者を含む）
●措置制度
●多元化する福祉サービス提供方式</td><td>第5章4節</td></tr>
<tr><td>2 福祉政策の過程</td><td>●政策決定、実施、評価
●福祉政策の方法・手段
●福祉政策の政策評価・行政評価
●福祉政策と福祉計画</td><td>第5章5節</td></tr>
<tr><td>⑧福祉政策の動向と課題</td><td>1 福祉政策と包括的支援</td><td>●社会福祉法
●地域包括ケアシステム
●地域共生社会
●多文化共生
●持続可能性（SDGs等）</td><td>第6章、
第8章2節</td></tr>
<tr><td>⑨福祉政策と関連施策</td><td>1 関連政策</td><td>●保健医療政策、教育政策、住宅政策、労働政策、経済政策</td><td>第7章</td></tr>
<tr><td rowspan="3">⑩福祉サービスの供給と利用過程</td><td>1 福祉供給部門</td><td>●公的部門（政府・地方公共団体）
●民間部門（営利・非営利）、ボランタリー部門、インフォーマル部門
●部門間の調整・連携・協働</td><td>第8章1節</td></tr>
<tr><td>2 福祉供給過程</td><td>●公私（民）関係
●再分配、割当
●市場、準市場
●福祉行財政、福祉計画
●福祉開発</td><td>第8章2節</td></tr>
<tr><td>3 福祉利用過程</td><td>●スティグマ、情報の非対称性、受給資格とシティズンシップ</td><td>第8章3節</td></tr>
<tr><td>⑪福祉政策の国際比較</td><td>1 福祉政策の国際比較</td><td>●国際比較の視点と方法
●福祉政策の類型（欧米、東アジア等）</td><td>第9章</td></tr>
</table>

注）この対応表は、厚生労働省が発表したシラバスの内容が、本書のどの章で扱われているかを示しています。
全体にかかわる項目については、「本書との対応」欄には挙げていません。
「想定される教育内容の例」で挙げられていない重要項目については、独自の視点で盛り込んであります。目次や索引でご確認ください。

第1章 現代社会における社会福祉の意義

社会福祉は、制度・政策としての側面をもつとともに、多かれ少なかれ社会問題等に由来する生活課題（ニーズ）を抱えた対象者（クライエント）に対して、個別かつ直接的にアプローチするという側面をあわせもっている。本章では、社会福祉が必要とされる現代社会の実情と時代背景を踏まえながら、社会福祉の意義や必要性について学ぶ。

1

現代社会を象徴する事象は、①人口減少と少子高齢化、②労働市場の変化、③家族の変化、④格差の拡大という４つの側面から把握できる。国民生活に少なからぬ影響をもたらしているこの４つの側面を、行政統計等を通して概観する。

2

社会福祉学における社会福祉の位置づけを考えるため、社会政策としての位置づけや意義、実践概念との関係、日本国憲法における位置づけ等を整理してみる。また、社会福祉の担い手であるソーシャルワーカーが共有すべき実践上の視点について学ぶ。

1. 現代社会の諸相と社会福祉

現代社会をどう捉えるかは、極めて大きなテーマである。一般に現代社会を大きな枠組みで捉える際には、国際化、情報化、高齢化というキーワードが用いられることが多い。しかしながら、社会福祉との関係では、対象となる国民生活の実態とその変化を意識しつつ、①人口減少と少子高齢化、②労働市場の変化、③家族の変化、④格差の拡大という側面から捉えることが有用である。そこで、本章では、この4つの側面から現代社会の諸相を概観した上で、社会福祉の意義について述べる。

A. 人口減少と少子高齢化

戦後、一貫して増加を続けてきたわが国の人口は、2008（平成20）年の1億2,808万人をピークに減少に転じ、2050年には人口が1億人を割り込み、2100年には約5,000万人（参考推計）まで減少すると予測されている（**図1-1-1**）。加えて、留意しなければならないのは、急速な高齢化を伴うという点である。いわゆる高齢化率という指標でみると、わが国の人口が1億人を超えた1967（昭和42）年には6.6%であったものが、2019（令和元）年には、28.4%となっている。このまま推移すれば2040年には約35%という世界に類をみない高水準に達すると推計されている。

このような急激な人口減少と高齢化は、わが国の経済、財政、社会保障、地域社会などあらゆる面において問題を引き起こすおそれがある。特に世代間扶養という要素が強い**社会保障制度**は、高齢化と同時に進行する少子化とあいまって、給付の増大や現役世代の負担増など多くの課題を抱えている。とりわけ、**社会保険方式**で営まれている年金、医療、介護については、財源の確保と需給バランスの維持という点で現行制度が永続的に維持できないおそれが出てきている。

また、わが国の高齢化の問題は、高齢化率の上昇という総人口に占める比率の問題のみならず、高齢者数（絶対数）の増加という点で深刻である。つまり、いわゆる「**団塊の世代**」といわれる人たちが、2025年を境にほぼ後期高齢者（75歳以上）というラインに到達することで、高齢期特有の疾患や要介護のリスクに対応する医療・介護の供給体制整備が必要となる。しかし、現実は、医療制度改革による病床数の削減や福祉・介護分野

社会保障制度
国民の生存権を確保することを目的とする制度で、社会保険（労災、失業、医療、年金、介護等）・公的扶助（生活保護）・社会福祉、公衆衛生などから構成されている。広義には雇用や住宅政策を含む。

社会保険方式
社会保障財源を税に求める租税方式に対し、一定部分を保険料によってまかなう方式のこと。個人や事業主など主に受益者が徴収対象となる。

団塊の世代
日本において第1次ベビーブームが起きた1947（昭和22）年から1949（昭和24）年の間に生まれた世代のこと。

図 1-1-1　人口の長期推移

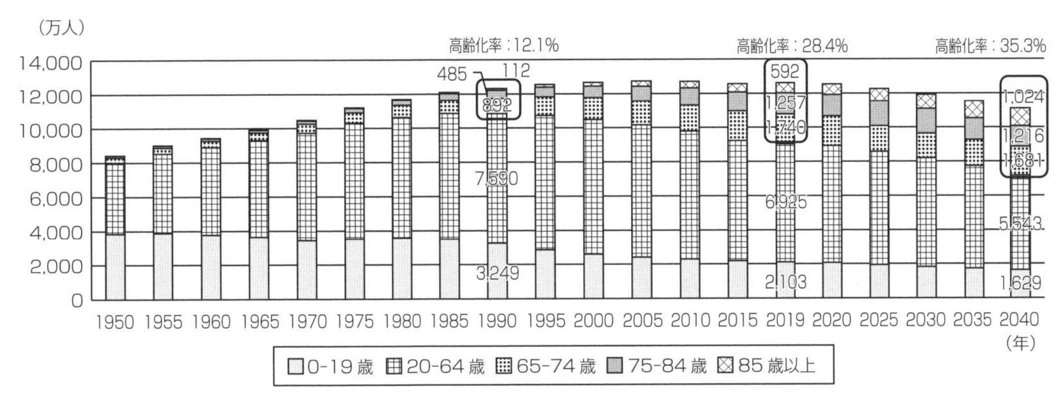

資料：2015 年までは総務省統計局「国勢調査」、2019 年は総務省統計局「人口推計」による 10 月 1 日確定値、2020 年以降は国立社会保障･人口問題研究所「日本の将来推計人口（平成 29 年推計）」における出生中位･死亡中位推計。

出典）厚生労働省ウェブサイト「令和 2 年版　厚生労働白書」 図表 1-1-1.

図 1-1-2　出生数および合計特殊出生率の年次推移

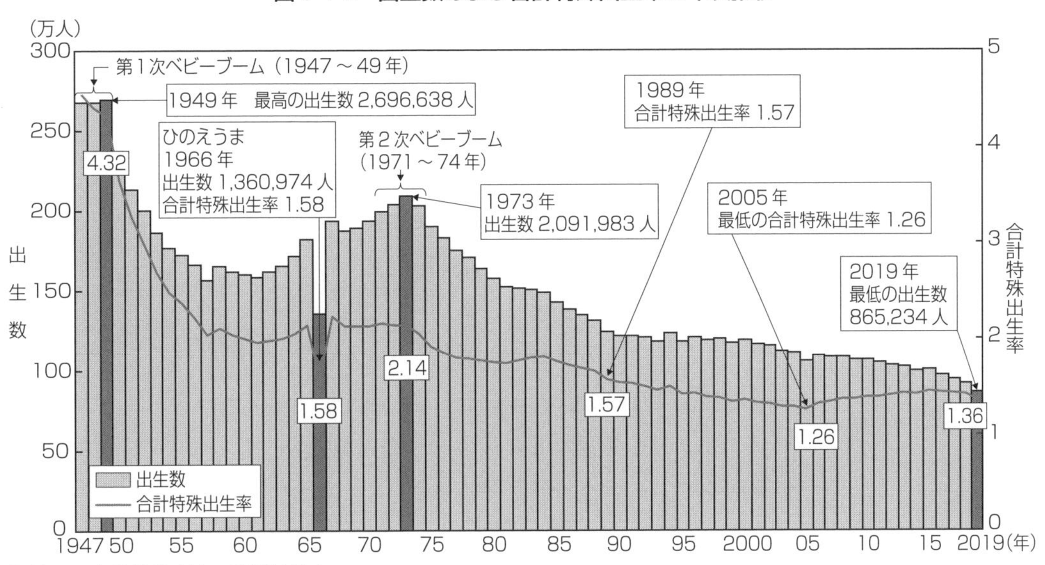

資料：厚生労働省「人口動態統計」。

出典）内閣府「令和 2 年版少子化社会対策白書」第 1-1-3 図.

の人材不足に象徴されるように、「団塊の世代」に対する医療・介護の供給体制の充足は不安視されており、特に人口が集中している都市部では深刻化すると考えられている（「2025 年問題」）。そこで、これへの打開策として取り組まれているのが「地域包括ケアシステム」という構想である。

合計特殊出生率
女性が一生涯にもつであろう平均的な子どもの数を意味する。少子化の指標として用いられることが多い。

人口置換水準
人口が増加も減少もしない均衡した状態となる合計特殊出生率の水準のこと。日本の人口置換水準は、2.07 前後とされている。

なお、少子化についてわが国では、1974（昭和 49）年以降、**合計特殊出生率**が、いわゆる**人口置換水準**を下回り、40 年以上、少子化の流れが続いている（**図 1-1-2**）。少子化の影響は、先述の通り、あらゆる産業にわたる労働力の不足や社会保障財源の不足、そして地方自治体の基盤や地域コミュニティの存続危機という国民生活に直結する問題となっている。

B. 労働市場の変化

人口減少と少子高齢化は、労働市場に大きな負の影響をもたらすが、それとは別に労働環境一般や雇用をめぐる近年の変化も現代社会の諸相の 1 つとして捉えておく必要がある。たとえば、定年の延長、高齢者の継続雇用の拡大である。老齢厚生年金の支給開始年齢の引き上げに伴い、国はかねてから 60 歳代の雇用機会を拡充する政策を取っているが、「**高年齢者雇用安定法**」等により、事業主に対して、① 65 歳までの定年の引き上げ、②継続雇用制度の導入、③定年の定めの廃止のいずれかを求め、本人の希望と能力とに応じ 70 歳まで働ける環境を整備しようとしている。これによる高齢就業者数の増加、就業率の向上は、労働市場の保全に役立つだけでなく、高齢者が一様に社会から支えられる側になるのではなく、就業を介して税や社会保険料を一定程度負担する側になることで、社会保障財源の確保に大きな貢献をもたらす。

高年齢者雇用安定法
正式名称は「高年齢者等の雇用の安定等に関する法律」。

そうした肯定的側面とは別に、近年、労働市場をめぐっては非正規労働者の増加、長時間労働による痛ましい過労死、ブラックバイト、ワーキングプア等が負の側面として大きな社会問題となっている。24 時間営業の飲食店等でアルバイトが 1 人で対応するというワンオペやコンビニエンスストアや居酒屋で「名ばかり店長」が親会社やオーナーから長時間労働を強いられるという問題も指摘されている。

総務省の「令和 2 年　労働力調査」によると、2019（令和元）年の「非正規の職員・従業員」は、2,165 万人（前年比 45 万人増）に達し、役員を除く雇用者全体の 38.3%を占めている。その内訳は、「パート（48.4%）」「アルバイト（21.8%）」「契約社員（13.6%）」「派遣社員（6.5%）」の順となっており、雇用形態も多様化している（**図 1-1-3**）。もちろん、非正規労働者の増加の背景には、高齢者の継続雇用、女性のパート労働などの要

図 1-1-3　正規雇用と非正規雇用労働者の推移

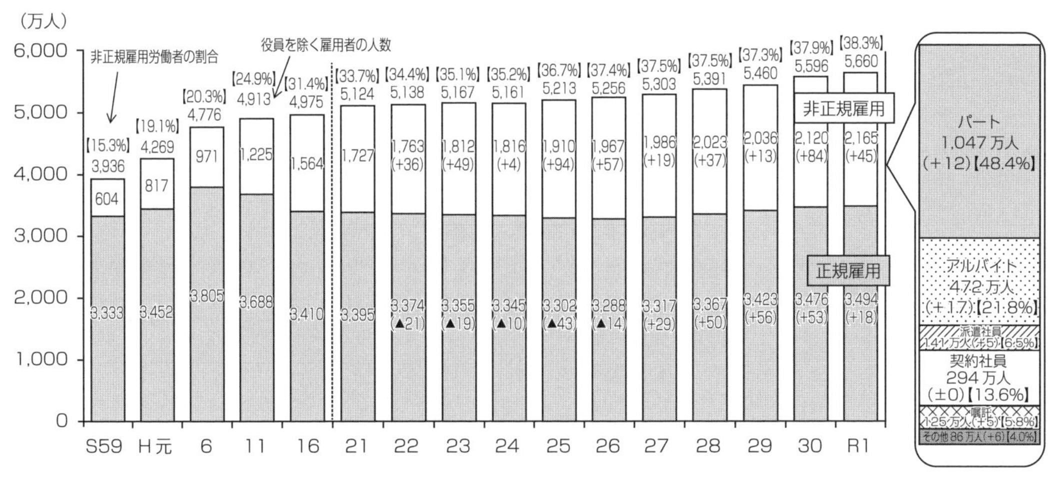

(資料出所) 平成 11 年までは総務省「労働力調査（特別調査）」(2 月調査) 長期時系列表 9、平成 16 年以降は総務省「労働力調査（詳細集計）」(年平均) 長期時系列表 10

(注) 1) 平成 21 年の数値は、平成 22 年国勢調査の確定人口に基づく推計人口の切替による遡及集計した数値（割合は除く)。

2) 平成 22 年から平成 28 年までの数値は、平成 27 年国勢調査の確定人口に基づく推計人口（新基準）の切替による遡及集計した数値（割合は除く)。

3) 平成 23 年の数値、割合は、被災 3 県の補完推計値を用いて計算した値（平成 27 年国勢調査基準)。

4) 雇用形態の区分は、勤め先での「呼称」によるもの。

5) 正規雇用労働者：勤め先での呼称が「正規の職員・従業員」である者。

6) 非正規雇用労働者：勤め先での呼称が「パート」「アルバイト」「労働者派遣事業所の派遣社員」「契約社員」「嘱託」「その他」である者。

7) 割合は、正規雇用労働者と非正規雇用労働者の合計に占める割合。

出典) 厚生労働省ウェブサイト「非正規雇用の現状と課題」p. 1.

因もあり、多様な就業形態が選択できるという点では評価すべき面がある。しかし、正規雇用を希望しながらそれが叶わず、非正規で働く者（いわゆる「不本意非正規」）が 11.6% (2019 年) 存在し、特に 25 ～ 34 歳の若年層で 17.7% (2019 年) と相対的に高くなっている。

もとより非正規労働者は、企業側からみれば、退職金や福利厚生費、社会保険料の事業主負担が不要であるなど利点が多いが、非正規労働者の側からみれば、相対的に低賃金であるだけでなく、身分保証が脆弱で、職業能力を訓練・開発する機会も乏しい (**表 1-1-1**)。結果的に、企業における雇用の調整弁となっている事実がある。その結果、就業はしているものの日々の生活を維持することで精いっぱい、貯蓄がままならず将来の生活設計ができないという状況は、ワーキングプアといわれている。ワーキングプアの定義は明確ではないが、一般に稼働収入が生活保護基準を下回る労働者に対して用いられることが多い。ワーキングプアをはじめとする非正規労働者に関して最も大きな問題は、社会の**セーフティネット**から漏れる

セーフティネット
safety net
人が何らかの事情で困難な状況や危機に陥った時に、致命的な事態になることを防ぐ仕組み（安全網）を意味する。生活保護を最後のセーフティネットということがある。

表 1-1-1　就業形態における各種制度等の適用状況別労働者割合

就業形態	全労働者	雇用保険	健康保険	厚生年金
正　社　員	100.0	92.5	99.3	99.1
正社員以外の労働者	100.0	67.7	54.7	52.0
出　向　社　員	100.0	88.5	91.6	90.0
契約社員（専門職）	100.0	83.0	87.6	83.5
嘱託社員（再雇用者）	100.0	81.1	87.4	82.9
パートタイム労働者	100.0	60.6	37.6	35.3
臨　時　労　働　者	100.0	19.4	14.5	14.8
派　遣　労　働　者	100.0	83.8	81.1	76.5

出典）厚生労働省ウェブサイト「平成 26 年　就業形態の多様化に関する実態調査の概況」表 14 より作成.

おそれがあるという点である。

一般にセーフティネットのネットとは、①雇用、②社会保険、③社会福祉、④公的扶助（生活保護）の順と考えられるが、雇用と社会保険は、通常、企業等に就職することで得られる。雇用されることで当面の賃金が保障され、社会保険に加入でき、生活を維持することができるが、高度経済成長期には、この流れに多くの労働者が合流することができた。しかも、わが国の企業は長い間、**終身雇用・年功賃金**という日本的雇用慣行を特徴としていたため、結果的にそれが一義的なセーフティネットとして機能していた。ところが、2008（平成 20）年のリーマンショックに端を発した急激な雇用情勢の悪化に伴い、政治的にも企業の生き残りが最優先課題となり、いわゆる「派遣切り」が頻発した。さらにその後のアベノミクスと称する経済政策でも雇用の弾力化が進んだこととあいまって、結果的に企業の内部留保が大きくなり、それが労働者には還元されていないとの批判がある [(1)]。内部留保を含め企業が生き残ることで末端の労働者にも**トリクルダウン**という恩恵がもたらされるとする理論もあるが、現状ではそうした効果がもたらされているか否かは明らかではない。

精神疾患や自殺を誘発する長時間労働については、「働き方改革」によって改善しようという政策が取られ始めているが、この改革の目玉の 1 つである裁量労働制をめぐっては労働者の自由を確保するために有効だとする見方と、企業側にとって都合のよい働かせ方になり、かえって労働強化につながるおそれがあるとする見方が対立している。

このような中で非正規雇用労働者への総合的な対策として、「正社員転換・待遇改善実現プラン」や「同一労働同一賃金ガイドライン」等が出されてきている。いずれも労働者にとって不合理な雇用形態を改め待遇改善を図ろうとする試みであるが、実効性については疑問視する見方もある。

終身雇用・年功賃金
企業などが、正規に採用した労働者を特別な場合以外は解雇しないで定年まで雇用することを終身雇用。勤続年数や年齢に応じて賃金が昇給する制度を年功賃金といい日本的雇用制度の典型とされた仕組み。

トリクルダウン
trickle down
したたり落ちるという意味で、富裕層や大企業を優遇する政策をとって経済活動を活性化させれば、富が低所得者層に向かって流れ落ち、国民全体の利益になるという考え方。

C. 家族の変化

「2019年　国民生活基礎調査」によると、わが国の平均世帯人員は、1960（昭和35）年には4.14人だったものが、年々小規模化し、2019（令和元）年には2.39人となっている。世帯構造も変化し、2019年の一般世帯の家族類型別世帯数をみると核家族世帯が59.8%、単独世帯が28.8%を占めている。単独世帯の構成比の伸びは著しく、後に述べる貧困格差や無縁社会と孤立問題に連動する面がある。高齢者のみや高齢者単身世帯、子どもがいる世帯のうちではひとり親世帯が増加している。子どものいる世帯は1989（平成元）年には4割を超えていたものの、2019年には21.7%となり、子どもがいない世帯の比率が増えている。

また、夫婦が共働きである世帯が増加し、いわゆる専業主婦世帯の割合は低下している。「男女共同参画白書　令和2年版」によると、2019年における「共働き世帯」の比率は約68%、「夫が雇用者で妻が無業者の世帯」の比率は約32%となっている。

また、性役割分担についての意識を尋ねた調査によると「夫は外で働き、妻は家庭を守るべきである」という考え方については反対する人の割合（「反対」+「どちらかといえば反対」）が男女とも長期的に増加傾向にある（**図1-1-4**）。

図1-1-4 「夫は外で働き、妻は家庭を守るべきである」という考え方に関する意識の変化

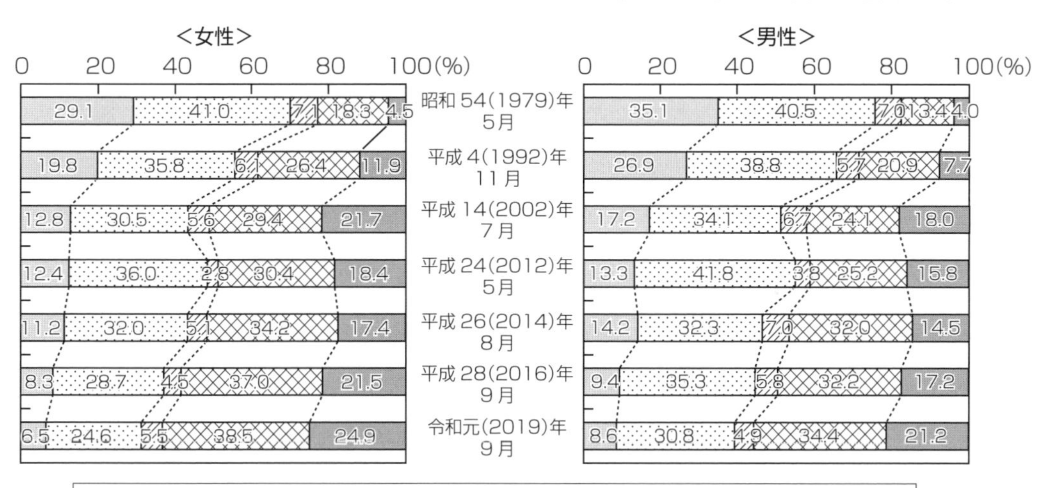

備考）1. 総理府「婦人に関する世論調査」（昭和54年）、「男女平等に関する世論調査」（平成4年）、内閣府「男女共同参画社会に関する世論調査」（平成14年、24年、28年、令和元年）および「女性の活躍推進に関する世論調査」（平成26年）より作成。
2. 平成26年以前の調査は20歳以上の者が対象。平成28年および令和元年の調査は、18歳以上の者が対象。

出典）内閣府男女共同参画局ウェブサイト「男女共同参画白書　令和2年版」2020, p.20, I-特-13図.

また、一般的に女性が職業をもつことについて、1984（昭和59）年には、「子供ができても、ずっと職業を続ける方がよい」と考える人と、「子供ができたら職業をやめ、大きくなったら再び職業をもつ方がよい」と考える人を合わせた割合が、女性は65.4％、男性は51.8％に過ぎなかったが、2019（令和元）年には、女性83.4％、男性79.1％に増加している。また「子供ができても、ずっと（継続）」と考える人と「大きくなったら再び（再就職）」と考える人の回答割合を詳しくみてみると、前者（継続）の割合が増え、後者（再就職）の割合は減っている。女性のうち前者（継続）の回答割合は、2012（平成24）年時点で後者（再就職）の回答割合を上回り、直近では6割を超えている。男性でも前者（継続）の回答割合は、2002（平成14）年の時点で後者（再就職）の回答割合を上回り、直近で約6割に達しており、継続志向の高まりがうかがえる（**図1-1-5**）。

図1-1-5 「女性が職業をもつことに対する意識」の変化

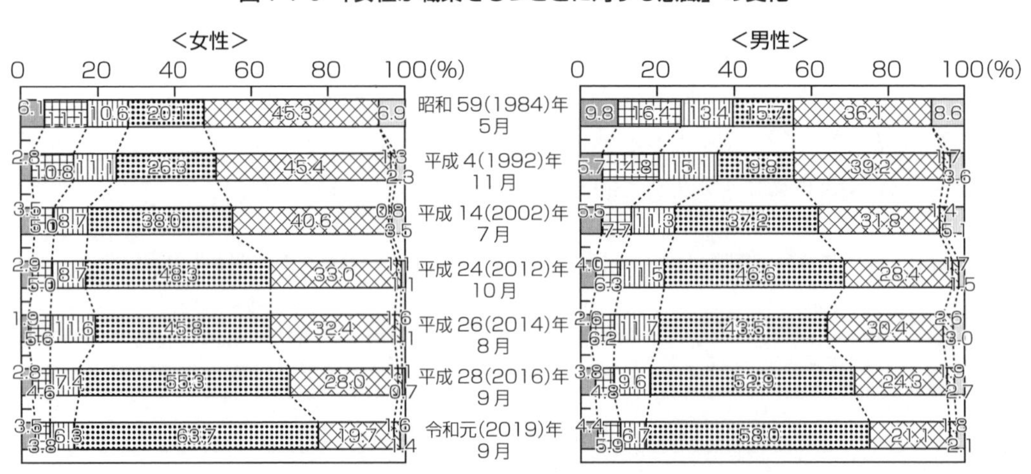

備考）1．総理府「婦人に関する世論調査」（昭和59年）、「男女平等に関する世論調査」（平成4年）、内閣府「男女共同参画社会に関する世論調査」（平成14年、24年、28年、令和元年および「女性の活躍推進に関する世論調査」（平成26年）より作成。

2．平成26年以前の調査は20歳以上の者が対象。平成28年および令和元年の調査は，18歳以上の者が対象。

3．昭和59年の調査における質問文および選択肢は以下のとおりで、「その他」は調査していない。

質問文　一般的に女性が職業をもつことについて，どのようにお考えになりますか。

選択肢　（ア）職業をもち，結婚や出産の後も仕事を続ける方がよい

（イ）職業をもち，結婚や出産などで一時家庭に入り，育児が終わると再び職業をもつ方がよい

（ウ）職業をもち，結婚を契機として家庭に入る方がよい

（エ）職業をもち，出産を契機として家庭に入る方がよい

（オ）職業をもたない方がよい

わからない

出典）内閣府男女共同参画局ウェブサイト「男女共同参画白書　令和2年版」2020，p.21，I-特-15図．

「一億総活躍社会の実現に向けて緊急に実施すべき対策」においては、希望出生率（国民の希望がかなった場合の出生率）1.8の実現が目標とされているが、希望する人が就労の継続を前提に結婚や出産を実現しやすい環境を整えていく必要がある。

家族の変化に関してもう1つの指標は、**生涯未婚率**の上昇である。1970（昭和45）年には、わずかに男性1.70％、女性3.34％だったものが、2015（平成27）年には男性23.37％。女性14.06％と急激に上昇しており、2030年には男性で約30％、女性で約23％に至ると予測されている。

こうした未婚化に加え、晩婚化が出生数の減少や合計特殊出生率の低下の背景にあることは想像に難くない。晩婚化については、1970年の平均初婚年齢が夫26.9歳、妻24.2歳だったものが、2019年には夫31.2歳、妻29.6歳といずれも4～5年程度遅くなっている。

一億総活躍社会の実現に向けて緊急に実施すべき対策
2015（平成27）年に政府が打ち出した、①希望を生み出す強い経済、②夢をつむぐ子育て支援、③安心につながる社会保障という新三本の矢を実現するための方策のこと。

生涯未婚率
50歳の時点で一度も結婚したことがない人の割合。将来的に結婚する可能性が低いと考えられることから、生涯独身者の割合を示す指標として用いられている。

D. 格差の拡大

格差社会という言葉が使われるようになって久しい。一般には貧富の経済格差が深刻になっている状況を指すことが多いが、所得格差に限らず、格差には男女間格差、世代間格差、地域間格差、学力格差、**健康格差**などという次元もある。かつて芸能人同士の結婚に関して「格差婚」という言葉が飛び交ったこともある。

健康格差
人びとのおかれた環境や社会経済的地位により健康状態に格差が生じる現象のことで、疾病の発生頻度の格差、医療へのアクセス（近接）の格差、受けられる医療の質の格差などとも連動する。

格差問題において最も深刻なものは貧困問題であるが、格差とは、全国民の間で所得の高い人と低い人の間にどれくらい相対的な差があるかに注目する概念であるのに対して、貧困とは所得の低い人に注目するものである。緊急度からすれば、格差よりも貧困のほうがより深刻な問題である。時に貧困は、餓死や自殺につながるおそれがあるため、人権上も貧困を生まない、貧困状態を放置しない社会にしなければならない。

しかしながら、わが国ではいまだに年間約2万人を超える自殺者がいる。自殺の多くは多様かつ複合的な原因および背景を有しており、さまざまな要因が連鎖する中で起きていることは言うまでもないが、個々の要因別（原因・動機特定者の原因・動機別）にみると「健康問題」に次いで、「経済・生活問題」が多くなっている。また、年齢階層別にみると、「40歳代」が全体の17.2％を占め、次いで「50歳代」（16.9％）、「60歳代」（15.7％）と働き盛りの人が多い一方で、29歳までの子どもと青年が一定の割合（13.1％）を占めており軽視できない問題となっている。

さまざまな格差の中で、社会として許容しがたいのは子どもの格差であろう。子ども期に背負った貧困に象徴される格差という不利は、大人になってからも影響し、さらにその次の世代にまで波及する。つまり、子どもの格差は、大人の格差の出発点でもある。しかしながら、わが国では長い間、子どもの間に格差がある事実が社会問題として認識されてこなかった。

この問題に対して厚生労働省は、2011（平成23）年に初めて日本の子どもの**相対的貧困率**を公表した（「平成22年　国民生活基礎調査」）。それによると、17歳以下の子どもの貧困率は15.7%（当時）であり、約6人に1人の子どもが貧困状態にあるとされた。従来から国際的にみても、日本の子どもの貧困率は決して低くなく、2010年頃において、**OECD**加盟国30ヵ国（当時）の中で上から10番目の高さにあった（**図1-1-6**）。

児童福祉や教育の現場からは、けがや病気をしても病院に行けない子ども、食事を取っていない子ども、無保険の子どもの存在や不登校、親からのネグレクト、学力不足の問題などが報告されている。これらの事象は、**絶対的貧困**と**相対的貧困**、双方から吟味されるべき問題である。

内田樹は、格差にまつわる子ども自身の意識と格差の固定化を次のように表現している[(2)]。

「上流家庭の子どもは『勉強して高い学歴を得た場合には、そうでない場合より多くの利益が回収できる』ということを信じていられるが、下層家庭の子どもは学歴の効用をもう信じることができなくなっているということです。ここにあるのは『学力の差』ではなく『学力についての信憑性の差』です。『努力の差』ではなく『努力についての動機づけの差』です」

なお、「2019年　国民生活基礎調査」によると、子どもの貧困率は若干改善され、2018（平成30）年には13.5%となっている（**図1-1-7**）。この背景には親の就労条件の改善や、2013（平成25）年に制定された「**子ど**

相対的貧困率
ある国や地域の大多数よりも貧しい相対的貧困者の全人口に占める比率。

OECD
欧米などの先進国を中心とする加盟国間の協力によって、経済成長の促進、開発途上国への援助、世界貿易の拡大などをめざす国際機構。

絶対的貧困
家がない、食べる物がない、着る服がないなど必要最低限の生活を維持するための所得水準に達していない状態。

相対的貧困
世帯の所得が、その国や地域の全世帯の所得の中間値の半分に満たない状態等のこと。高校進学率が90%を超えている国で経済的理由によって進学できない状態等。

図1-1-6　子どもの相対的貧困率の国際比較（2010年）

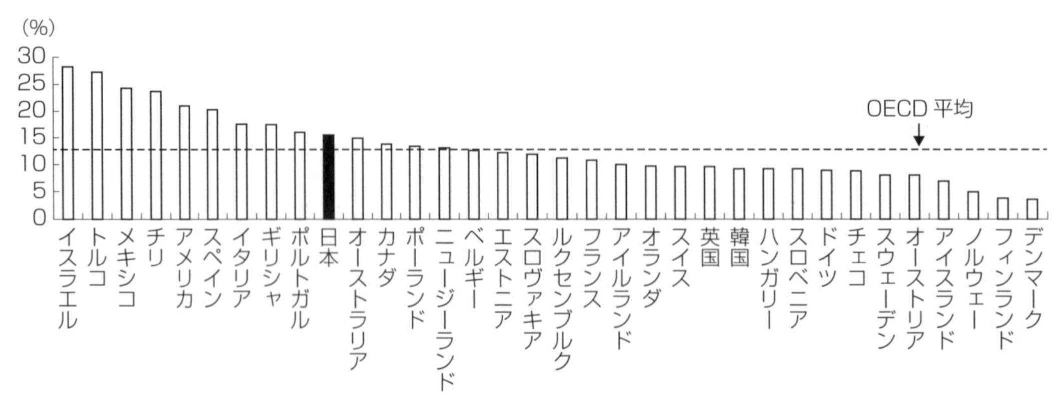

（出典）OECD（2014）Family database "Child proverty"
（注）ハンガリー、アイルランド、日本、ニュージーランド、スイス、トルコの数値は2009年、チリの数値は2011年。
出典）内閣府ウェブサイト「平成26年版　子ども・若者白書（全体版）」第1—3—39図より作成.

図 1-1-7　貧困率の年次推移

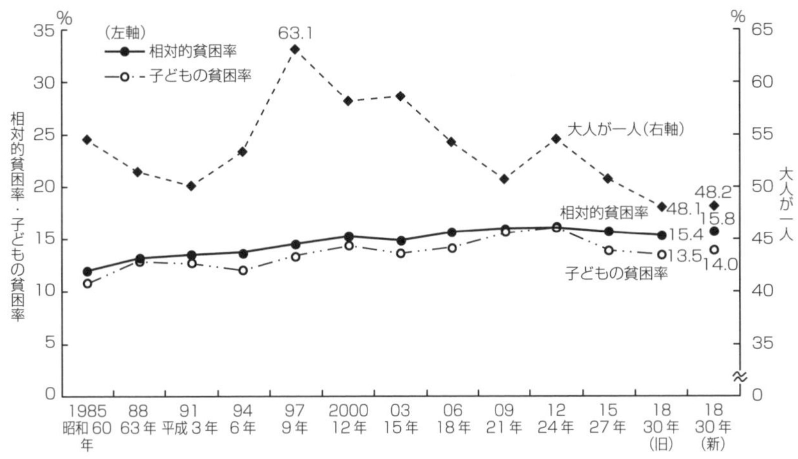

注：1）1994（平成 6）年の数値は、兵庫県を除いたものである。
2）2015（平成 27）年の数値は、熊本県を除いたものである。
3）2018（平成 30）年の「新基準」は、2015 年に改訂された OECD の所得定義の新たな基準で、従来の可処分所得から更に「自動車税・軽自動車税・自動車重量税」、「企業年金・個人年金等の掛金」および「仕送り額」を差し引いたものである。
4）貧困率は、OECD の作成基準に基づいて算出している。
5）大人とは 18 歳以上の者、子どもとは 17 歳以下の者をいい、現役世帯とは世帯主が 18 歳以上 65 歳未満の世帯をいう。
6）等価可処分所得金額不詳の世帯員は除く。
出典）厚生労働省ウェブサイト「2019 年　国民生活基礎調査の概況」図 13.

もの貧困対策推進法」が一定の成果を上げていることが考えられる。一方で、13.5%という数字は、依然として7人に1人が相対的貧困状態にあるということであり、継続的な取組みが不可欠である。

子どもの貧困対策推進法
正式名称は「子どもの貧困対策の推進に関する法律」。

2. 社会福祉学における社会福祉の位置づけと意義

A. 社会政策としての位置づけと意義

これまで述べてきたように現代社会にはさまざまな側面があり、かつ社会は絶えず変化している。当然、進化・発展している正の側面もあれば、社会的排除や人間疎外をもたらす負の側面もある。

かつて、イギリスの福祉国家建設に影響を与えた社会学者**ティトマス**は、産業社会の進歩と成功の代償の象徴でもある失業、労働災害、公害等が人

ティトマス
Titmuss, Richard Morris
1907 ～ 1973
➡ p.228 キーワード集

ソーシャルポリシー
social policy
一般に社会政策を意味し、市民生活の安定や向上等を直接の目的として策定されたり実行されたりする公共政策を指す。

ソーシャルアドミニストレーション
social administration
広義には社会福祉施策の形成・運営から、狭義には施設経営までに至る多義的な概念である。

びとにもたらしている社会における負の現象を「反福祉（マイナスの福祉）」と表現し、それへの対策として、**ソーシャルポリシー**と**ソーシャルアドミニストレーション**が重要であると唱えた。そして、ソーシャルポリシーを「社会福祉」「財政福祉」「企業福祉」に体系的に区分したことで知られている。このソーシャルポリシーは、わが国で一般に社会政策と訳されている。社会政策はかつて労働政策と同義的に用いられていたが、今日では社会福祉を含んだ幅広い概念として捉えられている。通常、社会政策は社会福祉あるいはソーシャルワークよりは広義の概念であるが、いずれにしても、現代社会の諸問題に対する対応策の1つとして重要な概念である。

この点について、長年社会福祉学の構築を試みてきた古川孝順は、「社会福祉のL字型構造」[(3)] という枠組みを用いて、社会福祉は社会政策を構成する社会サービスの1つであると位置づけつつ、同時に他の領域とも相互に関連し影響し合うものであると説明している（**図1-2-1**）。つまり、L字の縦棒部分において社会福祉は、他の社会サービスと区別されるが、横棒部分においては重なり合うということである。つまり社会福祉は、固有性・独自性をもちつつ、市民生活のあらゆる領域に関係する概念であり機能であるということである。この枠組みは、社会福祉の機能を従来型の対象別分野論（児童福祉論、障害者福祉論、高齢者福祉論、地域福祉論等）の枠内や主に貧困問題に対応するもの（防貧・救貧等）と限定または矮小化せず、普遍的なものと捉える上で有益である。

普遍性という点に関しては、クライエントのニーズが現金給付等でなされる貨幣的ニーズから、より高次な金銭以外のニーズである非貨幣的ニーズ（サービスニーズ）に変化した事実は、いわゆる低所得者以外の社会生活ニーズをもったクライエントが増大していることを意味しており、これ

図1-2-1　社会福祉のL字型構造

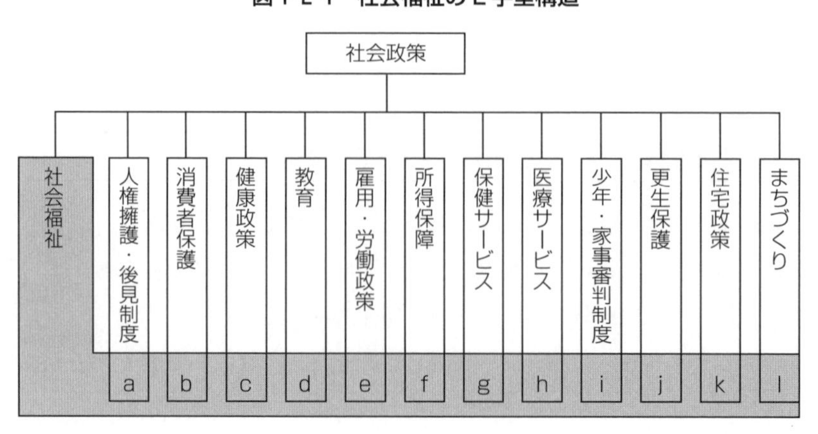

をもってニーズの普遍化と捉える見方もある。また、雇用や健康、介護の問題が個人的な事情のみならず社会的な要因等によって発生する事例が増えていることをもって、普遍化と捉える見方もある。いずれにしても、高度に発展した資本主義社会の中で起こり得る自己責任だけでは背負い切れない生活上のつまずきや生活障害（社会性を帯びた生活のしづらさ・社会生活機能上の不自由等）に対応するものとして制度としての社会福祉には大きな存在意義がある。

B. 実践概念としての位置づけと意義

もとより社会福祉には、制度・政策としての位置づけと実践概念（方法論）としての位置づけがある。社会福祉を後者で捉えた場合は、社会福祉実践、ソーシャルワーク、**福祉臨床**等という言葉で表現されることがある。先の古川にならび長く社会福祉研究に携わり、社会福祉学の定義を試みてきた京極髙宣は、「社会福祉に関する総合的かつ実践的な学問領域をいう。社会福祉学は、福祉ニーズを有する人々の生活の自立を支援する各種サービスの在り方をめぐる実践的な科学であり、児童、障害、高齢者などのタテわり分野から成り立つと同時に、政策、経営、臨床の三つの位相から成り立つ学際的な学問である」と定義づけている[(4)]。ここでは便宜上、ソーシャルワークという言葉を用いて、臨床という位相に当たる実践概念としての社会福祉を整理する。

福祉臨床
クライエントの多義性を十分考慮しながら、相手との交流や関係の相互性を重視した援助のあり方。

かつて**岡村重夫**[(5)]は、ソーシャルワークの機能を以下の５つに整理した。

①評価的機能：クライエント自身やクライエントを取り巻く社会生活上の問題の実態を明らかにすることであり、アセスメント行為等を意味する。

②調整的機能：会社と従業員、学校と子どもという二者関係・相互関係に葛藤や摩擦が生じている場合に、両者の調和を保つために適切に介入し、ケースワーク的な援助等をすることを意味する。

③送致的機能：欠損した社会関係を回復させるか、それに代わる新しい社会関係を見出すための積極的な介入や、社会資源の活用を意味する。

④開発的機能：社会関係の不調和や欠損、クライエントの抱える問題がケースワークなどによる個別支援や既存の社会資源の導入で解決しない場合、ソーシャルアクションを含めた活動を行うことを意味する。

⑤保護的機能：上記４つの機能によっても、クライエントの社会関係の調和が整わない時や当面の優先課題が生命の維持や居住の安定である場合に保護的なサービスを提供することを意味する。

いずれも抽象的な表現であるが、ソーシャルワークでは、まず可能な範

岡村重夫
1906 ～ 2001
岡村理論といわれる社会福祉理論を構築した研究者。社会福祉の固有の視点として、個人と社会制度の間の社会関係の主体的側面に焦点を当てた独自の理論を提唱した。
➡ p.218 キーワード集

囲でクライエントを理解した上で、ニーズを確定する。そして援助計画において、援助の目標・内容・方法・ゴール等を明らかにした上で具体的な援助（介入）を実施し、途中**モニタリング**を行いながら問題解決（終結）を目指すという過程があり、全過程においてクライエントに対する説明と同意を経ながら進行していくことになる。また全過程を通じてクライエントの自身の対処能力を強化し、自立や成長を助長する働きかけを行う。

モニタリング
monitoring
援助活動の展開途中で、クライエントの変化やニーズの充足状況等を観察・把握すること。

ソーシャルワークの機能を理解する上で、やや難解なのは「社会関係」という概念である。これは、クライエントである人間とクライエントを取り巻く広義の環境の間に相互関係があり、この相互関係に摩擦や不均衡が生じ得るという考え方である。先に例示した会社と従業員や学校と子どもを例にとれば、クライエントである従業員が会社で何らかのストレスや困難を抱えていたり、子どもが学校に適応し難い事情があって不登校の状態にあったりするということである。一般にソーシャルワークでは、このような事象に対して3つの視点をもって対応する。すなわち、①主にクライエントに何らかの要因があると考え、直接、働きかける、②主に環境（職場や学校）に何らかの要因があると考え、調査・確認した上で改善を要求する、③両者の間（社会関係）の関係性（ズレ・摩擦・力関係・誤解等）に着目し、調整を試みる等である。

これらを図で示したものが、以下（**図1-2-2**）である[6]。会社や学校の例では、会社での過大な役割期待や中間管理職としての苦悩、あるいは過重な労働が考えられ、学校ではいじめや教員不信等が考えられるが、その背景には私的な事情や心理的事情のみならず社会・環境的な問題が潜んで

図1-2-2　ソーシャルワークの介入イメージ

ソーシャルワークのアプローチ（①に対処するために②、③に介入する）

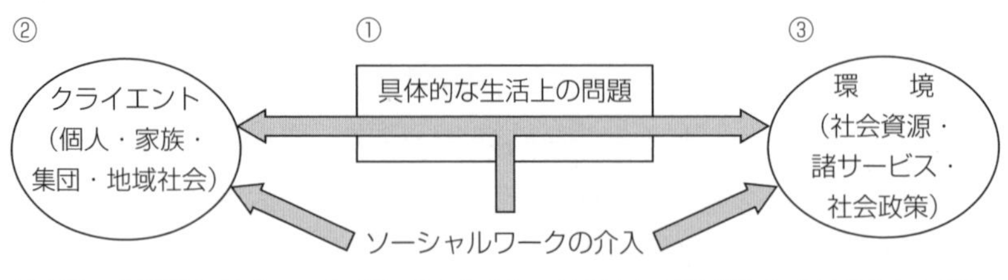

社会学、心理学のアプローチ（②、③に介入し、結果として①が変化することもある）

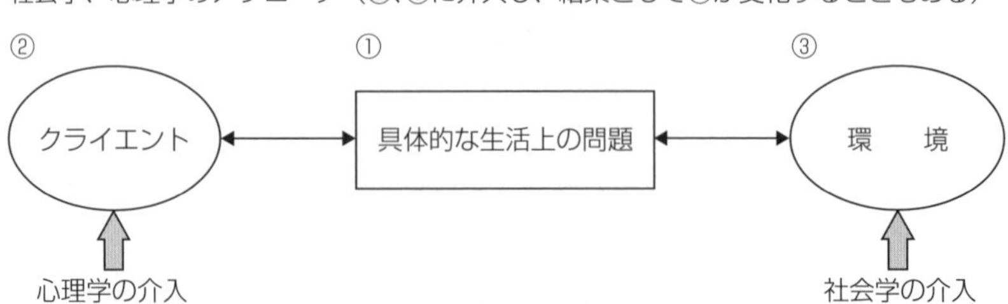

いる場合も少なくない。ソーシャルワークでは、クライエントは常に社会問題を含んだ広義の環境との交互作用の渦中にあると捉える。

C. 日本国憲法における位置づけと意義

ところで、わが国の社会福祉の意義を考える時、最高法規である日本国憲法との関係を確認しておく必要がある。日本国憲法は、戦後、国民主権、恒久平和主義、基本的人権の尊重を基調とし、平和と民主主義の象徴として公布された。70年以上を経た今日、その改正の是非をめぐって国論が二分されているが、以下、社会福祉の意義との関係を整理していく。

まず、日本国憲法の根幹をなす基本的人権は、おおむね3つの権利からなっており、それは、**自由権**、**平等権**、**社会権**である。その中でも、社会福祉に直接関わるのが平等権、社会権である。

日本国憲法は、社会福祉に関する平等権として13条、14条において、以下のように明記している。

> 第13条　すべて国民は、個人として尊重される。生命、自由及び幸福追求権に対する国民の権利については、公共の福祉に反しない限り、立法その他の国政の上で、最大の尊重を必要とする
> 第14条　すべて国民は、法の下に平等であって、人権、信条、性別、社会的身分又は門地により、政治的、経済的又は社会的関係において、差別されない

まず14条（平等権）からみていくと、社会福祉の理念の1つでもある平等を保障し、いかなる差別もされないことを明記している。ここでいう平等の概念は、政策としての社会福祉の前提となっている。

次いで13条（幸福追求権）は、後で述べる25条の規定が「最低限度の生活（生存権）」を保障するという、やや消極的な表現であるのに比べて、より積極的な表現となっており、国家がそれを最大限尊重することを約束している。この考え方は、個人の信条等が平等に扱われるという意味では平等権であるが、自由権の1つとも認識し得る。つまり、平等権や生存権が社会福祉のもつセーフティネット機能に関連づけて捉えられるのに対して、自由権は環境権やプライバシー権などの比較的新しい権利とも結びつき、市民が積極的に幸福を追求していく権利として活用できる可能性がある。

また、社会権は、一般に生存権、教育権、労働権をその内実としているが、そのうちの生存権については、25条に直接的な表現で規定されている。これも政策としての社会福祉の位置づけを明確にするものである。

自由権
国家が個人の生活に対して権力的に介入することを排除し、個人の自由な意思決定と活動を保障する権利。

平等権
法の下の平等を意味し、人種、信条、性別、社会的身分または門地等を理由にして国家により差別されないことをいう。

社会権
人間らしい生活を営める諸条件の確保・改善を、国家に求めることができる権利。労働権、団結権、生活権、健康権、教育権等が含まれる。

第１項　すべて国民は、健康で文化的な最低限度の生活を営む権利を有する
第２項　国は、すべての生活部面について、社会福祉、社会保障及び公衆衛生の向上及び増進に努めなければならない

以上のように、社会福祉は国が国民に平等権、社会権を保障するための政策および手段としての意義がある。

D. 社会福祉の担い手としてのソーシャルワーカーがもつべき視点

現代社会にさまざまな社会問題が存在することを前提とする時、社会福祉を含んだ社会政策が、それを解決したり、軽減したりする機能を果たすものであることはすでに述べた。しかし、制度・政策としての社会福祉を実行に移す担い手は人であり、彼らはソーシャルワーカーと呼ばれる。ソーシャルワーカーの活動の場は多岐に渡るため、そこで必要とされる能力や役割期待を個々に論じることは容易ではない。そのためここでは、ソーシャルワークを実践する上で共通する視点を概観する。

［1］ジェネラリストとしての視点

通常、人間（個人）は、情緒的欲求、物理的欲求、自己実現欲求等の基礎的欲求（ヒューマン・ニーズ）を充足させることによって、自己を維持・発展させていく。そして、これらの諸欲求を充足するために、①自身のもつ内的資源である身体能力・認知能力等を活用するだけでなく、②自身を取り巻く環境から必要に応じて外的資源を取り入れ、交互作用を行っている。ここでいう、外的資源には、家族、友人といったインフォーマルな要素もあれば、学校、職場、宗教といったフォーマルな要素、社会保障や社会福祉といった制度を含んでいる。

すなわち人間（個人）は、自力でヒューマン・ニーズを充足できる場合もあれば、自分以外の環境の力（外的資源等）を活用しながら充足する場合もある。しかし、比率の差こそあれ、前者のみで充足できている人は少なく、外部資源と無縁で生活を営んでいる人はほとんどいない。つまりソーシャルワークでは「個人は自己を取り巻く諸システムと相互作用を行い、相互依存しながら社会生活機能を維持・発展させている」と考える。このように、人間（個人）の生活は社会環境との相互作用で成り立っていることを前提にクライエントの抱える問題を読み解こうとする立場をジェネラリストという。ジェネラリストという視点は、クライエントの抱えている問題の多くは、原因と結果という「**医学モデル**」的な直線的な因果関係で

医学モデル
クライエントを患者イメージで捉え、医学で用いられる診断や治療の手順を援用して支援する考え方。クライエントの抱えている問題を個人に帰着させやすいという点でソーシャルワークでは批判的に用いられることが多い。

捉え切れないという事実を前提としており、「**エコシステム論**」や「**生活モデル**」と親和性が高い。

[2] ホリステックな視点

ホリステックとは、クライエント自身およびクライエントが抱える生活上の諸問題を全人的かつトータルに理解するという意味である。病気や障害などクライエントの生活上の特定の問題について、より深い専門知識と技能をもって対応する専門職（医師等）をスペシャリストというならば、生活上の諸問題をホリステックに捉え、必要に応じて多様な介入を試みるソーシャルワーカーは基本的にジェネラリストとしての援助職といえる。

ただし、ホリステックに捉えるということは、ソーシャルワーカーがクラエントの生活全体を管理するということではない。他の専門職が生活上の特定の問題をより深く理解し、より専門的に対応していく傾向が強いのに対して、ソーシャルワーカーはそれら特定の問題がクライエントの生活における他の部分に影響を与え、別の問題を引き起こしている可能性があることを見落とさない。クライエントの生活再建や自立のために必要と判断すれば、そうした諸問題をトータルに捉える必要があることをクライエントと十分に話し合って対応方法を検討していく必要がある。クライエントと問題をホリステックに捉えるためには、前提としてジェネラリストとしての視点をもつ必要がある。

[3] エンパワメントという視点

エンパワメントとは、生活ストレスに対処するクライエント自身をソーシャルワークの主体者として位置づけ、個人や環境のもつ潜在的な能力を引き出し、強化するという考え方である。もともと、少数民族や女性など社会的に差別されている人びとの権利の回復に向けた援助方法として発展してきたが、ソーシャルワークにおいて**当事者主体**という考え方が普及する中で、生活ストレスに対処するすべてのクライエントに適応できる概念として考えられるようになってきた。

エンパワメントという視点の魅力の1つは、従来のソーシャルワークが内包していたクライエントの「欠点」や「問題」に着目する発想ではなく、クライエントを信頼するとともに「クライエントの能力や資源の潜在的な部分」を探索し、その伸長や開発を重視する点にある。そしてこれを保証するために、ソーシャルワーカーとクライエントの間の**パートナーシップ**の形成を重視している。また、「クライエントの能力や資源の潜在的な部分」を探索するために両者の「対話」が重視され、「問題の特定」を優先

エコシステム論
生態学的な視点とシステム論的な考え方を統合したものの見方で、クライエントと環境との間に生じる相互関連性に焦点を当てて問題を捉える考え方。

生活モデル
人、環境のどこに問題があるのかを問うのではなく、問題は生活空間における不適切な交互作用にあると考える立場。人と環境の接触面に焦点を当てて問題を捉える考え方。

当事者主体
サービス提供の基本原則であり、クライエントを治療や保護の対象としてではなく、生活の主体者であり意思決定能力のある存在として尊重しようという考え方。

パートナーシップ
partnership
ともすれば上下関係にもなりかねない援助関係において、クライエントとの対等な関係性を追求し、彼らの自主性や主体性を尊重した援助を展開しようとする姿勢。

するという従来のソーシャルワークの考え方ではなく「挑戦課題の明確化」というクライエントがより前向きになれる考え方と援助過程の枠組みが用いられている。このように、エンパワメントという視点は、援助する者—される者という固定観念を超えて、当事者主体という理念を具現化するための示唆を与えてくれる。

[4] アドボカシーという視点

アドボカシーは、一般に「代弁」や「権利擁護」と訳されるが、本人の意思の実現が阻害されている場合に、それを権利侵害とみなし本人に代わり、または本人とともに異議を唱えて、その権利を擁護するという理念であり実践である。1950年代以降のアメリカでの黒人解放をめざす公民権運動に端を発し、それを社会福祉分野でも継承する中でソーシャルワークの機能としても位置づけられたものである。もとよりクライエントの願いや思いに対する最大の理解者となることは、ソーシャルワークの根本に据えられるべきものである。なお、アドボカシーという概念には、個々のクライエントの権利を直接的かつタイムリーに擁護するケースアドボカシーという概念と、社会問題の影響を受けている階層や集団としてのクライエントに対してソーシャルアクションを含めた手法で間接的に擁護するクラスアドボカシーという概念もある。

近年、自ら意思決定することに困難を抱える障害者や要介護高齢者等が、日常生活や社会生活において、可能な限り本人の意思が反映された生活を送ることができるように支援しようという取組みが模索されている。その中で、本人の意思の確認や意思および選考を推定し、支援を尽くしても本人の意思および選考の推定が困難な場合には、最後の手段として、本人の最善の利益を検討するためにソーシャルワーカー等が行う支援の行為および仕組みを「意思決定支援」という言葉で表現することが増えてきた。これらも権利擁護の1つと捉えることができ、今後の実践課題となっている。

以上のような視点の他、**ノーマライゼーション**や**インテグレーション**、**クオリティ・オブ・ライフ**等もソーシャルワークの視点として重要である。

一方で、ソーシャルワーカーは、通常、何らかの機関や施設に所属しており、そこでの利益とクライエントの利益が相反してしまう場合がある。また、そもそもソーシャルワーカーとクライエントの間には「**情報の非対称性**」という問題がある。倫理的ジレンマを含んだこうした事態を「対話」や「協議」「説明と合意」によっていかに解決していくかは古くて新しい実践上の課題である。

ノーマライゼーション
normalization
ハンディキャップのある人等がその人格を尊重され、地域の人びとと同じ権利を享受し、地域社会で皆と一緒に主体的な生活ができ、社会参加が保障されるのがノーマルな社会であるとする考え方。

インテグレーション
integration
ノーマライゼーションの理念を具現化するための手段の1つで、統合や交流を意味し、障害の有無等にかかわらず同世代の仲間とともに分け隔てなく学び過ごす状態をいう。

クオリティ・オブ・ライフ
QOL: quality of life
生活の質・人生の質を意味する。個人の身辺的自立や物理的な豊かさだけでなく、精神面を含めた生活全体の豊かさと自己実現を含めた概念。

情報の非対称性
知識や情報量においてソーシャルワーカーがクライエントよりも優位な状態にあること。

注）

(1) 米田貢「第2次安倍政権下の日本経済と対抗軸としての経済民主主義―グローバル企業と地域社会を中心に」中央大学経済研究所編『中央大学経済研究所年報』第49号，2017，p.155.

(2) 内田樹『下流志向―学ばない子どもたち働かない若者たち』講談社文庫，2009，pp.97-98.

(3) 古川孝順『社会福祉の拡大と限定―社会福祉学は双頭の要請にどう応えるか』中央法規出版，2009，p.61.

(4) 京極髙宣『社会福祉学小辞典』ミネルヴァ書房，2000，p.71.

(5) 岡村重夫『社会福祉原論』全国社会福祉協議会，1983，pp.107-113.

(6) 北島英治・副田あけみ・高橋重宏・渡部律子編『ソーシャルワーク実践の基礎理論―社会福祉援助技術論（上）』社会福祉基礎シリーズ，有斐閣，2002，p.76に加筆.

理解を深めるための参考文献

● **圷洋一・金子充・室田信一『問いからはじめる社会福祉学―不安・不利・不信に挑む』有斐閣，2016.**

学問としての社会福祉学を意識しつつ、現実に生きづらさを抱えているクライエントに向き合う。そして、彼らの思いや願いという生のリアリティを手がかりに、「不安」「不利」「不信」というキーワードを用いて社会福祉を考えようというチャレンジングで、かつ手応えある入門書である。

● **井手英策・柏木一惠・加藤忠相・中島康晴『ソーシャルワーカー―「身近」を革命する人たち』ちくま新書，2019.**

ソーシャルワークの実践者と研究者が専門職や専門性についての問題提起を行うとともに社会変革に手がとどかないのはなぜか、社会福祉財源として消費税をどう理解すべきか等をリアリティをもって論じている。

● **藤田孝典『下流老人―一億総老後崩壊の衝撃』朝日新書，2015.**

「下流老人」とは、高度経済成長期以降によく使われた「中流（家庭）」をもじったものだが、終身雇用や年功型賃金が崩壊しつつある日本社会のリスクと高齢者の実態を端的に言い表している。①下流老人を量産する社会構造、②下流老人が量産され続けることからくる社会的・国家的損失、③下流老人に対する「世間」の見方等を論じており示唆に富む。

● **柏木ハルコ『健康で文化的な最低限度の生活』小学館，2014.**

週刊ビッグコミックスピリッツに掲載されている漫画で、2018年にテレビ番組にもなった作品。生活保護の申請者や受給者と福祉事務所のやり取りやケースワーク場面を多く描いており、ストーリーを通して現場のリアリティが伝わってくるとともに生活保護の仕組みも学べる。

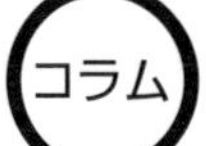

社会福祉学の「学際性」

ソーシャルワーク専門職のグローバル定義（2014年）には、「ソーシャルワークは、社会変革と社会開発、社会的結束、および人々のエンパワメントと解放を促進する、実践に基づいた専門職であり学問である」と書かれている。社会福祉とソーシャルワークは必ずしも同義ではないが、グローバル定義において、ソーシャルワークは学問であると述べている点は注目に値する。しかしながら、哲学、経済学、社会学、心理学などと同等のカテゴリーで、社会福祉学という名称が用いられることはほとんどない。

社会福祉学は、以前から「実践科学」とか「総合的科学」とかいわれてきた。確かに、福祉ニーズを有する人びとの生活課題を解決し、一人ひとりの状況を踏まえて自立のためのサービスのあり方を模索するという点では、特定分野の知識をもとに定型的なアプローチをするだけでは事足りない場合が多く、その点で、優れて実践的な科学であるという側面を有する。

学際とはいくつかの異なる学問分野にまたがっている状況をいうが、ソーシャルワークの人間理解においては、人間の全人的理解のために哲学、医学、心理学などの知見を活用することになる。また、福祉政策の立案や制度設計においては、政治学、法学、経済学、社会学などの知見が有用になる。このように幅広く既存の学問領域の知見や成果に学びながら、有益と思われる理論や考え方を柔軟に取り入れ活用する。社会福祉学の枠内に留まらず物事を考え、実践するという意味では、正に学際性を必要とする学問分野であると言える。このことは学問としての社会福祉学のみならず、実践においても同様である。たとえば、ケア会議やカンファレンスなどにおいてクライエントの全人的理解のために多職種と連携するのも学際的な知識を得るためである。

社会福祉という営みは、それだけ守備範囲の広いものと考えることができる。

第2章　社会福祉の発達過程（歴史）

社会福祉の歴史を学ぶこと、それは過去の先人たちの尽力の結果、人類が獲得した「慈恵的救済から権利的保障へ」の歩みを理解することに他ならない。社会福祉制度が「お恵み」からいかにして「権利」へと発達してきたか。本章では、現代社会との対比において社会福祉の歴史を紐解き、これからの社会福祉を考察する。

1

社会福祉の歴史を学ぶ視点を理解する。新たな問題に直面しても、過去ではどのように対処したかを学べば、未来に向けて工夫することが可能となる。そのための基礎的な視点を養う。

2

日本における社会福祉の発達過程を「慈善事業」「社会事業」「厚生事業」「社会福祉」の順に学ぶことによって、欧米の社会福祉の発達過程との相違点を理解する。

3

欧米における社会福祉の発達過程をイギリスを中心にアメリカ、ドイツ、フランス、北欧の順に学ぶ。これによって日本の社会福祉の発達過程の相違点を理解する。

4

日本と欧米の社会福祉の発達過程を理解することによって、今後の社会福祉の発展を図る上での課題を考察する。

1. 社会福祉の歴史から学ぶ視点

「過去に眼を閉ざす者は、未来に対してもやはり盲目となる」。ドイツの元大統領**ヴァイツゼッカー**が遺したこの言葉が、社会福祉の歴史を学ぶ意味、視点を明確に言い表していると言えよう。今日の社会福祉制度は「**権利的保障**」つまり「必要時には、権利として利用する」この考えに基づいて形作られている。ここまで到達するには多くの先人たちの血と汗と涙があった。欧米でも日本でも「権利的保障」が確立される前は「**慈恵的救済**」つまり「お恵み」という考えに基づいて制度が形作られていた。「不十分で、劣悪で、不完全な内容で救済し、権利として受けられるとは決して思わせないようにする」この方法が、極めて長期間に渡ったのは否めない事実である。一体どのようにして「慈恵的救済」から「権利的保障」へと社会福祉が発達を遂げたのか。「権利的保障」を推進するためソーシャルワーカーに必要な視点とは何か。欧米と日本の歴史的展開を対比することでその視点を養うこととしたい。

なお、各国の社会福祉、社会保障制度の発達過程をみる上で、本章ではアンデルセンが提唱した「**福祉レジーム**」を用いつつ論を展開する。

ヴァイツゼッカー
Weizsäcker, Richard von
1920～2015
ドイツの政治家であり、第6代連邦大統領。退任後も、慈善事業や政治の世界で活躍した。

福祉レジーム
デンマーク出身の社会学者エスピン・アンデルセン（1947～）が提唱し、先進諸国の社会保障の特徴を比較する上で、今日よく用いられている方法である。福祉レジームは、主に①**自由主義レジーム**（低負担・低福祉、アメリカ、イギリスなど）、②**社会民主主義レジーム**（高負担・高福祉、北欧諸国）、③**保守主義レジーム**（中負担・中福祉、ドイツ、フランスなど）の3つに類型化されるとした。
なお、日本は独自のレジームを形成するかどうかアンデルセンは留保したが、多くの研究者の研究成果により、日本は**家族主義レジーム**（中負担・低福祉、アジア諸国など）に該当するのではないかと指摘されている。家族主義レジームの特徴は、公的な支援制度が全体的に不十分なため、不足した部分を家族が担うよう制度設計されていることが多いことにある。

2. 日本における社会福祉の発達過程

日本の発達過程は大きく分けて4つに大別できる。20世紀初頭までの「**慈善事業**」、大正時代から昭和前期にかけての「**社会事業**」、1940年前後から終戦までの「**厚生事業**」、そして戦後以降の「**社会福祉**」である。

明治時代から戦前にかけての日本では、「権利的保障」という考え方は少なくとも国から提示されることはなかった。家族・親族・近隣の助け合いが第一であり、それらが難しい場合のみ不十分な内容で救済した。制度から排除された多くの人を救ったのは、民間人による慈善事業であった。厚生事業は、日本のみにみられたものである。戦後は連合国軍総司令部（以下、GHQ）による強力な指導により「慈恵的救済」から「権利的保障」へと、現代の社会福祉、社会保障制度が輸入される形で導入された。

慈善事業
施与者（支援者）の一存によって行われる救済のことを指す。施与者の志によって救済の質も量も左右された。

これらを踏まえ、日本の社会福祉発達過程を概観することとしよう。

A. 前近代社会と社会福祉制度─明治以前

聖徳太子の時代に創設された「**四箇院**」が、わが国の救済制度の誕生と言われている。奈良時代に入ると、「**戸令**」と呼ばれる制度が作られた(1)。どちらも近隣地域での相互扶助を促した。社会事業へと移行する20世紀初頭まで、長期間に渡り「慈善事業」がわが国では展開されることとなる。**封建社会**では、各大名が独自の救済策を設けた。救済策は、貧民への直接的な救済と同時に、現体制の維持を目的として行われていたのが、明治以前の特徴と言えよう。

B. 近代社会と社会福祉制度─明治・大正・昭和前期

大政奉還により明治政府が誕生後、天皇を中心とした国家統治、廃藩置県、士農工商の身分制度の廃止、国家の中央集権化、富国強兵、殖産興業などが一気に進められた。廃藩置県によって、それまでの藩ごとに定められていた独自の救貧施策は、すべて廃止された。人びとの生活は貧困に喘ぎ、窮乏を極めた。農村部では身売りが発生し、都市部では売春が横行した。乞食の路頭に迷う姿もあった。これらのことを勘案し、貧困問題を放置することは時の政府としてもできない状態であった。

政府はまず、罹災貧農の救済策や、孤独老幼廃疾疾病者などの特定の職種や年齢層の救済策を優先させ、全年齢層に関係する救貧施策は設けなかった。その過程で1874（明治7）年1月20日、滋賀県から「恤救申請」なるものが内務省に出された。「旧藩時代の慣習にもとづいて無告の窮民を救って欲しい」との願いであり、「**恤救規則**」誕生の契機の1つとなった。

恤救規則は、1874年に成立した日本最初の公的な救貧制度であると同時に、唯一の国家法ともなったが、国家責任は明確に否定する内容であった。救済は、国家ではなく「**人民相互ノ情誼**」（人民のお互いの同情心）によって行われるべきとした。ただ「無告の窮民」は50日間を限度とした米代を支給するという内容であった。恤救規則が極めて不十分であったため、1880（明治13）年に備荒貯蓄法規則、1881（明治14）年に行旅死亡人取扱規則が作られ、恤救規則を補完した。明治時代に3回もの改正案提出の動きがあったが、3回とも未成立に終わった。

この時代は、国の慈善事業が貧弱なため、篤志家が日本の慈善事業の牽引役となった。**石井十次、石井亮一、留岡幸助、山室軍平、岩永マキ、野**

恤救規則（1874〜1932）
対象者は「13歳以下の幼児、70歳以上の老齢者」とし「不具廃疾」により「労働能力のない」「無告の窮民」に厳しく制限され、1つでも該当しなければ、受けられなかった。このように制度の対象者を限定することを「制限扶助主義」という。

石井十次
1865〜1914
➡ p.215 キーワード集

石井亮一
1867〜1937
➡ p.215 キーワード集

留岡幸助
1864〜1934
日本の感化院（現・児童自立支援施設）教育の先駆者。

山室軍平
1872〜1940
➡ p.235 キーワード集

岩永マキ
1848〜1920
➡ p.216 キーワード集

野口幽香
1866〜1950
➡ p.230 キーワード集

小河滋次郎
1864〜1925
方面委員制度の創設者。

中江兆民
1847〜1901
「東洋のルソー」と呼ばれる。貧困からの解放は人間の権利であると説いた。

植木枝盛
1857〜1892
明治時代の自由民権運動の指導者。「土陽新聞」に「貧民論」を連載し、貧困は個人責任ではなく、社会的矛盾の産物として創出されると主張した。また貧困者らが自ら団結し、権利保障を求めていかなければならないと説いた。

横山源之助
1871〜1915
➡ p.235 キーワード集

米騒動
1918年、富山県魚津町の主婦が、米の販売を求めて米倉庫前で嘆願し、後に実力行使となったことから全国に拡大した暴動事件。

社会事業
慈善事業では対応できない貧困問題などに社会的に対応しようとする姿勢は示した段階。国は、財政的に援助はできるという姿勢を示したに過ぎず、援助しないことに責任をとることはなかった。

社会事業法
1951（昭和26）年に成立した「社会福祉事業法」の前身。社会事業とは何かを6つに分けた。

口幽香、**小河滋次郎**など、民間人による児童救済、高齢者救済が行われた。他にも**中江兆民**や**植木枝盛**は、貧困問題解決を訴えた(2)。この頃の**横山源之助**による『日本の下層社会』（1899〔明治32〕年）は有名である。

大正時代に入ると、不況による倒産や農村からの労働者の都市流入などの理由によって、社会不安が広がり、犯罪の増加、疾病の増加、伝染病の蔓延などの悪循環をもたらした。第1次世界大戦、大正デモクラシーなどの社会動向により、ソーシャルアクションが活発となる。

1918（大正7）年に発生した**米騒動**がきっかけとなり、慈善事業から、**社会事業**へと日本の救済制度は変化を遂げた。国は、1921（大正10）年に「社会局」を設置し本格的に救済制度の充実を模索する。

昭和時代に入ると、恤救規則の抜本的な改正が議論され、1929（昭和4）年「**救護法**」が成立した。救護法は、財政難のため成立後ただちに施行できず、方面委員らが実施促進運動を展開した。競馬法改正による収益金を財源にあてることで1932（昭和7）年から施行となった。救護法は、公的扶助義務（国が扶助を行う）の確立、支給内容の明確化、対象者の拡大などが図られたが、制限扶助の継続、欠格条項の明記、労働者層排除、参政権剥奪など受給するとペナルティが課せられるものであった。

1931（昭和6）年の満州事変から始まる戦時体制は、1938（昭和13）年の「国家総動員法」によって確実となる。同年「**社会事業法**」は制定されたが、社会事業は影を潜め、1940（昭和15）年頃からは「**厚生事業**」とその名が改められた。「軍事扶助法」「母子保護法」「国民健康保険法」「国民優生法」「戦時災害保護法」などが制定された。いかに戦争の役に立つ人材を育てるか、戦争の役に立つか立たないかで救済の有無が決められたのである。戦渦が激しくなるにつれて、厚生事業も制度麻痺し、日本の社会は崩壊へと突き進んだのであった(3)。

C. 現代社会と福祉制度—戦後

[1] GHQと社会福祉—1945〜1950年

1945（昭和20）年8月15日に大戦は終結した。建物は破壊され、物品の不足、飢餓、餓死などの貧困の極致が多くの人びとを襲った。国による失策の末路であった。日本はGHQによる強力な影響のもと、復興への模索を開始する。GHQは当初、日本への復興支援には消極的であったが(4)、日本の惨状を目の当たりにし方針転換を行う。GHQがまず目を向けたのは貧困問題であった。

1945年12月8日付の「**救済福祉に関する覚書**」にて日本に対し今後の

救済に関する方針について結論を迫った。日本は同年12月31日に「**救済福祉ニ関スル件**」にて回答している。天皇を中心としたこれまでの慈恵的救済を維持する内容であった。その後、1946（昭和21）年2月に「**社会救済に関する覚書**」（**SCAPIN775**）がGHQから出された。覚書には慈恵的救済を排除し権利的保障を確立する上で重要な4原則が示されていた。①国家責任の原則、②無差別平等の原則、③基準および程度の原則、④公私分離である。しかし、日本はこの4原則をすぐには吸収できなかった。

同年成立した「**(旧）生活保護法**」は、救護法からのさらなる前進を図った。その後1949（昭和24）年の「生活保護の改善強化に関する件」の勧告は、(旧）生活保護法の改正に多大な影響を与え、1950（昭和25）年に「**(新）生活保護法**」が成立した。GHQと、当時の厚生省の一部の有志による度重なる折衝の成果であった。この結果は、生活保護法で言われる「法の理念と運用面での乖離」という今日まで続く問題として表出している。当時「(新）生活保護法」制定の中心的人物であった**小山進次郎**は、「補足性の原理」に関する問題点に触れ、晩年この点に関して述懐している[(5)]。歴史的展開の中で、それまでの制度を新しく前進させ、転換していくことがいかに難しいことかをみることができる。

GHQは「貧困」と同時に「児童」に目を向けた。戦災孤児の貧困、飢餓、疾病、犯罪、売春などへの早急な対策が求められたからである。1947（昭和22）年にはそれらの問題に対処するために「**児童福祉法**」が成立した。1949年には「**身体障害者福祉法**」が成立し、「貧困」「児童」「身体障害」という生活問題に対処する「**社会福祉三法体制**」となる。日本の社会福祉制度はこれらを軸に展開されることになった。

[2] 社会福祉後退と生存権裁判—1950〜1960年

戦後の約5年間で三法体制を整えた日本は、次に社会福祉制度を運用する専門職員の確立を目指す。1950（昭和25）年、現生活保護法成立後作られた「**社会福祉主事設置に関する法律**」によって社会福祉主事資格が創設され、1951（昭和26）年に「**社会福祉事業法**」が成立した。社会福祉事業法では社会福祉事業に関する定義が行われ、**福祉事務所**もこの時誕生した。これにより専門職員が社会福祉制度を運用する仕組みができあがった。他にも1950年に「**精神衛生法**」が成立している。

社会福祉の拡充が図られるかにみえたが、1954（昭和29）年に1兆円もの削減を盛り込んだ財政再建が実施された。朝鮮戦争による軍備増大および戦争後の不況の結果であった。真っ先に削減されたのは社会福祉・社会保障であった。生活保護では、この年から「第1次適正化」と呼ばれる

(旧）生活保護法
(1946〜1950)
国家責任の原則、無差別平等の原則、基準および程度の原則は盛り込んだものの、欠格条項の維持、方面委員（後に民生委員）の活用、不服申立ができない（途中で導入）など、慈恵的救済が色濃く残った制度であった。

(新）生活保護法
(1950〜)
現行の社会保障制度の「最後の安全網・ラストセーフティネット」である。1946年に成立した日本国憲法25条の「生存権」を具現化したものである。SCAPIN775に書かれた原則をすべて盛り込み、制限扶助主義から一般扶助主義（理由は問わず必要な人に制度を適用する）へと転換した。

小山進次郎
1915〜1972
当時の厚生省の官僚であり、(新）生活保護法制定に関わった中心的人物。

精神衛生法
(1950〜1988)
精神病者監護法（1900〔明治33〕年）以来半世紀ぶりに改正された精神障害分野の対策法。精神病者監護法で合法化された私宅監置（精神障害者を洞窟や自宅内に設置した牢屋に監禁すること）の廃止、監護義務者（主に精神病者の4親等以内の親族が、当事者を監護するよう位置づけた）を、保護義務者と名称変更した点などが特徴。

生活保護における保護抑制策が行われるようになる。

1955（昭和30）年から日本は高度経済成長期を迎える。1956（昭和31）年の経済白書には「もはや戦後ではない」とする文言が記され、急速な経済発展が進む日本の姿を映し出した。一方で同年の厚生白書は「果して『戦後』は終わったか」とする問題提起を行う。最低生活費付近を推移する膨大な低所得階層、ボーダーライン層の存在を指摘し「黒々と立ちはだかっている鉄の壁」と述べ警鐘を鳴らした。

この最中、1957（昭和32）年に提起された「**朝日訴訟**」は、現在の日本の社会福祉にとって重要な影響を残した。1960（昭和35）年に第1審判決によって朝日氏側の勝訴となり、また同時に社会保障拡充を唱えた池田内閣の誕生も重なった結果、翌年の扶助基準は前年比16%の大幅な引き上げが行われることとなった。前後して1956年「**売春防止法**」によって女性福祉に光を照らし、1958（昭和33）年「**国民健康保険法**」、1959（昭和34）年「**国民年金法**」が成立した。三法体制に肉づけが行われていった。

生活保護における保護抑制策
歴史上長期間にわたって「適正化」と呼ばれる保護抑制策が行われてきた。現在でも一部の福祉事務所で行われていることが確認され、権利的保障への侵害行為が続けられている。

朝日訴訟
岡山県の岡山療養所に入院していた朝日茂氏が、家族の仕送りを収入認定されたことによる保護費減額を不服として起こした訴え。別名「人間裁判」。

[3] 社会福祉拡充と生活問題の多様化—1960〜1970年

1960年代は、社会福祉制度が一応整備される年代となった。

まず、1961（昭和36）年に開始された国民皆年金・皆保険制度によって、すべての国民に対し保険制度によるセーフティネットの網が一定程度かけられることになった。さらに三法体制からの拡充が図られる。1960（昭和35）年「**精神薄弱者福祉法**」（現・**知的障害者福祉法**）、1963（昭和38）年「**老人福祉法**」、1964（昭和39）年「**母子福祉法**」（現・**母子及び父子並びに寡婦福祉法**）が順々に整備され、「知的障害」「高齢者」「母子」という生活問題に対処する「**社会福祉六法体制**」へと変化したのであった。他にも1965（昭和40）年には「**精神衛生法**」の改正がなされている。

この時期は、公的扶助と社会保険の間の制度として社会手当が誕生した。1961年「**児童扶養手当法**」、1964年「**重度精神薄弱児扶養手当法**」（現・**特別児童扶養手当法**）、1971（昭和46）年「**児童手当法**」が順を追って整備された。他方、生活保護制度においては、1964年から「第2次適正化」が実施された。また、1965年を最後に当時の厚生省はそれまで行っていた「**低消費水準世帯**」の統計を取り止めてしまった(6)。

日本はこの年代で世界第2位の経済大国となったが、**社会的強制生活費**は増大し続けた。低賃金による保険料未払い、ローン地獄に陥り多重債務などの「新しい貧困」が問題視されることになった。豊かな社会と言われる一方、終戦直後とは違う新たな生活問題が浮き彫りとなったのである。

精神衛生法の改正
1965年時の特徴は、精神衛生センターの新設、保健所に精神衛生相談員の配置、通院医療費公費負担制度新設など。若干在宅福祉の途を開いたが、主流は入院治療であった。

低消費水準世帯
生活保護法による被保護者と同じか、これ以下の消費水準に属する世帯であると定義されていた。捕捉率（生活保護を必要とする人のうち、実際に利用できている人）・漏給率（生活保護を必要としているが、利用できていない人）を算定する上での公的な唯一の資料であった。同様の公的な資料は、2010（平成22）年まで作られなかった。

[4] 社会福祉抑制と新たな制度の模索—1970～2000年代

日本の社会福祉は1973（昭和48）年を境に変化をみる。

1973年、社会保障費の予算が若干増額されたことから「福祉元年」と報道機関は命名した。また「老人医療無料化」が実施され、高齢者は医療負担から解放される。しかしながら、同年に「オイルショック」が発生し、高度経済成長による税収増で社会福祉を拡充する策が不可能となった。ここから生活保護制度、社会保険制度、その他社会福祉・社会保障制度の不備を改善する際にも「財源問題」が横たわることとなる。低成長時代を迎えた日本には実に頭の痛い問題となった。社会福祉の見直しは、財政再建と経済成長の2つの側面を軸に進められる。1979（昭和54）年以降「**日本型福祉社会**」が提唱され、「貧困」問題は主要な施策から外れた。高齢者福祉、子ども家庭福祉、障害者福祉、地域福祉などの特定分野のコアな施策が重視され、在宅福祉の充実もあわせて行われていった。

1980～1990年代は、これまでの社会福祉制度の再構築が図られる時代となる。まず、1980（昭和55）年、今後の社会福祉を財政再建の側面で検討する「**第2次臨調行政調査会**」が発足し、社会福祉費用を抑制しつつ生活問題を解決するための議論がなされた(7)。

1981年は国連において「国際障害者年」と位置づけられ、世界全体で「完全参加と平等」が主要な課題となった。一方で日本は同年に生活保護において通称「123号通知」と呼ばれる「**第3次適正化**」が実施される。貧困軽視とも言える状態が長期化していった(8)。

高齢者施策も1982（昭和57）年「老人保健法」で、1973年に実施した「老人医療無料化」を転換した。65歳以上の高齢者に対し医療費の1割負担が開始され、その後収入に応じて2割負担となっていった。

施策以外では、1983（昭和58）年に日本ソーシャルワーカー協会が設立され、QOLを重視する援助方法が模索されるようになる。その最中、1984（昭和59）年「**宇都宮病院事件**」が発覚するが、それが基で1987（昭和62）年に「精神衛生法」は「**精神保健法**」に改正された。

年金保険制度は1985年に、抜本的な改正がなされ現在も持続可能な制度としての模索が続いている。近年では通称「年金確保支援法」が2010（平成22）年に制定され、国民年金保険料の納付期限を2年から10年に延ばすなど、無年金問題への取組みがなされている。

社会福祉主事より上位の新たな国家資格は1980年代にようやく整備された。1987年に「**社会福祉士及び介護福祉士法**」が成立し、国家資格として社会福祉、介護福祉のプロフェッショナルが誕生し、1989（平成元）年から国家試験が開始された。この時期に多くの社会福祉士、介護福祉士

日本型福祉社会
大枠としては国の公的責任を減らし、個人・家族・近隣住民へ責任を転嫁させる内容であった。この時よく活用された言葉は「自助努力」や「相互扶助」である。社会福祉抑制を正当化するための理論となった。

第2次臨調行政調査会
主な点は、①「国から地方へ」権限移譲、②社会福祉は「公から民間へ」実施主体を移し、国の役割を減らす。民間の社会福祉施策の力を重視する内容であった。

第3次適正化
この抑制策は、近年でも餓死者が発生する状況となっている。当時一部の福祉事務所のワーカーが適正化反対運動を行ったが、適正化が本格化した1985（昭和60）年以降、生活保護受給者は急速に減っていった。

精神保健法
（1988～1995）
1987年制定、1988（昭和63）年施行。精神障害者の社会復帰施設が初めて法定化。精神障害者の意向で入院ができる任意入院制度の初導入などが特徴。1993（平成5）年の改正では保護義務者→保護者に名称変更。

1985年の年金保険制度改正の主なポイント
①基礎年金制度の導入（働き方に関係なく、制度上、基礎年金として国民年金に加入することとして、国民年金の財源悪化を是正しようとした。②第3号被保険者の創設による専業主婦の国民年金強制加入化（1986年4月より）、③障害基礎年金の改善（20歳前に障害者となった場合の障害基礎年金の保障）など。

養成校が誕生し、専門家の育成が全国で行われている。

同年には「1.57 ショック」と呼ばれる合計特殊出生率の低下が発表され、急速な少子高齢化社会の到来が現実となった。同年出された「今後の社会福祉に関する意見具申」は翌 1990（平成 2）年に、それまでの**社会福祉八法**を同時に改正する大規模な動きへの原動力となった。主な要点としては、在宅福祉、地域福祉の推進を重視する社会福祉の転換を模索するものであった。

社会福祉八法
社会福祉に関する以下の法律を指す。なお、法律名称は 1990 年当時のものを記す。児童福祉法、身体障害者福祉法、精神薄弱福祉法、老人福祉法、母子及び寡婦福祉法、社会福祉事業法、老人保健法、社会福祉・医療事業団法のこと。

高齢者福祉分野では 1989 年「高齢者保健福祉推進 10 か年戦略」と呼ばれる通称「**ゴールドプラン**」が発表される。具体的な数値と期限を設けて課題達成を目指した。後に 1994（平成 6）年に「**新ゴールドプラン**」、1999（平成 11）年に「**ゴールドプラン 21**」に移り、高齢化社会を見通した施策が行われた。その最中の 1997（平成 9）年には「**介護保険法**」が成立し、2000（平成 12）年に施行された。「介護の社会化」を図り介護という生活上のニーズに対処する制度が創設されたものの、急速な高齢化の進行は財源の圧迫を招いており、給付の抑制などの対策が取られている。

ゴールドプラン／新ゴールドプラン／ゴールドプラン 21
それぞれ 1989 年、1994 年、1999 年に作られた。ホームヘルパーの増員、特別養護老人ホーム、訪問看護ステーション等の施設整備の具体的数値目標の設定などが特徴である。

子ども家庭福祉分野では 1994 年に「**エンゼルプラン**」が策定され、保育所の増設、保育士の確保など、具体的な施策が盛り込まれ、対策がとられている。エンゼルプランは 2000 年に「**新エンゼルプラン**」へと姿を変え、保健福祉サービスの拡充が図られることになった。

障害者福祉分野では 1993（平成 5）年「**障害者基本法**」が成立し、これまで曖昧であった障害の定義がなされ、その定義によってさまざまなサービスが受けられるように制度の変更が行われた。精神障害者福祉分野では 1995（平成 7）年に精神保健法が「**精神保健福祉法**」に改正、1997 年に「**精神保健福祉士法**」が制定され、翌 1998（平成 10）年に精神保健福祉士が国家資格として誕生した。1980 年代から 90 年代にかけて、社会福祉のプロフェッショナル養成の基盤が整備されていったのである。

精神保健福祉法
（1995 ～）
正式名称は「精神保健及び精神障害者福祉に関する法律」。
2014（平成 26）年 4 月の保護者制度廃止が、近年の大きな改正点。親族に多大な負担を課していた監護義務者→保護義務者→保護者規定の伝統は、114 年で終了した。

1998 年には「**社会福祉基礎構造改革**について（中間報告）」がまとめられ、2000 年代以降の相次ぐ制度改正の原動力となった。

社会福祉基礎構造改革について
1990 年代後半から 2000 年代前半にかけて日本の社会福祉の構造改革が進められる基礎となった報告。少子高齢化、グローバル化、国際化、リスク社会、福祉多元主義などの多様化に対応するため、「利用者主体」「措置から契約へ」などのスローガンを掲げた。

このように特定分野のコアな生活問題に光が当てられたが、「貧困」問題は軽視された。1995 年には生活保護の被保護実人員は、約 88 万人と過去最低を記録した。厳しい「第 3 次適正化」施策による漏給者の増加が要因の 1 つとして挙げられる。その後、被保護実人員は増加を続け、2015（平成 27）年 3 月に 217 万人と過去最高を記録することとなった。

2000 年代は、2000 年に「社会福祉法」成立など上記の構造改革の流れを踏まえつつ「小さな政府」が主要な政策課題となる。新自由主義に基づく規制緩和、民間による経済活動の推進が行われたが、民間会社員の平均年収は、1997年をピークに減少を続けた。年収は減り、社会的強制生活費が増加する構図は、各種社会保険料未払いによる制度からの排除をもたらした。結果、日本社会は貧困への落層が容易に起こりうる構造となり、報道機関も「貧困」を積極的に報道するようになった。2007（平成19）年10月に民間団体が手を取り合い「**反貧困ネットワーク**」が結成された。街頭活動や、政治家への働きかけなど、ソーシャルアクションが開始された。労働環境の悪化により2008（平成20）年暮れに「年越し派遣村」が設置されると、広く貧困の拡大が認知されるようになっていった。

[5] 貧困拡大下での社会福祉の再構築—2010年代

2010年代となり、日本の**貧困拡大**は種々のデータから明らかとなった。国は2009（平成21）年に「**相対的貧困率**」を公表、2010（平成22）年に「**生活保護基準未満の低所得世帯数の推計について**」を発表した。2014（平成26）年には「**子どもの貧困対策推進法**」が施行され「**貧困の連鎖**を防ぐ」のは国の責務となった。同年「**子どもの貧困対策大綱**」を閣議決定し「子供の将来がその生まれ育った環境によって左右されることのないよう」環境整備や教育の機会均等を図ることが決定された。すべての都道府県、政令指定都市で「子ども貧困対策計画」が策定され対策が行われている。

子どもの貧困は、市民レベルでの支援の輪が拡がっている。2010年代前半に誕生した「**子ども食堂**」は、「地域交流の場」「学習支援の場」および「貧困発見の場」としての機能を持ちつつある。

貧困対策としては、他にも社会保険制度の不備が即生活保護制度に直結しないよう「第2のセーフティネット」と呼ばれる2つの制度が相次いで誕生した。2011（平成23）年度からの「**求職者支援制度**」と2015（平成27）年度からの「**生活困窮者自立支援法**」である。生活保護法より前に作用するセーフティネットを重層的に用意し、早めの生活支援が可能となるよう仕組みが整えられつつある。他方、生活保護制度は、2010年代に「**生活保護基準の引き下げ**」が2度行われた。貧困対策の強化とラストセーフティネットの弱体化という矛盾した施策が同時に行われている。

高齢者福祉分野は、2013（平成25）年「**認知症施策推進5か年計画**」（オレンジプラン）の策定、2015年に「**認知症施策推進総合戦略**」（新オレンジプラン）の策定および通称「**医療介護総合確保推進法**」の施行、2018（平成30）年の介護保険法の改正などと次々と施策が打ち出されている。「**地域包括ケアシステム**」の構築が大きな柱であり、2025年までに相次いで法律の変更が予定されている。

データからみる近年の貧困拡大の状況
① 相対的貧困率15.6％（2016〔平成28〕年時点）先進国で第3位の高位。
② ワーキングプア1,131万人（2017〔平成29〕年時点）。
③ 生活保護受給者数1ヵ月平均約205万人（2020〔令和2〕年8月時点）。
④都道府県別「相対的貧困率」の公表(9)。

生活保護基準未満の低所得世帯数の推計について
「低消費水準世帯」以来、45年ぶりに公的な資料から捕捉率、漏給率の算定が可能となった。

子どもの貧困対策推進法
正式名称は「子どもの貧困対策の推進に関する法律」。

子ども食堂
貧困家庭の子どもに無料か安価で食事を提供する場として市民レベルで誕生した。近年は、都道府県や市町村等から運営資金の補助等が行われることが増えつつある(10)。

生活保護基準の引き下げ
2013〜2015年および2018〜2020年にかけて実施され、国が救う最低生活のラインが引き下げられた。2021年現在、生活保護基準引き下げは生存権違反として全国各地で裁判が行われている。

地域包括ケアシステム
2025（令和7）年を目途に、重度な要介護状態となっても住み慣れた地域で自分らしい暮らしを人生の最期まで続けることができるよう、住まい・医療・介護・予防・生活支援が一体的に提供されることを目指すシステムの名称。

全世代型社会保障検討会議
全世代型社会保障検討会議等での審議により、「全世代対応型の社会保障制度を構築するための健康保険法等の一部を改正する法律」が2021（令和3）年6月4日に成立した。
高齢者医療確保法、国民健康保険法、健康保険法、船員保険法、厚生年金保険法、生活保護法、地方税法等を改正する。主な改正点は、以下の通り。施行日は、制度ごとに異なるので注意が必要である。
①後期高齢者医療における窓口負担の見直し→一定所得以上の人の負担を1割から2割へ（施行日、2022（令和4）年10月1日から2023（令和5）年3月1日までの間において政令で定める日）。
②傷病手当金の支給期間の通算化（施行日、2022年1月1日）。
③任意継続被保険者制度の見直し（施行日、2022年1月1日）。
④育児休業中の保険料の免除要件の見直し（施行日、2022年10月1日）。
⑤子どもに係る国民健康保険料等の均等割額の減額措置の導入（施行日、2022年4月1日）。
⑥保健事業における健診情報等の活用促進（2022年1月1日）。

社会福祉全体の動向では2016（平成28）年に公表された「**ニッポン一億総活躍プラン**」によって「地域共生社会の実現」を構築することとなったため、2017（平成29）年に厚生労働省内に「**『我が事・丸ごと』地域共生社会実現本部**」が設置された。この本部では①地域課題の解決力の強化、②地域丸ごとのつながりの強化、③地域を基盤とする包括的支援の強化、④専門人材の機能強化・最大活用という4つの柱が挙げられ、改革を行うこととなっている。2018年には「**2040年を展望した社会保障・働き方改革本部**」が作られ、翌2019（令和元）年に報告書を取りまとめた。「就職氷河期世代活躍プラン」「健康寿命延伸プラン」「医療・福祉サービス改革プラン」などを掲げ対策を実施することとなっている。また、同年から「**全世代型社会保障検討会議**」が断続的に開かれ「誰もが安心できる社会保障」を目指し2021（令和3）年現在議論が進められている(11)。

このように日本の社会福祉・社会保障制度はある程度整えられた。だが、**生活保護の問題**を始め数々の問題に対処しようにも常に財源問題が影を落とし、不足分は家族を基調とする親族間の自助努力で補うよう促されている。「自助」「自己責任」などを用いて不十分な制度で人びとを奮起させる方法は「慈善事業」でよくみられた手法である。国が権利的保障の推進に消極的である以上、**日本弁護士連合会、全国生活保護裁判連絡会、生活保護問題対策全国会議、全国公的扶助研究会、生活と健康を守る会、反貧困ネットワーク**など、当事者の権利擁護を推進する民間団体の役割は、より増していると言えるだろう。

3. 欧米における社会福祉の発達過程

欧米における社会福祉の発達過程を考える上で、本項では以下の国を取り上げる。世界で最初に産業革命を迎え、近代の労働問題、貧困問題に1番最初に対処したイギリス。自由に重きを置くアメリカ。国家主義に重きを置くドイツ。平等に重きを置くフランス。そして租税が高額な分、社会福祉制度なども手厚いとされる北欧諸国である。イギリスとアメリカは「**自由主義レジーム**」、ドイツとフランスは「**保守主義レジーム**」、北欧諸国は「**社会民主主義レジーム**」に分類されるが同名のレジームに該当しても、特色ある制度上の発達過程がある。イギリスの歴史を中心に添えつつ、日本の歴史的展開と対比させていくこととしたい。

A. イギリスにおける社会福祉

[1] 中世封建社会—産業革命前まで

農村では、荘園を単位として領主が農奴を支配し、都市部ではギルドと呼ばれる産業集団が形成されていた。農奴は、作物の売買でギルドとの接触をもち、魅力的な都市の情報を受ける。農奴の多くが都市へと流入した。これが荘園衰退の一要因となる。一方、都市では農奴を抱えきれるだけの職はなく、多くは乞食・浮浪化し貧困に陥るのであった。

この時期の救済制度の特徴として、教会や修道院による宗教の影響が大きい。ローマ法王の指示により「十分の一税」が創設され、児童への救済、老人への治療救済にあてられた。都市部ではギルドによる相互扶助制度が作られたが、いずれの策も生活不安の解消とまでは至らなかった。

中世封建社会の最終形態である絶対王政の時代に入ると、農村では**エンクロージャー**が発生し、力のない多くの農民が住む土地を奪われた。都市へ向かった多くの者に対する職はなく、都市部に多数の乞食や浮浪者が現れ犯罪が多発した。時の王ヘンリー8世は、労働者条例を制定して対応にあたらせる。たとえば、1531年法「乞食・浮浪処罰条例」では、労働能力のある貧民、ない貧民と分け対応した。5年後の1536年法では合法的に貧困者を殺害した。1547年法で強制労働の仕組みが整えられた。

1601年に制定された「**エリザベス救貧法**」は、救貧税の導入、全国統一の救済行政、救済の専門家である貧民監督官の配置などを行い、救貧対策の中央集権化を進めた。近代の社会福祉制度の出発点と言える救貧法である。一方、貧困者への考え方は「公共的妨害者」であり、法の目的は救済ではなく治安維持であった。貧困者を有産市民、無産市民、児童と区別し、有産市民は懲治院と呼ばれる収容所で強制労働をさせ、無産市民は家族による扶養を優先させる救済策が採られた。児童は奉公に出され、男子は25歳まで、女子は結婚するまで強制労働を強いられた。懲治院は劣悪極まりなく感染症などが広まったという。

貧困者を抑圧する法は、救貧法の周りにも作られた。1662年の「**居住地法**」、1722年の「**ワークハウステスト法**」などが、貧困者を抑圧した。これらは、不十分な救済によって**スティグマ**が付与されることで、制度利用をためらわせ貧困者の自助を強要するものであった。

エンクロージャー
enclosure
「囲い込み」と呼ばれる。羊の毛皮の需要が増したことをきっかけに、羊を飼育するために力のない農民が住む土地を奪われた現象を指す。

1531年法（乞食・浮浪処罰条例）
労働能力のある貧民…労働を促し浮浪を禁止、生まれ故郷の教区へ強制送還させた。
労働能力のない貧民…浮浪許可証を交付した。

1536年法
貧困者は捕まると、両耳に金属の棒を通す、耳を削ぎ落とすなどの方法で処罰され、都市部には大量の死体が溢れることとなった。

1547年法
捕らえられると1回目はV（vagabond・浮浪者）の焼印を入れられ強制労働をさせられた。もし逃亡し捕まると2回目はS（slave・奴隷）の焼印を入れられた。VとSがついた浮浪者は死ぬまで強制労働をさせられた。

居住地法
貧困者を生まれ故郷の教区に強制送還し、都市部に集中する貧困者の分散を目的とした。

ワークハウステスト法
貧困者を教区ごとに設置された労役場と呼ばれる強制収容所に隔離し強制労働を課した。

スティグマ
stigma
➡ p.42 本章コラム参照。

[2] 産業革命―19世紀後半まで

これらの方策でも貧困者の減少にはつながらず、産業革命による近代社会の到来を迎えると、産業構造の変化に起因した貧困者の増大が進んだ。そこで、抑圧的な救済から弛緩する制度が作られる。1782年に「**ギルバート法**」、1795年に「**スピーナムランド制度**」が作られ救済費は膨大となるが、貧困者は減少せずこれらの政策は失敗に終わる。1800年代に入ると、再度抑圧された救済制度が世に出ることとなった。

1834年の「**改正救貧法**」によって再び抑圧法への転換が図られた。労役場での強制労働の復活、救済水準の一元化、**劣等処遇の原則**が特徴である。この法の成立には**マルサス**が唱えた「人口論」が影響を与えた。一方で、貧困者にとってはスティグマを強調するものとなり、救済策の後退がはっきりした。不十分な救済によって、自助を促そうとしたものであった。

19世紀後半になると、資本家（ブルジョワジー）による博愛事業、慈善組織協会によるCOS運動、学生などによるソーシャル・セツルメント運動が勃興し、貧困者に対する慈善事業が活発となった。

博愛事業は、富裕層が病院を設立し医療の提供、その他には貧児教育を行ったりしたものである。だが、従順を強要し、感謝を強制するパターナリズム的な慈善事業であった。

COSは**慈善組織協会**と呼ばれるものである。COSによる組織的な慈善事業が1869年から展開された。COSの特徴は、貧困者を「価値ある貧民」と「価値なき貧民」とに分け、価値ある貧民には慈善を行い、価値なき貧民は慈善の対象から外したことである。価値なき貧民に対する救済は、公的な改正救貧法などの救済事業に委ねられる不十分な運動であったが、**友愛訪問員制度**の創設は特筆すべき点である。

ソーシャル・セツルメント運動は、貧困は実際の現場を見なければ理解できないと、オックスフォード大学やケンブリッジ大学の学生や研究者がスラム地区に寝泊りし、貧困者と直接対峙することから問題解決の糸口を探った運動である。この運動ではトインビーが有名である。このセツルメント運動は、20世紀初頭に社会改良運動へ発展することになる。

[3] 貧困調査による貧困認識の転換―第2次世界大戦まで

慈善事業が活発となる中、社会的要因による貧困の実態が、民間人のブースとラウントリーの「貧困調査」によって明らかにされる。船会社の社長であった**ブース**は、貧困は社会的要因で発生するという一部の主張に批判的であり、個人責任であることを証明しようと考えた。私財を投入し、東ロンドン地区を対象に調査すると、個人責任による貧困の発生は少なく、

ギルバート法
労役場を廃止し貧困者を在宅での救済にシフトする方策を採った。富裕層から仕事を提供させ、貧困者に仕事を斡旋した。

スピーナムランド制度
パンの値段を基礎とした最低生計費を算出し、収入が最低生計費を下回る貧困者には不足分が救貧税から支給された。

劣等処遇の原則
救済を受ける貧困者は、独立自活している最下層の貧困者よりも生活の質も外見も下回る水準でなければならないとする考え方である。現在も社会福祉でしばしば表出するもので、払拭の努力が必要なものである。

マルサス
Malthus, Thomas Robert
1766～1834

COS（慈善組織協会）
Charity Organization Society

COSの前身
牧師のチャルマーズ（Chalmers, Thomas 1780～1847）がグラスゴー市で実施した「隣友運動」がCOSの前身とされている。「分別ある施与」と「施与者たるよりも友人であれ」をスローガンとする友愛訪問が行われ、COSで発展することとなった。

ブース
Booth, Charles James
1840～1916
➡ p.233 キーワード集

社会的要因、たとえば不況や低賃金、長時間労働、不十分な教育、疾病、事故などによって発生する貧困が多い事実を突き止めた。ブースは考えを改め、徹底的な調査を行った。ブースは、調査した結果の中で**貧困線**を設定した[(12)]。

ラウントリーは、同時代にチョコレート工場の実業家であった。ブースの貧困調査に影響を受け、ブースと手紙のやり取りを行った。私財を投入しヨーク市全体を対象に貧困調査を実施した[(13)]。ラウントリーは、当時発達を遂げつつあった栄養学に着目し、生存に必要な食事をカロリーから計算し、1日に必要なカロリーを摂取できるか否かを貧困の判断基準としたのである。ラウントリーが示した貧困概念として「**第1次貧困**」と「**第2次貧困**」が挙げられる。

これらは、カロリー摂取量の充足の有無から貧困か否かを捉えようとするものであり「絶対的貧困」と呼ばれる貧困の捉え方となった。

2つの「貧困調査」が発表されたことによって、貧困は**個人責任**によるものという定説が覆され、**社会的要因**によって作り出されるものであることが証明されたのであった。2人の功績は「**貧困の発見**」と呼ばれ、現在の社会福祉に重要な影響を与えている。

20世紀に入ると1905年に「救貧法および失業者救済事業に関する王命委員会」が組織された。多数派と少数派に分かれ、改正救貧法の存続か廃止かで激しいやりとりが行われた。存続を唱えた多数派にはCOSの関係者が多く参画し、救貧法の存続維持、拡充強化を主張した。一方、廃止を唱えた少数派には、**ナショナル・ミニマム**を初めて文言に残した**ウェッブ**が含まれ、救貧法の廃止、最低生活保障の確立を訴えた。多数派と少数派の報告を受けた政府はどちらの意見も取り入れず、政策として1906年「児童法」、1908年「無拠出老齢年金法」、1911年「国民保険法」を創設し、対応にあたった。イギリスはドイツで誕生した社会保険制度を自国でも導入し、社会保険によるセーフティネットを張り巡らすことで貧困へ落層しないようにしたのである。社会保険制度として柱となったのは、「健康保険」と「失業保険」である。国民全体が生活上の危険に対して保険料を納めていく考え方が導入されたことは変化であった。保険料を納めた結果、給付を受ける権利が担保されることを意味するからである。当時の法律には記載されていないが、国民の権利性が浸透しつつあったのである。

社会保険制度による対処は1929年、アメリカウォール街に端を発する「世界恐慌」によって一変する。世界中で失業者が大量に発生し、多くの者が同時期に失業保険を申請した結果、財源が枯渇し制度が破綻することとなった。イギリス政府は、社会保険制度の立て直しを行った。

貧困線
貧困であるか否か、客観的な基準を表した概念、それが貧困線である。日本では「生活保護基準」が貧困線として機能している。

ラウントリー
Rowntree, Benjamin Seebohm
1871〜1954
➡ p.235 キーワード集

第1次貧困
労働者が稼いだ賃金すべてを食費にあてたとしても､肉体の生存に必要なカロリーを摂取できない状態であるとされたもの。

第2次貧困
労働者が稼いだ賃金をすべて活用すれば、肉体の生存に必要なカロリーを摂取できる状態であるとされたもの。だが、その賃金の一部でも「治療」「飲酒」「無計画な支出」などに使われれば、たちまち第1次貧困に陥る状態となるとされた。

ナショナル・ミニマム
national minimum
国民最低限と呼ばれる。国がすべての国民に対して保障すべき最低限度の生活水準を表したものである。社会福祉・社会保障の基本理念として重要な役割を担っている。ウェッブ夫妻が、賃金や労働条件の問題に触れて初めて提唱したものであるが、現在では労働者の生活全般に関わる考え方として解釈されている。

ウェッブ夫妻
Webb, Sidney
1859〜1947
Webb, Beatrice
1858〜1943

1934年には社会保険制度での対処では不十分であるとし、「失業法」が成立した。ここで失業扶助が登場したことは画期的であった。保険を受けられず排除された人びとを捕捉する制度となったからである。だが、同時期に行われた住宅対策とあわせても、失業問題の解決には至らなかった。

1939年には「第2次世界大戦」が勃発する。戦渦が激しくなるにつれて、兵士として、工場労働者として貧困者や失業者が多く雇われた。戦争による雇用の増大によって、貧困・失業問題は一時的に緩和される。この時期、**ベヴァリッジ**は、チャーチル首相から戦後の社会保障制度を検討する委員会の開催を依頼され「ベヴァリッジ委員会」を立ち上げた。戦後の社会保障制度のあり方が徹底的に討論され、1942年「社会保険及び関連サービス」通称「**ベヴァリッジ報告**」として発表される。

その後、この報告書をもとに、一部の国民ではなく全国民を対象とした対策として、各種法律が制定される。「国民保険法」「国民保健事業法」「国民扶助法」「家族手当法」「児童法」の5つが社会保障制度として打ち出された。「**ゆりかごから墓場まで**」の実現が福祉国家の形成に大きく関わっていったのである。

ベヴァリッジ
Beveridge, William Henry
1879〜1963
経済学者。イギリスの政府委員会に多数参画し、社会保障の拡充に貢献。後に国会議員となり社会改革の実施を主張した。

ベヴァリッジ報告
イギリスが福祉国家として歩む礎を築いた。本報告では「5つの巨人悪」「貧窮」「疾病」「無知」「不潔」「怠惰」を社会保障が取り組む課題とした。均一額の最低生活費給付、保険料拠出、リスクと適用人口の普遍化、行政の一元化などの6つの基本原則を掲げた。イギリスでは、この原則に沿って戦後の社会保険、国家扶助、任意保険の体系が盛り込まれることになった。

[4] イギリスにおける現代社会と福祉制度

こうしてイギリスは社会保険と公的扶助を2本柱とする社会保障制度を確立し、福祉国家としての歩みを確かなものにする。1948年には**NHS（ナショナル・ヘルス・サービス）**制度が開始され、医療費が原則無料とされた。1950年には、ラウントリーによる第3回目の「貧困調査」が実施されたが、その中で「絶対的貧困」は第1回目の「貧困調査」と比べると、大きく減少したと発表したのであった。この時期ソーシャルワークでは、**ヤングハズバンド**が、ソーシャルワークの専門性を高めるために1959年に「ヤングハズバンド報告書」を発表し、ソーシャルワークの役割について初めて議論されることとなった。

1960年代はそれまでの貧困の捉え方に一石を投じる研究が発表された。**タウンゼント**は、ラウントリーが提唱した「絶対的貧困」の捉え方に疑問を投げかけた。「絶対的貧困」は「肉体の生存」のみに着目し、文化的・社会的な側面を無視したものであると批判を加えた。そこでタウンゼントは、「絶対的貧困」に代わる貧困の捉え方として「**相対的剝奪**」と呼ばれる捉え方を提唱した。この「相対的剝奪」の考え方をイギリスで適用すれば、貧困は解決したのではなく、拡がりをみせていると発表したのである。

この発表は「**貧困の再発見**」と呼ばれ、先進諸国で再び貧困問題への対処が図られることにつながった。他方で1968年には、地域福祉・コミュ

ヤングハズバンド
Younghusband, Eileen
1902〜1981
イギリスのソーシャルワーク教育の基盤整備に貢献した。

タウンゼント
Townsend, Peter Brereton
1928〜2009

相対的剝奪
ある国のある人の生活状態をある基準に照らしてみた場合に、自由や権利などが剝奪され、その人が不利益な状態に追いやられている状況を貧困として捉えようとしたものである。時代や文化的社会的状況によって生活様式は変化を続けることから、「貧困」は肉体の生存のみで解決できるものではなく、またこういうことであると断定できるものでもなく、絶えず変化し続けるものであると捉えようとした。

ニティケアの推進を図る上で必要な施策を議論した「**シーボーム報告**」が発表され、家族を単位としたサービスが推進されることとなった。

イギリスでは、1970年代以降も貧困問題は活発に研究がなされ、国が**捕捉率調査による漏給率**を割り出し、補足給付制度（日本における生活保護制度）を利用していない人びとを公的扶助職員が直接訪ね、制度利用を勧めるなどの施策が行われた。行政が漏給を減らすため受給促進を図る点は、日本とは大きく異なる。そのようなイギリスも1970年代の2度にわたるオイルショックによる経済不況、サービスの充実による財源の圧迫が問題となった。1979年、マーガレット・サッチャーが首相に就任すると新自由主義の考えのもと、経済成長を最優先とし民間活力による経済の立て直しが図られる。社会福祉・社会保障は強力な費用削減、抑制の風に見舞われた。1980年代は、一方で1982年の「**バークレイ報告**」、1988年の「**ワグナー報告**」「**グリフィス報告**」などが発表された。

1990年代に入ると、「国民保健サービス及びコミュニティケア法」が成立し、1993年から、コミュニティケア改革が実施されることとなった。

1997年は労働党が久方ぶりに政権を奪取し、トニー・ブレアが首相に就任した。ブレアはこれまでの労働党の「福祉ばら撒き」でも保守党の「福祉抑制」のどちらでもない「第3の道」を提唱した。経済のグローバル化、リスク社会、ポスト産業社会がますます進められる中で「ウェルフェア」ではなく「ワークフェア」を重視する福祉国家の再構築を目指した。2010年以降は保守党政権となったため、強固な財政緊縮策により、福祉・公共サービスの削減が実施されている所である。このようにイギリスは、産業革命、世界恐慌などを経験する中で、慈恵的救済から権利的保障へ社会福祉を発展させることに成功した。社会福祉・社会保障制度が必要な場合は、制度が受けられるよう「**福祉権**」が保障されている。同じレジームに位置づけられる中でもアメリカとは大きく異なる歩みである(14) (15) (16)。

捕捉率・漏給率
低消費水準世帯を参照。
➡ p.26 本章2節側注

バークレイ報告／ワグナー報告／グリフィス報告
それぞれ対人社会サービス、入所施設ケア、コミュニティケアのあり方に関する報告書である。特にグリフィス報告は、社会福祉のサービスが多岐に渡る福祉多元主義を基調としながらも、在宅ケアの行財政を一本化するように主張しているところが特徴である。

イギリスの福祉権保障の例
郵便局や駅に「所得補助制度」の申請書設置（ポスト投函で申請完了）。対象者への郵便による制度紹介、受給による増額の具体的な数値の例示。テレビCMでの受給の呼びかけ。戸別訪問による受給勧奨など。

B. アメリカにおける社会福祉

[1] 独立前後から20世紀初頭までの発達過程

アメリカは、大航海時代にマルティン・ヴァルトゼーミュラーが「アメリカ大陸」と名付けた後、イギリス、フランス、スペインなどが開拓と称して植民地化した。貧民でも自分の努力次第で土地を獲得し裕福になれるという構図はこの頃に文化として定着し、「自由」「自助」「自己責任」などの考えの礎が築かれた。1776年にアメリカ合衆国として独立を果たした後、戦争や植民地購入によって領土を広げた。

独立前のアメリカの救貧制度は、イギリスのエリザベス救貧法の影響を多大に受け、おおよそ仕組みや方法は同様であった。しかしながら州ごとに独自の方法も行われた。イギリスと異なる点は、救済の方法が院外救済で現物支給により行われたという点である。

独立後のアメリカは他国の介入をかわしつつ経済発展を続けたが、1800年代には開拓時に移住した人びとの貧富の差が広まっていた。1821年の「**クインシー・レポート**」、1824年の「**イエーツ・レポート**」は、貧民を院外救済することの弊害を主張し院内救済の採用を勧告した。特に「イエーツ・レポート」は同年その主張をほぼ盛り込んだ「**カウンティ救貧法**」が制定されるまでに影響をもたらし、アメリカ各地で院内救済を軸とした救済制度の改革が行われ、貧民院が各地で建設された。

貧民院が建設されたこの時期は、アメリカで産業革命が発生した時期と重なる。1861年に始まる南北戦争は、1820年代以降の北部と南部の確執の帰結であった。北部が勝利したこの戦争によってアメリカは、1890年代には世界一の資本主義国に成長した。個人には能力を活かす機会と自由な競争が保証され、国は市民に対する介入を最小限におさえた。これを「**自由放任主義**」という。全員に機会と自由な競争が保証されたこの考えは、そのシステムに乗ることができなかった者への激しい非難をもたらした。「自助」と「自己責任」の考えをもとに非難が行われた。

このような中で、苦境に立たされた人をどのように支え、鍛え、社会に戻し、活躍してもらうかを追求する学問として社会福祉が発展することとなる。**リッチモンド**は「慈善組織運動」「友愛訪問」に携わる中で「慈善」から「ソーシャルワーク」へ支援方法の専門化を試み、1922年『**ソーシャルケースワークとは何か**』で今日の世界中のソーシャルワークの礎を築いた。同時代を生きた**アダムズ**は、トインビーホールを実地見学した後、セツルメントを開始した。貧民に社会的、教育的学習の機会を提供すべく、セツルメントハウス（隣保館ともいう）「**ハルハウス**」を建設し、多くの貧民を救った。

リッチモンド
Richmond, Mary Ellen
1861〜1928
「ケースワークの母」と呼ばれる。『ソーシャルケースワークとは何か』（1922）は今日の社会福祉学の古典的名著の1つである。

アダムズ
Addams, Jane
1860〜1935
「社会福祉の母」と呼ばれる。社会事業家、ソーシャルワークの先駆者。国連本部には「ジェーンアダムズ平和委員会」と呼ばれるNPO法人が活動している。

[2] 世界恐慌以降の第2次世界大戦期の発達過程

1920年代には自国で食料、原材料、自動車などの消費財の生産と消費が賄えたことを背景に繁栄を続けた。しかしながら、1929年の世界恐慌に見舞われると経済は多大な打撃を受ける。1933年には失業率は24.9%に達し「自助」「自己責任」では到底対処し得ない事態に至った。当時の大統領フーヴァーは、国が積極的に救済策を打ち出すことを拒否した。伝統に囚われ「自由放任主義」に固執し続けた結果であった。

1933年大統領に就任したルーズベルトは、国による積極的な救済策を打ち出した。これを「**ニューディール政策**」と呼ぶ。国家による市場への介入を最小限にとどめる「自由放任主義」から、国家が市場に積極的に介入する方策に180度の大転換であった。数々の非難が激しさを増したが、ルーズベルトは続けて1934年に恒久的な救済制度を設立することを表明し、大統領令により組織された経済保障委員会で検討を指示した。翌年1月に報告書がまとめられ、「経済保障法案」の審議が開始された。審議の過程で「**社会保障法案**」と変更されたが、この法案は世界で初めて「社会保障」という名称が使われた画期的なものである。同年5月から雇用可能な失業者の対策はWPA（雇用促進局）が担うという流れも固まった。

ルーズベルトの功績は、数々の政策を実現することで国民の権利として救済を受けることができるシステムを作り上げたということが大きい。「自助」「自己責任」が強固な社会の中で実現できたことは、世界の激動に対応する中での帰結であった。しかしながら、アメリカの社会福祉制度の発達過程は戦後さらに右往左往することとなる。

[3] 第2次世界大戦後の発達過程

1945年、公的扶助職員を訓練する専門書が出版され、以降もソーシャルワークの研究が進められた。1950年代以降、全土で貧困者に関する統計データにより、アメリカにおける「**貧困の再発見**」が発表された。1963年ハリントンが発表した『もう1つのアメリカ』は、1959年時点で人口の20～25%にあたる4,000～5,000万人程度の貧困状態であり、世代間で貧困が再生産される「**貧困の文化**」を指摘した。この時期は「公民権運動」の活発化、「貧困戦争」の宣言、「福祉権運動」による公的扶助受給者による権利要求運動などが相次いで社会に影響を与えた。1960年代は、アメリカにとって「自助」の強化か克服かで社会福祉・社会保障制度が揺れ動いたと言ってよい。結果としては、1970年代以降、「公民権運動」「貧困戦争」「福祉権運動」いずれも下火となり、「自助」の強化による社会福祉制度の抑制がアメリカの社会福祉制度を物語ることとなっている。

社会福祉制度の改正などの動きは、1956年「老齢年金保険」が「老齢・遺族・障害年金保険」（OASDI）に改変され、対象が拡大された。1972年には「老人扶助・盲人扶助」は「**補足所得保障**」に変更された。「要扶養児童扶助」は「要扶養児童のいる家族扶助」（AFDC）と改称の後、1996年に「**困窮家族に対する一時扶助（TANF）**」に改正された。

他には、1964年からの「**フードスタンプ**」（補足的栄養扶助）、1965年に誕生した公的医療制度「**メディケア**」「**メディケイド**」がある。アメリ

ニューディール政策
ルーズベルトは就任後100日以内で次の施策を実現させた。①緊急銀行救済法、②TVA（テネシー川流域開発公社）による公共事業実施による雇用の創出、③CCC（商品信用公社）による大規模雇用、④NIRA（全国産業復興法）による最低賃金の確保、労働環境の改善、⑤AAA（農業調整法）による生産量調整、⑥ワグナー法による労働者の権利拡大。

社会保障法
1935年8月14日制定。

公的扶助職員を訓練する専門書
シャルロット・トール『コモン・ヒューマン・ニーズ』(1945)は、人間のライフステージにあわせたそれぞれの特徴を紹介し、公的扶助利用者をいかにして支援するか、事例を用いつつ綴っている。

補足所得保障
保険料未納などでOASDIの受給資格が得られない低所得高齢者、視覚障害者、その他重い障害をもつ子ども、成人を対象としている。

困窮家族に対する一時扶助（TANF）
この受給期間は、生涯5年までという極めて厳しい内容である。

フードスタンプ
困窮したあらゆる個人に一定の栄養を安価に摂取できる食品の購入チケットを配布する制度。

メディケア
65歳以上の高齢者の医療費を公費で負担する。

メディケイド
低所得者に対して医療扶助を行う制度。

カでは公的な医療保険制度が存在しないため、公的な医療制度としてはこの2つが唯一となっている。2010年に制定された「**医療保険制度**」は個人が民間の医療保険制度と契約を結ぶ際、政府から補助金を出すことで、未加入の問題の解消を目指したものである。その他「家賃補助」は、1970年代以降公共住宅政策から民間借家補助政策へと移ったことにより開始された。その他社会福祉制度を補完するものとして「**還付付き税額控除制度**」「**ユニバーサル・サービス**」などはあるが、「自助」が難しい人への直接的な支援策は乏しい。

還付付き税額控除制度
ワーキングプアなど一定所得未満の低所得労働者に納税免除とともに給付を行う仕組みである。

ユニバーサル・サービス
アメリカでは、公的なインフラ（電気通信・電気・ガス・上下水道・郵便など）がいずれも民間経営であるため、補助金によりインフラが破綻しないようサポートを行っている。

このようにアメリカの社会福祉は、イギリスともヨーロッパ諸国とも大きく異なっている。その根底はこの国の伝統である「自由」「自助」を基調とする政府の姿勢と無関係ではない。経済を最優先する社会福祉制度は、今後どのような歩みを続けることとなるか注目する必要があろう(17)(18)。

C. ドイツにおける社会福祉

ドイツは世界初の社会保険制度を誕生させた国として有名である。国家が社会保険制度を基礎として社会福祉、社会保障制度を形作ってきた。この動きは日本を始め、多くの国で影響を与えている。1883年ビスマルク宰相による「**疾病保険法**」を皮切りに、1884年「**労災保険法**」、1889年「**障害・老齢保険法**」と誕生させた。その後1927年「**失業保険法**」、1994年「**介護保険法**」を制定し、現在では5つの社会保険制度が運用されている。

ドイツの社会福祉は大きく分けて3つの仕組みからなる。①保険原理を基調とした**社会保険制度**（医療、労災、年金、失業、介護）、②援護原理を基調とした**社会援護制度**（戦争犠牲者、ナチスによる被害者、予防接種被害者、軍人・官吏としての献身者）、③扶助原理を基調とした**社会扶助制度**（原因問わず結果としての生活困窮に対応）である。日本が社会保障制度を作る上で手本にした国である通り、日本の制度とかなり似通っている。

社会保障法典（SGB）
規定は12編に分けられている。
第1編　総則
第2編　求職者基礎保障
第3編　雇用促進
第4編　社会保険共通規定
第5編　公的医療保険
第6編　公的年金保険
第7編　公的労災保険
第8編　児童・青少年援助
第9編　リハビリテーションと障害者の参加
第10編　手続き規定とデータ保護
第11編　公的介護保険
第12編　社会扶助

ドイツのもう1つの特徴は、社会福祉制度をできるだけ体系的に示すため、数々の規定を1つの**社会保障法典**（**SGB**）にまとめている点にある。1969年にブラント首相が福祉国家実現のため時代に即応した社会法に関する統一法典を編成することを表明し、1976年から編纂が開始され2005年でおおよそ編纂は終了した。これを読めばドイツの社会福祉、社会保障制度が理解できる内容となっている。

公的扶助制度は、社会扶助制度と呼ばれる。他国と同じくミーンズ・テストを実施するが、日本と異なる点は、扶養義務者の取扱いである。ドイツは日本と同様、社会扶助を受ける前に親族がいれば、助けを求めることが制度適用よりも前に優先される。しかし、日本と決定的に異なる点は、親族に助けを求めるかは当事者に委ねられていることにある。当事者が親族の助けを拒めば、連邦政府はそれ以上親族に連絡を取ることはせず受給手続きに入る。「自助」「共助」の名の下に家族を活用したがる日本のシステムとは大きく異なる。

このように国家による介入で社会福祉、社会保障制度を整えたドイツであるが、日本と同様、少子高齢化に悩む国となっている。また、EU 諸国を束ねるリーダー的な役割を担っているが、イギリスは2016年に離脱を選び、隣国のフランスも EU 離脱について議論が活発化している。難しいかじ取りの中で、社会福祉制度をどう進めていくか目が離せない[19]。

D. フランスにおける社会福祉

フランスは「**フランス革命**」などにより市民が時の支配者を武力により転覆させ新しい体制を獲得した経験をしている。フランス革命後の1793年の「**1793年憲法**」[20]には「人民主権」「男子普通選挙」「労働または生活を扶助する社会の義務」「抵抗権」「奴隷制の廃止」などが規定されたが、当時はこの憲法は実行されなかった。19世紀半ばになると「社会的貧困」を世界で初めて用いたヴィルヌーヴ・バルジュモンの登場に裏打ちされるように、イギリスと同様貧困問題や労働問題に直面した。そして1880年以降は少子化問題などにも対応することとなった。1889年の「**パリ万国救済会議**」はフランスの近代的社会福祉の起点と言われている。

他国と同様、世界恐慌後現代の社会福祉制度の原型が作られている。1930年に「社会保険法」、1932年「家族手当法」「ソーシャルワーカー国家資格制」、1935年「社会扶助法」などである。当時失業問題は深刻化しなかったため、失業保険の制度化は1958年と他国に比べて遅い。

戦後は1945年「社会保障計画」を基礎として制度の再編が行われる。1949年シモーヌ・ド・ボーヴォワールの『第二の性』により「『女に生まれる』ではなく『女になる』」の言葉が生まれ、女性が働きながら自立し子育てすることができる社会作りが整備されることとなった。結婚の形にとらわれず、多様な家族に支援策を施す姿勢は、「平等」を重視するフランスの伝統である。1953年「社会福祉立法」、1956年「社会保障法典」「家族および社会扶助法典」などで1930年代の制度の近代化が図られた。1962年「ラロックレポート」は高齢者施策に関する報告書として評価が高い。1974年には世界で初めて「**社会的排除**」が用いられ、後に貧困の

1793年憲法
1793年憲法の中にある「人間および市民の権利の宣言」には次のような文言がある[20]。
23条「社会保障は、各人に、かれらの権利の享有と保持を確保するための、すべての人の行為の内に存在する。この保障は、国民主権に基礎を置く。」
35条「政府が人民の権利を侵害するときは、反乱が、人民にとってかく人民の各部分にとって、もっとも神聖な権利であり、もっとも欠くべからず義務である。」

定義の1つとなった。その後は1975年「障害者福祉基本法」、1988年「参入最低所得（RMI）法」、1997年「介護給付」と制度が作られ、2000年代以降はこれらの制度の改正および新たな制度の創設が続けられている。2020年現在、先進諸国では唯一、少子化対策に成功した国と言われるまでになった。

フランスは、社会福祉・社会保障制度全体のことを「**社会保護制度**」と称し、社会保護制度の中に5つの制度を設けている。項目ごとに似たような名称が含まれているが、これがフランスの特徴でもある。つまり、各制度がそれぞれを補完し合いながら社会保護制度を形成している。国民としては、複数の制度を選択できることとなり、これが大きな利点として作用している。このように「平等」を重視しながら発展したフランスであるが、フランスの哲学者ミッシェル・オンフレは、2020年『FRONT POPULAIRE』を創刊し「**新民衆主義**」を提唱し始めた。「平等」「自由」「博愛」のためにEU離脱をすべきとする主張は、国内で大きな反響を呼んでいる。EUへの反発が広がりイギリスと同様離脱を選択するのか否か。フランスの社会福祉はまた新たな時代の到来が予感される(19)(21)。

社会保護制度の中に位置づけられる5つの制度
①社会保障制度（疾病・労災保険、家族手当、老齢保険。社会保障金庫〔公共的民間組織〕が担当）。
②社会扶助制度（児童・家庭扶助、高齢者扶助、障害者扶助。行政が担当）。
③社会連帯制度（高齢者連帯手当、活動連帯所得。行政が担当）。
④社会福祉制度（法定上の社会福祉、任意の社会福祉）。
⑤失業保険（失業手当・雇用促進）。

新民衆主義
ミッシェル・オンフレ（Michel Onfray, 1959～）が『FRONT POPULAIRE』にて提唱している。アンチネオリベラリズム、アンチリベラリズム、アンチグローバリズムを掲げ、国民主権、地方重視、庶民重視、福祉対象者重視を主張している。本書は、2020年6月に創刊後第2巻を発表しているところである（2020年11月現在）。

E. 北欧における社会福祉

北欧諸国とはデンマーク・スウェーデン・ノルウェー・フィンランド・アイスランドの5ヵ国を指す。北ヨーロッパに位置し、人口500万～1,000万人程度の小さな国々である。北欧における社会福祉制度の特徴は、「高負担・高福祉」である。国家による国民への課税は、これまで解説した他国と比べ物にならない程高い。人口の少なさから、限られた人材をいかに育て、それぞれの分野で活躍し税金を納めてもらうかが国家運営上重要な側面であることが背景にある。税金を担保に国によって、医療・失業・子育て・障害・教育・介護・住宅政策に至るまで無料もしくは低廉な費用で活用できるよう一定程度整備されていることが特徴である。各国ごとに細かい仕組みは異なるので、詳しくは参考文献などを読み進めることをお勧めする。

このような仕組みに至った理由は何か。これも各国ごとに異なるため1つの理由で述べることが難しい。北欧諸国もイギリスの中世封建社会と同様、地主が農民を支配する構図があった。デンマークを例にすると、1733年「土地緊縛制度」が作られ農地から農民が外に出るのを禁止されると、農民側は強く反発した。反発はやがて大きなうねりとなり制度の廃止運動が展開され、1788年に廃止となった。この経験は「自由」を重視する歴史的背景の1つと言える。その後、1814年デンマークでは世界初となる「義務教育」制度が開始された。国が国民に教育を施す義務があるとする初めてのこの決まりは全世界に影響を与えている。また、1866年には「農業協同組合」を世界初として設立した。不作時などに組合員同士が助け合うとしたこの活動は、20世紀に移行すると「労働組合」として工業社会にも浸透し、解雇などの際、組合員同士が助け合うこととなった。お互いが助け合うという「共助」もしくは「博愛」の精神が「自由」とともに重視されることとなる。**バンク-ミケルセン**による「**ノーマリ・ゼーション**」の提唱はこの長い歴史の歩みの中で生まれたものである。

北欧の社会福祉は第2次世界大戦後30年程度で形作られた。コミュニティ活動がそれぞれの場所で権限を持って行われており、地方分権が発達した。地方で独自の社会福祉政策が、国家に活力を与え続けた。そのような中でも、2000年代以降はいろいろな変化を続けている。グローバル世界の中で移民が各国に押し寄せる中、移民を自国に適用させるためのプログラムの開発、ワークライフバランスによる労働環境の改善、貧富の格差の広まりとその対応などに頭を悩ませている。「普遍化」としてすべての人にサービスが行き渡るように整備されてきた各制度も、近年では「脱普遍化」とも言われる逆回転が起こり始めているとされる。家族にサービスの一部を担ってもらう制度改正が行われた例も散見されるようになった。そのため「北欧」の社会福祉である「高負担・高福祉」がどのように推移するのか。2020年代は、北欧にとって大きな試練を迎えることになるかもしれない[(22)]。

ノーマリ・ゼーション（ノーマライゼーション）
normalization
1950年代、デンマークのバンク-ミケルセンにより提唱され、後にベングト・ニイリエによって全世界に広がった。「障害を持たれている人も健常者と同じように生活できることが、通常の社会である」とし、そのために「バリアフリー」「ユニバーサルデザイン」などを整備することを目指す社会のあり方である。ノーマリ・ゼーションは、その後アメリカで、あらゆる障害による差別を禁止する1990年の「障害を持つアメリカ人法」誕生につながった。

小山進次郎の遺した言葉
注釈（5）の文献にて仲村優一と対談した小山は次の言葉を遺している。「生活保護を新しい制度に発展させていくことについて、正常な条件ですか、もうそういうふうにしなけりゃならんという考え方が、国民の間にすっかり出来上がって、それから、学問的にもどういう方向に切り変えていかにゃならんということが、かなりはっきり整理され、その上に乗っかって、単に役人どもだけじゃなくて、政治家も、みんなそれをはっきり意識して切り変えたんじゃないという弱味が、やはり現れていることでしょうかね。頭だけは、次にいかにゃならんという段階というようなものを、かなり頭におきながら、からだの方は依然として昔の状態にあり、その中で切り変えていこうとするので、そういうことのいろんな矛盾が、今のような表現に出てるというのが、今日振り返ってみれば、どうも偽りのない状況だったと思いますがね。」

注）

(1) 籠山京『公的扶助論』社会福祉選書6，光生館，1978.
(2) 野本三吉『社会福祉事業の歴史』明石書店，2001.
(3) 仲村優一『社会福祉概論』改訂版，誠信書房，2003.
(4) 鈴木九万監修「終戦から講和まで」鹿島平和研究所編『日本外交史26』鹿島研究所出版会，1973，p.471.
(5) 全国社会福祉協議会編『生活と福祉』第154号，1969年2月.
(6) 小沼正『貧困―その測定と生活保護（第2版）』東京大学出版会，1980.
(7) 古賀明典編『現代公的扶助公論』法律文化社，1990.
(8) 大友信勝『公的扶助の展開―公的扶助研究運動と生活保護行政の歩み』旬報社，2000.
(9) 戸室健作「都道府県別の貧困率、ワーキングプア率、子どもの貧困率、捕捉率の検討」『山形大学人文学部研究年報』第13号，2016，pp.33–53.
(10) 詳しくは「こども食堂安心・安全向上委員会」ウェブサイトの調査結果を参照。
(11) 厚生労働統計協会編『国民の福祉と介護の動向 2020/2021』厚生労働統計協会，2020.
(12) Booth, C. J., “Life and Labour of the People in London”, The Economic Journal, Oxford University Press , 1903.

(13) Rowntree, B. S., "Poverty: A Study of Town Life",London MACMILLAN AND CO., Limited, 1901.
(14) 金子光一・小舘尚文『イギリス／アイスランド』新世界の社会福祉 1, 旬報社, 2019.
(15) 伊藤周平『社会保障史恩恵から権利へ―イギリスと日本の比較研究』青木書店, 1994.
(16) 吉永純・布川比佐史・加美嘉史編『現代の貧困と公的扶助』高菅出版, 2016.
(17) 後藤玲子・新川敏光編『アメリカ合衆国／カナダ』新世界の社会福祉 6, 旬報社, 2019.
(18) 右田紀久恵・高澤武司・古川孝順編『社会福祉の歴史―政策と運動の展開』有斐閣, 1977.
(19) 松村洋子・田中耕太郎・大森正博編『フランス／ドイツ／オランダ』新世界の社会福祉 2, 旬報社, 2019.
(20) 山本浩三『同志社法学』第 11 巻 6 号, 同志社法學會, 1960, pp.103-112.
(21) 石田和男「フランスの家族政策」『イマージュの箱舟』彩流社, 2016, pp.7-48.
(22) 斉藤弥生・石黒暢『北欧』新世界の社会福祉 3, 旬報社, 2019.

理解を深めるための参考文献

- **『新世界の社会福祉』シリーズ, 旬報社, 2019-2020.**

『世界の社会福祉』発刊後約 20 年ぶりに改訂された各国の社会福祉の歴史的展開をまとめたもの。各国の社会福祉制度が網羅されているので、日本と対比させるには最適な書物と言える。

- **小沼正『貧困―その測定と生活保護（第 2 版）』東京大学出版会, 1980.**

日本の生活保護行政における課題点を論述し対処策を提案した論文集である。すでに古典と言える本書であるが、随所に現代に通じる数々の鋭い問題提起がなされている。過去を読み解く上で参考となる 1 冊である。

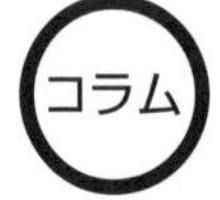

スティグマの根絶にむけて

筆者は、今般の社会福祉士・精神保健福祉士養成課程の新カリキュラムで大変喜んだ点がある。本書および『貧困に対する支援』の「教育に含むべき事項」および「想定される教育内容の例」で「スティグマ」が記載されたのである。「スティグマ」はギリシャ語の「厳罰」の意味を持つ「stick」を語源としており、「恥」「屈辱」「汚名」「烙印」「不名誉」「欠点」「恥辱」「暴力」などと訳される。目にはまったく見えないが、私たちの生活の至る所に入り込んでいる。スティグマが作用すると、制度利用者にも、助けを求める人にも、その他大勢の人にも悪影響を及ぼし「福祉権」侵害に結び付いてしまう。害悪である「スティグマ」は、日本の社会福祉ではあまり活発に議論がされていなかった。今回の新カリキュラムを契機として「スティグマ」根絶に向けた議論が、活発となることを期待してやまない。

第3章

社会福祉の原理、理論、思想、哲学

福祉を支える思想や哲学は時代によって変化する。貧困が社会や経済に由来するという考えは20世紀に福祉国家が発展する基礎となり、平等かつ公正な分配を説くロールズや、ケイパビリティに注目するセンの考え方は現在の社会福祉の根底にある。さらに、現在の福祉を読み解くキーワード（「自立」「依存」「自己決定」「ニーズ」など）を事例に即しながら見ていく。

1

2019年秋以降に世界的に流行した新型コロナウイルス感染症は人間関係を希薄化させ、格差やヘイトクライムは社会の分断をもたらしている。ソーシャルワーカーが目指すべき方向を「社会福祉士の倫理綱領」に問いかける。

2

本節では18世紀末から1970年代までの欧米と日本における社会福祉思想の変遷を概観する。第2次世界大戦後の日本における福祉に関する論争では、何を福祉の本質と見なすかが争点となった。

3

社会福祉の論点には、効率性と公平性、普遍主義と選別主義、自立と依存、自己選択・自己決定とパターナリズム、参加とエンパワメント、ジェンダー、社会的承認などがある。これらの論点から社会福祉のあり方について考える。

4

社会福祉の支援を必要とする人たちは、何らかの理由によって生活のしづらさを感じているといえる。ここでは需要とニーズの概念を整理し、社会福祉の対象とニーズについて確認する。

1. 福祉の思想と哲学

A. 尊厳―「その人をかけがえのない存在として認める」

2019年秋に発見された新型コロナウイルスは全世界を揺るがせた。1年以上が過ぎた今なお、感染によって直接的にもたらされる健康被害とならび、社会活動の途絶や縮小など大きな影響を私たちは受け続けている。新型コロナウイルス感染の懸念は「より近くに寄り添い、より親密な関係」といった目標を掲げてきた福祉を大きく動揺させている。さらに、感染予防の下、交流の中断は「余所者」を排除する偏狭な思想を生む原因となった。社会福祉士はどのように行動すべきであろうか。「社会福祉士の倫理綱領」(2020年6月採択)に問いかけてみよう。

> われわれ社会福祉士は、すべての人が人間としての尊厳を有し、価値ある存在であり、平等であることを深く認識する。われわれは平和を擁護し、社会正義、人権、集団的責任、多様性尊重および全人的存在の原理に則り、人々がつながりを実感できる社会へ変革と社会的包摂の実現をめざす専門職であり、多様な人々や組織と協働することを言明する。(前文)

原理Ⅰ（人間の尊厳）
「社会福祉士は、すべての人々を、出自、人種、民族、国籍、性別、性自認、性的指向、年齢、身体的精神的状況、宗教的文化的背景、社会的地位、経済状況などの違いにかかわらず、かけがえのない存在として尊重する。」

倫理綱領の出発点は「すべての人が人間としての尊厳を有し、価値ある存在であり、平等であること」である。**原理Ⅰ**には、差異にかかわらず、人間は「かけがえのない存在として尊重」されるとあり、「かけがえのない存在」として人間をみなすことは、その人の尊厳を尊重することに他ならない。人工知能（AI）の発展、医療技術や生命科学の向上によって、「人間とは何か、人生とは何か」が改めて問われる時代である。尊厳の尊重はますます重視される原則となろう。

B. 平和―「その人とともに生きる」

現在、私たちが直面しているのは、新型コロナウイルスによる社会の亀裂だけではない。21世紀に入り、民族やアイデンティティの違いによって、社会は小グループに分断され、集団間で非妥協的な対立がしばしば生じている。ヘイトクライム（差別を動機にした犯罪）は世界各地で発生している。平和の実現がまさに課題であり、違いを相互に承認したうえで、多文化共生を目指さなければならない。

C. 民主主義―「その人と一緒に社会を創る」

倫理綱領は、社会福祉士に求められる課題として「人間がつながりを実感できる社会への変革と社会的包摂の実現」を挙げる。「つながり」や「社会的包摂」の実現のために、社会福祉士のアドボカシーやソーシャル・アクションが期待されよう。さらに一歩進んで、社会をともに創る当事者として他者を認め、ともに協力することが必要である。なぜなら、民主主義の本質は市民が自発的に問題解決にあたる当事者意識にあるからである。

他者を「かけがえのない存在」として尊重しつつ、共生、参加を促すことによって、私たちは「自由、平等、共生に基づく社会正義の実現を目指す」（**原理Ⅲ**）ことができよう。

原理Ⅲ（社会正義）
「社会福祉士は、性別、貧困、抑圧、排除、無関心、暴力、環境破壊などの無い、自由、平等、共生に基づく社会正義の実現を目指す。」

2. 社会福祉の理論形成

A. 自由主義の時代

18 世紀後半に産業革命が始まって以降、都市への人口集中や貧困は、知識人の頭を悩ませる問題となった。資本家が労働者を酷使する状況下で、いかに資本家の自由を制限し、国家による干渉を認めさせるかが課題となった。イギリスにおいて、「最大多数の最大幸福」を掲げるベンサムやミルの立場は**功利主義**と呼ばれ、彼らは公共の福祉に反する政策や制度の廃止を訴え、国家による干渉を支持した。

功利主義
幸福を最高善として、幸福を追求する道徳思想であり、社会の多数の人びとの幸福を主眼に置く考え方。ある行為が引き起こす結果が「快楽」と「苦痛」のどちらをより多く生み出すのかを基準にして、政策や行為の正しさを決めようとする。

B. 道徳主義的貧困観から社会的貧困観への転換

19 世紀末から 20 世紀初めにかけて、イギリスでは社会調査によって、貧困の原因は貧困者自身の自堕落にあるのではなく、低賃金や不安定な雇用など、経済的・社会的要因にあることが明らかになった。貧困を個人に由来するものではなく社会全体の問題として捉え直したことは、後に国家が改革を積極的に実施するための前提となった。フランスでは、19 世紀末、ブルジョワやデュルケームが社会連帯主義を提起した。社会連帯主義は、分業化された個別の役割を担う個々人の相互依存関係の全体を示し、フランスで社会保険が整備される論拠となった。

C. 社会権と福祉国家の本格的形成

20世紀における福祉国家の実現には、**社会権**の定着が大きな役割を果たした。1919年にドイツで制定されたヴァイマル（ワイマール）憲法には、広範な社会権に関する条項が含まれていたが、政治的経済的混乱によって同憲法は十分に展開されることなく終わった。

イギリスの社会学者**マーシャル**によれば、市民的権利、政治的権利とならんで社会的権利は「シティズンシップ」（共同体成員が平等に持つ資格地位）の構成要素であり、市民的権利（人身の自由、言論・思想の自由や財産権）は18世紀に、政治的権利は参政権の形態で19世紀に実現された。「社会的権利」は、教育を受ける権利や生存権の形態で国民全体に開かれた権利として20世紀に実現されたのである。社会権の定着のために、国際社会からの促しも大きな役割を果たした。

社会権
「資本主義の高度化に伴って発生した労働条件の悪化、失業、貧困といった社会問題の発生に対し、社会的弱者を守るための国家による積極的な施策であり、給付を求める権利」と定義される。

マーシャル
Marshall, Thomas Humphrey
1893～1981
➡ p.235 キーワード集

国際社会からの促し
たとえば、「世界人権宣言」（1948）において、すべての人は「自己の尊厳と自己の人格の自由な発展とに欠くことができない経済的、社会的権利および文化的権利の実現に対する権利を有する」（22条）と規定されている。さらに、「市民的及び政治的権利に関する国際規定」（1966）や「経済的社会的及び文化的権利に関する国際条約」（1966）などを挙げることができる。

D. 自由と福祉

1960年代に「豊かな時代」が実現されると、次第に福祉国家に対する批判的な見方が強まった。その批判は「福祉は人びとから自由を奪っている」というものだったが、いかに自由と矛盾することなく、福祉の提供が可能かということが課題となる。哲学者**ロールズ**は、個人が自らの善を追求する前提について考察した。ロールズは「無知のヴェール」という仮説のもとで、自由な人びとが相互に基本的権利に合意し、「**正義の二原理**」に基づいて基本財が公平かつ公正に分配されるのであるとした。

また、経済学者**セン**は財の平等な分配では自由を平等に実現できないとし、そのため、彼は個々人が持つ「潜在能力」（ケイパビリティ）に着目する。潜在能力とは、ある状況の下で、その人が望み、実現可能な能力の集合体である。福祉によってその人が望むことを実現できるか、または実現可能な状況が作り出されることが重要なのである。センの考え方は現在の福祉政策全体に大きな影響を与え続けている。

ロールズ
Rawls, John Bordley
1921～2002
アメリカの哲学者。主著『正義論』（1971）。
➡ p.236 キーワード集

正義の二原理
1）最大限の平等な自由
2）(a) 公正な機会均等の原理
(b) 格差原理
「格差原理」とは、最も恵まれない人びとが最大の利益を得る分配法を示す。

セン
Sen, Amartya Kumar
1933～
インド人経済学者。

E. わが国における近代社会福祉理論

資本主義化や都市化、米騒動などに見られる社会不安を背景として、

1920年代、わが国において近代的社会福祉思想が成立した。貧困の社会的要因を認め、生江孝之や田子一民らによって社会連帯主義がとなえられた。わが国が戦争への道を進む1930年代、「戦時厚生事業」のもとで、社会福祉の目的は社会問題の解決ではなく、人的資源の維持・育成や戦時社会の安定となった。社会福祉の対象を「経済秩序外的存在」とみなす大河内一男は、労働力確保のための民衆への福祉に積極的な意味を与えた。福祉の担い手の多くは戦時厚生事業に迎合し、政府の戦争遂行に協力した。

第2次世界大戦後、日本国憲法の下でわが国は再出発を果たした。健康で文化的な生活を保障し、人間としての尊厳を保つことを規定した25条は、それまで家族や近隣住民同士の相互扶助が強調されて、国家の救済責任が曖昧とされてきたわが国の福祉にとって、大きな前進となった。

F. 社会福祉の本質をめぐる論争

戦後、社会福祉の位置をめぐって論争が起こった。1952（昭和27）年に始まる社会福祉本質論争では、孝橋正一が社会福祉を資本主義維持のための国家の政策として把握する一方（政策論）、竹内愛二や岡村重夫は社会福祉に独特の技術や使命からその本質を引き出そうとし、岡村は「社会関係の調整」を社会福祉の固有の任務とみなした（技術論および固有論）。この論争の決着はつかなかったが、2つの主張は後に社会福祉の理論化を行う場合の準拠点となった。

1960年代に入るとわが国の社会福祉は救貧的性格を脱し、国民諸階層の生活を支える手段へと変化し始めた。社会福祉の固有性を意識した、より実践的な理論が求められたが、嶋田啓一郎が提起した「力動的統合論」は、「社会関係における不充足・不調整現象」を経済的要因からだけでなく、**人間行動科学**を用いて解明し、解決策を提示しようとした。そこに嶋田は社会福祉独自の領域を見出そうとした。一番ヶ瀬康子、真田是らは、政策論を継承しながらも、社会福祉に進歩をもたらす市民運動や社会福祉の担い手の役割を重視した（運動論）。一番ヶ瀬らは社会福祉の対象領域を「**生活問題**」と規定し、目標として「**生活権**保障」を掲げた。

三浦文夫は、政策論や運動論と異なり、社会福祉が独立した領域であることを強調した。社会サービスによるニードの充足に重点を置く三浦のアプローチは、政策立案、決定、実施、評価に至る過程を把握する枠組みを提供するものであった。しかし、福祉を取り巻く政治的経済的情勢は視野の外に置かれた。

人間行動科学
経済学、生物学、心理学、社会学を融合した知識体系を示す嶋田の言葉。

生活問題
労働力の再生産に関わる問題であるが、労働というより、家族、人格、消費などの生活の局面に強く関係する。

生活権
「生存権」の意味に近い。しかし、一番ヶ瀬は最低限の生活を強くイメージしやすい「生存」ではなく、生活、暮らし、生命などの意味を含ませるために「生活」という言葉を使用した。

3. 社会福祉の論点

わが国の社会福祉は、今日まで低所得者、児童、障害者、高齢者、ひとり親家庭など要援護者を対象に社会福祉制度として法制化されてきた。

特に高度経済成長期には、措置制度を中心とした国家の責任で国民の生活を支える社会福祉制度の仕組みと、国民皆保険・皆年金制度といった社会保険制度の充実によって、福祉国家を目指す福祉政策が推進された。しかし、1990年代以降、経済の低成長に加え、急速な少子高齢化の進展によってますます社会保障費が増大していった。

そのため、社会福祉は財政主導型の政策にならざるを得ず、そのパラダイムの転換が求められることとなった。これが社会福祉基礎構造改革である。社会福祉の**パラダイム転換**は、国・地方ともに政府としての役割を変化させるだけでなく、社会福祉法にみられるように、国民に新たな役割を担ってもらうことも明確にした。これは、「新しい公共」として自助・共助・公助による福祉社会の構築、公私協働の地方自治を打ち出したものである。

パラダイム転換
従来の考え方の枠組みから、新しいものに転換することをいう。

このように、社会福祉は中央政府が福祉国家を目指す方策であったものから、広く国民全体で福祉社会を作り上げていく方策へとシフトしてきたのである。

ここでは、今日の社会福祉の背景および論点を整理することとする。

A. 効率性と公平性

社会福祉における**効率性**と**公平性**というのは、ときに両立しにくい。完全競争市場では、価格変動に応じてサービスの需要と供給が一致し、無駄のない状態が実現するが、その無駄の無さが効率性につながる。その一方で、資本主義経済の生み出す所得格差を是正するために、行政には税を使った所得の再分配などの機能がある。これは、国民の間に社会的に許容される範囲以上に格差を広げないという国家的な公共性が存在し、ここに公平性の考えが内包されている。このように、福祉サービスの需給バランスを考えた場合、限られた資源配分の観点からは効率性を追求することが求められるものの、広く国民への適切な資源配分の観点からは公平性を堅持する必要がある。

今日、市場原理を導入したわが国の社会福祉事業は、その効率性の生み出す競争がサービスの無駄をなくし経費削減効果をもたらすばかりでなく、競争によるサービスの質の向上も企図している。たとえば、地方自治体が公営施設を社会福祉法人や企業に委託するのは、直接運営するより経費削減になるからである。ただし、この狙いが必ずしも成功するとは限らず、受託した法人が、効率化や合理化のために人件費の抑制などを行い、サービスの質が低下するなどは起こりうることである。また、利潤の上がらない分野への企業の参入は見込めず、過疎地域での在宅サービスなど非効率的なサービスを余儀なくされる事業は、公営サービスが担わざるを得ない。

市場原理の導入は、従来の行政責任という公共性の原理に基づく福祉サービスに、一定の競争による効率性や質の向上などの効果をもたらすものである。こうした公共サービスにおける市場メカニズムの導入は、完全な競争原理が働くわけではないため、**準市場**や**疑似市場**と呼ばれる。

準市場（疑似市場）
quasi-market
公的サービスの提供において部分的に市場メカニズムを取り入れること。サービス供給主体を競争させることでサービスの質の向上につなげる。

B. 普遍主義と選別主義

普遍主義は、すべての人を対象としてサービスを提供する方法である。社会民主主義レジームの国家では、福祉サービスが普遍主義的に提供されることが多い。一方、**選別主義**は、**資力調査（ミーンズ・テスト）**によって福祉サービスを必要とする人びとを選別し、それらの人びとに重点的にサービスを提供する方法である。資力調査などを伴うため、サービス利用者がスティグマを感じやすいが、自由主義レジームの国家では、福祉サービスが選別主義的に提供されることが多い。

資力調査（ミーンズ・テスト）
means test
公的扶助の需給に際して、行政が申請者の資産等をはかるために行う調査のこと。生活保護費支給のため生活保護法に定められた調査の1つ。

日本の社会福祉制度は、生活保護法や児童福祉法、老人福祉法などおおむね法律によってその対象者が決められてきた。これは、その制度に基づく福祉サービスを利用する基準が設定されるということであり、その対象者が選別されていることを意味している。生活保護制度は、資力調査を伴うため、選別主義に基づく制度といえる。

しかし、社会福祉基礎構造改革以降は、福祉サービスについて国民誰もが利用しやすい仕組みへの転換が図られてきた。特に、2000（平成12）年4月にスタートした介護保険制度は、40歳以上のすべての国民が保険料を負担する仕組みであり、サービスを利用したい時に利用できる契約方式となっている。これは普遍主義に基づく制度といえる。

C. 自立と依存

わが国の社会福祉は、第2次世界大戦後の生活保護法における基本原理以来、今日まで福祉制度に付随するソーシャルワークによって実践されてきた。生活保護法1条の国家責任による最低生活の保障の原理では、「国が生活に困窮するすべての国民に対し、その困窮の程度に応じ必要な保護を行い、最低限度の生活を保障するとともに、その自立助長を目的とするもので、この制度の実施に対する究極的責任は国がもつ」とされている。このことは、社会福祉法における福祉サービスの基本的理念でも同様で、福祉サービスによる支援が自立を促進するものでなければならないとされている。具体的な制度として自立助長を図るものとしては、公的扶助依存からの自立を目指す就労支援などがある。

ワークフェア
workfare
勤労（ワーク）と福祉（ウェルフェア）の合成語。ワークフェアにより精神的自立と経済的基盤につながる技術の習得を目指す。

就労と福祉を結びつけるものとしては、**ワークフェア**がある。ワークフェアは、社会保障による給付をする条件として就労を義務づける政策である。ソフトなワークフェアとしては、教育訓練を通してエンプロイアビリティ（雇用可能性）を高め、労働市場への参加を強力に推進するなどがあり、ハードなワークフェアとしては、就労や職業訓練を義務づけ、強制や指導で就労に導く方法などがある。

かつてイギリスでは、行き過ぎた福祉国家体制を是正する手段の1つとして、国民の自助努力の強化を掲げ、「小さな政府」政策による福祉予算の削減を行った。この公助の後退は、自助・共助を強調し、家族の負担増もみられたが、社会連帯やボランタリーな活動を促進させた。わが国では、オイルショック後に政府が「日本型福祉社会」を構想したように、もともと家族に大きく依存する福祉政策を打ち出してきた。その後、核家族化や少子高齢化、女性の社会進出などにより、育児や介護などの家族機能の外部化が求められるようになると、それを支える公の福祉サービスだけでなく、新たにボランタリー活動などが生まれてきた。

自立と依存については、中央集権的な福祉国家の建設と、地方分権による福祉社会の実現といった福祉政策の方向性によってもその考え方は変化する。今日の福祉ニーズは、個別性が高く多様で複合的である。そのため身近な行政である地方自治体が中心となって柔軟に対応しなければならない。行政の即応性、柔軟性、総合性、効率性を高めるために地方分権が推進されるようになった。

D. 自己選択・自己決定とパターナリズム

社会福祉基礎構造改革において、福祉サービスの利用が契約方式へと変わった。この転換により、サービス利用者の権利性を確保するだけでなく、自己選択、自己決定が求められることとなった。従来は、利用者とサービス提供者や専門職との間では、利用者側が弱者としてみられ、自己決定や自己選択などが必ずしも重視されていなかった。ここには、専門的な判断に基づくサービス提供が優先される**パターナリズム**がみられた。

今日の福祉サービス需給体制においては、正確な情報提供によって、できるだけ利用者の自己選択が可能な環境を確保していくことが求められる。つまり、パターナリズムから**パートナーシップ**へ意識的な転換が重要視されるようになったといえる[1]。

パターナリズム
paternalism
父権主義。父親が子どもに対して保護的、統制的に進むべき道を押し付けることや、自己決定を尊重しない行為などを指す。専門職の利用者への対処などでもしばしば抑制すべき行為とされる。

パートナーシップ
partnership
共通の目的のために互いの立場を尊重しながら協働して取り組んでいくこと。

E. 参加とエンパワメント

福祉サービスに関する参加は、さまざまな場面で取り上げられる。まず、住民の多様な福祉ニーズに対応した福祉サービスの提供には、**福祉多元主義**の下で、行政だけでなく地域社会において企業やボランタリー活動などが関わるようになっており、これはサービス供給主体への参加という見方ができる。その他、利用者がサービスのマネジメントやプランニングに関わる、あるいは住民が福祉のまちづくりに加わるなども参加の一形態として捉えることができる。

福祉多元主義
福祉サービスを公的部門、民間部門（営利・非営利）、インフォーマル部門などにより多元的に供給していこうとすること。

福祉政策における参加とは、上記のことを内包しつつも、政策決定・推進過程に行政以外が参加する意義を考えることを意味する。そのため、公私のパートナーシップによる協働や地方自治への住民参加などが期待されているといえる。特に、身近な存在である地方自治体の政策決定・推進過程に民間団体や住民が参加することは、市民としての**エンパワメント**にもつながっていくこととなる。

エンパワメント
empowerment
社会的不利な状況に置かれた者に対して、自らがパワーを高め、行動できるよう援助していくソーシャルワーク実践。

社会福祉法では、市町村地域福祉計画の策定においては、住民や社会福祉に関する活動を行う者など、地域福祉を推進する主体の意見を反映させるために必要な措置を講ずることを定めている。計画策定委員会の公募委員、地域座談会への出席、パブリックコメントの募集時に意見提出など、計画策定段階でもさまざまな参画の機会がある。さらに計画実施段階においても評価の過程での参画も当然考えられる。これら福祉計画策定過程においても、住民・市民の参画は必要不可欠のものとして保障されるようになってきた。

F. ジェンダー

ジェンダーとは、生物学的な性差ではなく、社会的・文化的に形成される男女の性差をいう。ジェンダー概念は、政治・経済・教育・文化・家族など、社会生活のあらゆる領域で女性が男性とは異なる位置を占め、異なる役割を与えられていることの意味が問われるなかで注目されてきた(1)。このジェンダーに関するものとしては、社会的・文化的に作られた男性・女性の役割であるジェンダー・ロールや、女性が特定の職業に就くように道筋を作る、教育制度の差別的構造を意味するジェンダー・トラック、男性・女性の生活空間を分離するジェンダー・セグリゲーション、男性が安定的に雇用され、女性が労働市場に参入しないことを標準とみなすジェンダー・バイアスなど、さまざまに用いられている。

これまでの福祉政策では、育児や介護などの家族機能の担い手に女性を前提として取り組んできたところがあり、さらに地域活動の担い手としても期待されてきた。男女平等参画や働き方改革など、さまざまな政策が打ち出されるなかで、このジェンダーの視点から差別や不平等などが起こらないよう取り組んでいくことが求められている。

1995年に北京で開催された第4回世界女性会議では、男女差別を解消するために、**ジェンダー・メインストリーミング**という考えが取り上げられた。さらに、女性が政治的・経済的・社会的活動に主体的に参加し、意思決定できるよう支援するジェンダー・エンパワメントの必要性が指摘されている。

ジェンダー・メインストリーミング
gender mainstreaming
ジェンダー平等を実現するために、政策過程においてジェンダー視点を主流化すること。

G. 社会的承認

個人と社会の関係が成り立つには、個人が社会から排除されないことが前提となる。**社会的承認**は、個人にとってはその社会の成員であることの保証を意味し、社会にとっては規範的秩序の維持を意味する(2)。個人は、自らが望む生活を社会の中で営むことができる権利を有すると同時に、社会を構成する一員としての義務を担う。

この社会的承認については、これまで社会福祉では**社会的排除**（ソーシャル・エクスクルージョン）と**社会的包摂**（ソーシャル・インクルージョン）の両側面からの議論がなされてきたところである。

社会的排除は、現代社会で普通に行われている社会関係から、特定の人びとが排除されている状態を指す。これは、多次元的な要因によって引き起こされるものであるが、そこに至る過程に注目した概念である。そもそも社会的排除は、1980年代にフランスで提唱され始め、1992年にEU（欧州連合）によって定義された概念である。社会環境のあり方が、人びとの潜在能力（ケイパビリティ）を制約したり、社会的排除による社会参加の機会の剥奪を生んだりすることがある。

一方、ソーシャル・インクルージョンは、差別や排除の対象となる人びとを、社会的なつながりを構築することにより、社会の構成員として支え合い、包摂するという考え方をいい、EU諸国で生まれた福祉政策の理念である。EUでは、リスボンにおける2000年の欧州理事会において、ソーシャル・インクルージョンの問題をEUレベルの政策協調過程に位置づけ、各国で国家行動計画を策定することとした。

日本では、2000（平成12）年6月にソーシャル・インクルージョンを推進する地域福祉計画が法制化されるとともに、同年12月に厚生省（当時）の「社会的な援護を要する人々に対する社会福祉のあり方に関する検討会」報告書において、ホームレス、孤独死など社会的排除・社会的孤立の状況にある人びとを、「つながり」の再構築によって地域に包み込み支え合うソーシャル・インクルージョンの考え方が示された。また、日本社会福祉士会の倫理綱領の「社会に対する倫理責任」において、ソーシャル・インクルージョンが規定されている。

注）

(1) 北川清一・遠藤興一編『社会福祉の理解—社会福祉入門』ミネルヴァ書房, 2008, p.123, p.218.

(2) 濵嶋朗・竹内郁郎・石川晃弘編『新版増補版　社会学小辞典』有斐閣, 2005, p.263.

4. 社会福祉の対象とニーズ

社会福祉実践のねらいはニーズの充足である。ニーズを抱えるがゆえに福祉サービスを利用するといってもよい。では、ニーズを抱えている人、つまり社会福祉の支援を必要とする人は、どのような立場にあるのだろうか。たとえば、年齢を重ねて身体が思うように動かなくなったり、身体に障害があったりして、日常生活を送ることに支障が出ている高齢者かもしれない。あるいは、学校でいじめられてつらい状況に置かれている子どもかもしれない。さらには、不景気から離職を余儀なくされ経済的に厳しい立場にある人であったりもする。つまり、社会福祉の支援を必要とする人は、何らかの理由によって「生活のしづらさを感じている人」「生の営みの困難[(1)]を抱えている人」であるといえる。ここでは、「需要」と「ニーズ」の概念を整理し、社会福祉の対象とニーズについて確認してみよう。

A. 需要とは

「**需要**」という言葉は、何を意味するものであろうか。武川正吾は需要と**必要**とを対比し、次のように述べている[(2)]。

何かに対して需要があるというのは、その何かを求めている人びとがいるということである。自動車の需要が存在するということは、自動車を欲しがっている人びとがいるということであろう。需要とは、個人ないし集団が、主観的な欲求に基づいて、何らかの資源を入手したいと思っている状態のことを指す。一方、「何かが必要である」といった言葉は、何らかの資源が求められているという点においては、「何かの需要がある」と同じであるが、その何かが求められる理由が異なる。需要の場合には、何らかの望ましい状態を実現するために、それらが求められているのに対して、必要といった場合には、ある種の価値判断によって望ましい状態が想定され、それを実現するために欠けている（不足している）ものを求めるといった思考の手続きが前提とされるのである。

この解釈に立てば、需要は個人の欲求に基づく主観的な概念であるが、必要は単に個人の欲求を充たすといった恣意的なものではなく、何らかの価値判断を含んだ客観的な概念となる。さらに、武川の論を借りれば、「需要は人びとの欲求に基づいているのに対して、必要はそうした欲求を超えた何らかの道徳に基づいている。また、需要はその実現の有無が快・苦につながるという意味で利害と関連するのに対して、必要はその実現の有無が正・不正につながるという意味で善悪に関連している」[(2)]ということになろう。

B. ニーズとは

「**ニーズ**」という言葉は、福祉の分野に限らず、多方面で聞かれる馴染みの深いものであろう。周知の通りニーズとは、「必要」「欲求」「要求」などと訳されるが、「**福祉ニーズ**」といった場合には少々異なる側面をもつ。

福祉ニーズの大きな特徴の1つとして「**社会的ニーズ**」であることが挙げられる。つまり、社会福祉の領域におけるニーズは、単に個人の欲求を充たすといった恣意的なものではなく、その時代の経済・社会情勢や文化的背景などの視点を含んだ社会生活を営む上で必要とされるものの充足を指す概念と解釈されるのである。

この社会的ニーズについて、三浦文夫は「社会的ニードとは、『ある種の状態が、一定の目標なり、基準からみて乖離の状態にあり、そしてその状態の回復・改善等を行う必要があると社会的に認められたもの』というぐらいな操作的概念として捉えておくことにしたい。そして、『ある種の状態が、ある種の目標や一定の基準からみて乖離の状態にある』ものを仮に**依存的状態**あるいは**広義のニード**と呼び、この依存的状態の『回復、改善等を行う必要があると社会的に認められたもの』を**要援護性**あるいは**狭義のニード**と呼ぶことにしておく」[(3)]と論じている。さらに「厳密な意味での社会的ニードは、依存的状態を前提としながらも、依存的状態と同じものではなく、ある依存的状態があってもそのニードの充足が必要かどうかの社会的判断なり、認識がなければ、その依存的状態は社会的ニードに転化されないことも当然おこりうるのである」[(3)]と解説している。

この解釈に立てば、「依存的状態」を「社会的ニード」に転化させる社会的判断、言い換えれば政策課題として取り上げられるか否かという視点が重要となるのである。以下、高齢者の介護を例に考えてみよう。

近年、社会福祉の課題として大きく取り上げられているものに「介護」がある。介護問題の解決のためにさまざまな施策が講じられ、そのサービスも充実しつつある。では、なぜ今「介護」なのだろうか。確かに高齢者人口は年々増え続け、それに伴い要介護高齢者の存在がクローズアップされるようになったことは事実である。しかし、それ以前から介護問題は存在していたはずである。現在ほど介護サービスが充実していない時代に、多くの高齢者が適切な介護を受けられずに日々の生活を送っていたことは想像に難くない。中には食事も満足にできない者もいたであろう。汚れた布団に横たわる者もいたであろう。そのような状況は、私たちの考える最低生活の基準からは「乖離」した状態であるといえる。であるならば、三浦のいう「依存的状態」あるいは「広義のニード」が存在していたということになるだろう。しかし、それらは直接介護に関わる者には認識されていたものの、政策課題として取り上げられるには至らなかった。つまり、「依存的状態」を「社会的ニード」に転化する判断がなされず、社会福祉の対象として認識されなかったのである。ひるがえって、昨今では「介護」は単に個人やその家族の問題としてではなく、社会全体の問題として語られ、福祉の政策課題の中心を占めるようになり、さまざまな制度やサービスが確立されている。それは「介護」という問題が「社会的に認められた」結果であると考えてよいだろう。つまり、「社会的ニード」として、「福祉ニーズ」として判断されたのである。

「介護」が社会問題として取り上げられた背景には市民の努力が存在する。そのような私たちの「動き」「働き」があってこそ制度化や政策化が実現していくのである。ここでは一例として介護問題を取り上げたが、それだけに限定されることなく、多くの「依存的状態」をいかにして俎上に載せていくのか、種々のレベルでの働きかけや**ソーシャルアクション**が重要な役割を果たすことが考えられる。福祉ニーズとは「要援護性」「支援の必要性」と捉えればよい。

ソーシャルアクション
social action
地域社会に生じる課題に対し、当事者や地域住民が課題の解決や望ましい社会の実現を目的に、環境や制度などの変革を目指す活動。誰にとっても住みやすい社会を作るための取組み。

C. 需要とニーズの関係性

繰り返しになるが、**需要**とは個人の欲求に基づいた主観的な概念であり、**ニーズ**とは単に個人の欲求を充たすといった恣意的なものではなく、その時代の経済・社会情勢や文化的背景などの視点を含んだ社会生活を営む上で必要とされるものの充足を指す概念である。需要とニーズとでは、そのような違いがあるものの、まったくの無関係というわけではない。それは、多くの場合、需要を通してニーズが表出されるからである。言い換えれば、自分が必要であると感じたものを需要として表現するということである。

この点において、京極髙宣は「社会福祉における需要とは、福祉ニーズに裏づけられつつも、それが社会的意識の表層面に現れた部分ということができるでしょう」[4]と述べている。つまり、需要は供給との相対関係に存在するものであるから、供給体制の整備が伴わなければ表面化されず、体制の整備によりニーズの掘り起こしを行うことで現れてくるものであって、いわば氷山の一角として福祉ニーズの一部が要援護者の要求という形で顕在化したものだというのである。

さらに、京極の論を借りれば、「福祉ニーズは、複雑な客観的位相的な構造であり、加えて経済社会の構造変化にしたがい長期動態的に変動するものである。一方の福祉需要は、ニーズに比べて、特定のサービスなどへの要求量としてシンプルな性格を持つものであり、かつ短期静態的に決定される性格を併せ持っている。したがって、たとえば社会福祉施策の短期計画では、主に需要概念に基づいた需要の測定を行い、需給関係を的確に把握することが肝要となるが、中長期的あるいは根本的な計画では、ニーズ概念が主たる役割を担い、ニーズの実態把握と測定予測などが極めて重要となる」(4)のである。

注)

(1) 窪田暁子『福祉援助の臨床—共感する他者として』誠信書房，2013，p.7.
(2) 武川正吾『福祉社会—社会政策とその考え方』有斐閣，2001，pp.23-24 を要約，pp.25-26.
(3) 三浦文夫『増補改訂社会福祉政策研究—福祉政策と福祉改革』全国社会福祉協議会，1995，pp.60-61，p.61.
(4) 京極髙宣『改訂　社会福祉学とは何か—新・社会福祉原論』全国社会福祉協議会，1998，p.55，p.58 を要約.

理解を深めるための参考文献

● **木下大生・鴻巣麻里香編『ソーシャルアクション！あなたが社会を変えよう！—はじめの一歩を踏み出すための入門書』ミネルヴァ書房，2019.**
社会を変える行動を起こした人たちのストーリーが描かれている。生きづらさを抱えた人たちを支援することの意味や人と人とのつながりを結びなおすことの大切さが伝わってくる。

● **吉田みつ子『看護倫理—見ているものが違うから起こること』医学書院，2013.**
自らの立ち位置によって、同じ出来事や言葉の受け止め方が大きく異なることに気づく。患者（利用者）中心とは何であるのか再考できる。

コラム　家族介護者支援を考える

2020（令和2）年3月、埼玉県議会はケアラー支援条例を可決した。日本初の家族介護者支援を謳う本条例は、「ケアラーが健康で文化的な生活を営むことできる社会を実現すること」を目的（第1条）とし、「全てのケアラーが個人として尊重され、健康で文化的な生活を営むことができるように」ケアラーを支援することを定めている（第3条）。

介護保険制度がすでに定着したとはいえ、要介護者の主要な介護者に関する調査によれば、介護は主に同居する家族（58.4％）によって担われている（『平成19年　国民生活基礎調査の概況』25頁）。介護者として、私たちは「妻」や「子の嫁」などの女性を思い描きがちであるが、介護者の3人に1人は男性である。2017（平成29）年の統計によれば、全国で21万人の若者（15～29歳）が介護を担っているとされる。その背景には家族が小規模化し、生涯未婚化が進んだことで、これまで介護の担い手として見なされていなかった人が介護を担わざるを得ない状況がある。

介護保険が家族介護者の負担軽減になっていない。被介護者の状態によって利用できるサービスの量が決められる現行の制度では、サービス量が不足すれば、家族介護者が余暇を削ったり、労働時間を減らしたりするなどして不足するサービス量を自ら補う場合もある。介護のために仕事を辞めれば、生活に窮することは目に見えているし、若年層の場合、介護のために教育や就職の機会が奪われ、将来の選択肢が狭められる。

イギリスなどでは家族介護者支援が先進的に行われている。日本では、厚生労働省が「『家族介護者の生活・人生』の質の向上に対しても支援する視点をもち、要介護者とともに家族介護者も同等に」支援活動に取り組むように求めている（厚生労働省『市町村・地域包括支援センターによる家族介護者支援マニュアル』2018年）。

高齢者を医療、介護、地域住民が協力して支える地域包括ケアシステムの実現が目指されている日本において、家族介護者支援はますます重要になる。介護者支援は緒に就いたばかりであるが、家族による介護に過度に依存したわが国の介護保障全体の見直しもまた必要である。

第4章 現代社会における社会問題と社会構造

これまでも社会福祉は社会問題に大きな関心を向けてきたし、現在でも重大な関心事である。一方、今日の社会問題とされるものは非常に多様であり社会福祉の対応が限定的な課題も少なくない。

本章では社会問題とは何かを概観した上で、社会福祉が特に関心を向ける諸社会問題について学ぶ。

1

現代社会において社会問題とされるものはさまざまである。これらには貧困などの社会福祉の基点になっている問題が含まれる。

2

社会問題、福祉ニーズ、貧困の捉え方には共通する面がある。また、社会問題は福祉国家が資本主義を前提とすることとも関係している。

3

さまざまな社会問題は、連なっていたり、相互に影響していたり、他の社会問題と関係している場合も少なくない。また、社会構造それ自体も社会問題となっている。

1. 現代社会と社会問題

A. 現代社会における社会問題と社会福祉

[1] 現代社会における社会問題

今日において、社会問題という用語には頻繁に遭遇するし、社会問題とされる事象は実に多岐にわたっている。また、社会福祉にとって社会問題は重大な関心事である。しかし、社会福祉が現代社会におけるすべての社会問題を（少なくとも中心的な）対象としているわけではない。

赤川は、思いつくままにと前置きし、まず、貧困や格差、雇用の問題、医療・年金・介護、少子化問題などは社会問題の定番として挙げている。そして、2008年のリーマンショック以降の世界同時不況、東日本大震災以降震災からの復旧・復興、原発事故に伴う放射能問題、逸脱行動、教育問題、人権問題、医療分野における「生」の定義、さらに環境ホルモン、ダイオキシン、BSE、鳥インフルエンザ、地球温暖化、生物多様性など、広い意味での環境問題もグローバルな社会問題として注目されていることを考えると、社会問題の外延は非常に広く、あえていえば社会学全体のテーマとほぼ一致すると述べている(1)。

逸脱行動
赤川は、犯罪、非行、児童虐待、動物虐待を例示している。

教育問題
赤川は、いじめ、学級崩壊、不登校、学力低下を例示している。

人権問題
赤川は、性、民族、人種、セクシャリティに関する差別を例示している。

医療分野における「生」の定義
赤川は、安楽死・尊厳死、臓器移植、中絶の是非を例示している。

国立研究開発法人科学技術振興機構の社会技術開発センターでは、社会問題は、人口・自然環境・経済など多岐にわたり、それぞれが相互に関連し合っており、捉え方が多様化しているという認識のもと、さまざまな視点から社会問題の重要度を可視化するために俯瞰調査が実施されている。同調査の一環として2017（平成29）年に行われた「日本にとって問題かどうか」のアンケート調査では、「外交／北朝鮮」が最も多く「人口減少／地方創生・総活躍」「環境／汚染問題」「格差／雇用・女性」「格差／福祉」などが続いている(2)。「外交／北朝鮮」や「環境／汚染問題」という問題について、もちろん、社会福祉的な政策やソーシャルワークの技法を用いた活動が何らかの効果がある可能性はあるが、社会福祉が対応できることは限定的であり中心となって対応することを期待されているものではない。一方で、「格差／福祉」あるいは「格差／雇用・女性」は社会福祉の中心的な課題である。

このように、社会問題と社会福祉との関連には濃淡がある。したがって、「社会福祉の原理」という文脈において、現代社会と社会問題について、そもそも社会問題とは何か？ということと、貧困や格差などがなぜ社会問題の「定番」なのかを理解する必要がある。

［2］社会問題と社会福祉

副田義也によれば、社会問題は社会的な性格を持つのであれば、①社会問題は社会が問題として措定したものである（措定命題）、②社会問題は社会が産出したものである（産出命題）、③社会問題は社会が制御を目指すものである（制御命題）、という3点の基本的な分析視覚があるという。

措定命題は、措定の主体が望ましいとする基準と現実の状態がくい違っており、一般的にあってはならないこと、困ったことと考え社会問題とみなし、その制御の志向が伴うことが通常である。また、社会病理や社会的ニードなどの同義語や類義語が用いられていても社会問題が措定されたものと理解できるということである[3]。

社会的ニードとは、具体的には三浦の社会的ニード（社会福祉ニードも同様とされる）の定義、「ある種の状態が、一定の目標なり、基準からみて乖離の状態にあり、そしてその状態の回復・改善等を行う必要があると社会的に認められたもの」を指している。三浦は、「ニードの把握とは、つきつめれば、基準なり尺度の捉え方である」としているが、これは、次項で述べる貧困でも同じようにその基準の捉え方が論点であり、逆説的に言えば、社会福祉ニードも社会問題も相対的な側面からだけではなく、絶対的な側面からの規定もあり得る[4]。たとえば、**ベスト**は、構築主義の立場から、社会問題は状態ではなく関心であると述べている[5]。一方で真田は、「なんでもが人びとから否定的な関心・注目を寄せられれば社会問題になる」というような使い方もあるが、研究領域としては成立しにくく、研究対象としての社会問題は、「近代資本主義以降の現象に限定されてきた」とした。また真田自身は「人間の労働と生活に発現した人権に関わる諸問題および状態という限定」を加えるという立場をとっていた[6]。

ベスト
Best, Joel Gordon
1946～

「社会福祉の原理」という文脈からは、ある程度、真田のような資本主義を前提とした限定も必要であり、次項以下では社会問題とされる状態について説明していくことになる。

B. 諸社会問題

［1］貧困

(1) 貧困の捉え方

貧困は失業とともに古典的な社会問題である。貧困の考え方、貧困観には大きく分けて、絶対的貧困と相対的貧困の2つがあるといわれることが多い。**絶対的貧困**とは、絶対的に、つまり、他の事象とは無関係に貧困を捉えうるという考え方であり、生存水準のような意味で用いられることが多い。**ラウントリー**の第1次貧困が代表例である。これに対して**相対的貧困**とは、貧困は社会、経済、文化の状況によって相対的なものであるという捉え方である。現在の日本において、生存さえできていれば貧しくない、つまり貧困ではないとは考えないのが通常である（実際には、生存水準を必要カロリーに限定したとしても、それすら社会、経済、文化に影響されるので、厳密な意味での絶対的な貧困というのは概念上だけのものである）。逆に、現に多くの人びとが飢餓で苦しむ国や地域のことを考える場合に、他の人と比較して相対的に貧しくないから貧困ではないと捉えることにはあまり意味がないだろう。また、他者と比べて劣っている状態であることは直ちに相対的貧困の状態であることを意味しない。わかりやすく極端な例を挙げれば、富豪がより富んでいる者と比較して相対的貧困な状態にあるとは言わないのである。貧困と貧困ではない状態を分ける基準（貧困線）があって貧困と特定できるのである。そして、この基準は、富豪と大富豪の間には置かれない（置くことは可能だがその場合は貧困線とは言わない）。つまり、相対的貧困といっても無条件に不平等をもって貧困と言うのではない。生存水準レベルの状態である絶対的貧困をコアにして、それに社会、経済、文化の状況によって、他者との相対的な面を考慮に入れつつも一定の上限のある基準により把握される状態であると理解できる。その意味で、必ずしも貧困と同義ではないが、憲法や生活保護法が「健康で文化的な」「最低限度の生活」という表現は優れているといえるだろう。

ラウントリー
Rowntree, Benjamin Seebohm
1871～1954
➡ p.235 キーワード集

　また、貧困は現在でも比較のしやすさなどから低所得に帰結されることも多い。たとえば、相対的貧困率は、所得中央値の50％未満の所得の者の割合である。しかしそれは、所得の不平等、格差を表すもので、貧困の状況を直接的に表しているわけではない。今日では、貧困の概念は**タウンゼント**の提唱した相対的剥奪が生活資源と生活様式を基礎概念としているように、より多面的に捉えられるようになっている。これら一連の貧困の捉え方は、ホームレスを例に考えるとわかりやすい。ホームレスは絶対的貧困ないし生存水準にギリギリの状態である場合も少なくなく、単に低所得であるだけではなく他者より生活資源や生活様式も劣っている状態である。さらに、ホームレスは後で述べる社会的排除の典型例でもあり、貧困、相対的剥奪としての貧困、社会的排除は連なる概念である。

タウンゼント
Townsend, Peter Brereton
1928～2009

(2) 貧困の動向

貧困の動向は、生活保護の被保護人員とおおむねこれと連動してきた保護率である程度の把握できる。統計のある1952（昭和27）年度には、204万2,550人（保護率23.8‰）だった被保護人員はおおむね減少傾向をたどり、1991（平成3）年度には100万人を下回ったが、1995（平成7）年の88万2,229人（保護率7.0‰）を底に急速な増加に転じた。その後、やや伸びの鈍化が見られたのも束の間、2008（平成20）年のいわゆるリーマンショックによる影響で、より一層急速な増加となり2011（平成23）年には200万人を超え、2014（平成26）年には216万5,895人（保護率17.0‰）となった。その後、やや減少したが、2019（令和元）年には207万3,117人（保護率16.4‰）と高水準になっている(7)。

また、被保護人員が増加しだした1990年代後半には、各地でホームレスが多数存在するようになり、1999（平成11）年以降はホームレス対策が本格化し、2002（平成14）年には**ホームレス自立支援法**が制定され、2013（平成25）年には生活困窮者自立支援法が制定された。2000（平成12）年には介護保険制度がスタートし、社会福祉基礎構造改革の実態といえる社会福祉の増進のための社会福祉事業法等の一部を改正する等の法律が成立するなど、高齢者の介護問題などについて制度的に目途が立った政策的な状況とあいまって、貧困が社会問題として再びクローズアップされるようになった。

ホームレス自立支援法
正式名称は「ホームレスの自立の支援等に関する特別措置法」。

[2] 失業

(1) 社会問題のプロトタイプとしての失業問題

失業は、労働問題の基本的な形態であり、社会問題のいわば**プロトタイプ**といえるものである。副田義也は、世界大恐慌、1930年代のアメリカ、イギリス、ドイツをはじめとする多くの資本主義諸国における20%～30%に及ぶ失業率が、①労働者階級の労働から剰余価値を搾取するという資本主義社会の経済体制の危機、②失業による苦痛がそれをもたらした体制への不満から社会主義体制の支持への傾き、③失業は苦痛であるという人道的理由により、国家において深刻な社会問題とみなされ、政策・制度による対応がなされ一定の成果を収めたもので、社会問題の国家による措定と制御の原型であるとしている(3)。

プロトタイプ
prototype
原型、基本形、祖型、もとになったものの型。

日本においても、要援護性の項目で述べるように、1930年代に社会事業（社会福祉）の対象者を増やさないために社会政策（労働政策）の拡充が必要であると主張されていた。

(2) 現代における失業問題と雇用対策

失業問題に対する雇用対策にはさまざまなものがあるが、OECDは、公共職業安定所や職業訓練施設等を利用し就職相談や職業訓練等を実施することにより、失業者を労働市場に復帰させる政策である積極的労働市場政策と失業者に失業手当等を提供する政策や早期退職により新たな雇用の余地を生み出す政策消極的労働市場政策とに分類している[8]。

厚生労働省の「平成14年版労働経済の分析」では、**構造的失業**や**摩擦的失業**が存在しない労働市場では、労働供給が企業の労働需要を上回っているときには、**需要不足失業**のみが存在し、企業の欠員（未充足求人）は存在せず、需要が供給を上回っているときには、企業の欠員だけが存在し、失業者は存在しない。しかし、現実の労働市場では、労働者の特性が異なったり情報が完全でないため、供給が需要を上回っていても欠員が生まれ、需要超過の場合でも失業が生まれるとされている[9]。

構造的失業
労働市場における需要と供給のバランスはとれているにもかかわらず、企業が求める人材と求職者の持っている特性（職業能力や年齢など）との違い（質の違い）があるため生じる失業。

摩擦的失業
転職や新たに就職する際に企業と労働者の持つ情報が不完全であることや労働者が地域間を移動する際に時間がかかるためなどにより生じる失業。

需要不足失業
景気後退期に需要が減少することによって生じる失業。

[3] 要援護性

大河内は1938（昭和13）年の論文で、生産者を「経済秩序内的存在」と呼び、生産者としての資格における要援護性について対応するものが社会政策（労働政策を意味する）であり、生産者としての資格を永久的または一時的に喪失し、再生産の機構から脱落した経済秩序外的存在の経済的、保健的、道徳的、教育的等においての要援護性に対応するものが社会事業（現代的に読み替えれば社会福祉）であるとした。そして社会政策は、突き詰めれば社会事業的な意味での要援護性の発生を防ぐものであり、社会事業はその要援護性を処理することによって社会政策的要援護性に替えるものであり、経済秩序外的存在を経済秩序内的存在にするものであるとした。しかし、欧米列強に遙かに遅れて世界市場に参入した後進的な資本主義経済という事情による日本経済の特殊構造により、失業保険の欠如をはじめとして社会政策がきわめて不十分であり、社会事業が社会政策の「肩代わり」を恒常的に強いられており、その結果として社会事業の対象を累増させる構造になっていると論じた[10]。

要援護性
大河内は「要救護性」という用語を主に使っていたが、本書では「要援護性」に読み替えている。

失業保険
雇用保険法の前身である失業保険法の制定は戦後の1947（昭和22）年であり、1938（昭和13）年当時は存在しなかった。

また、孝橋は、大河内の社会政策が生産者（つまり労働者）の要援護性に対応し、社会事業が脱落者の要援護性に対応するという点について、生産者と脱落者という対象によって社会事業を規定していると批判し、「社会問題」に対応する社会政策と「社会的問題」に対応する社会事業、という対応する課題（あるいは問題性）により社会政策と社会事業の関係について論じた。両者は社会制度の構造的欠陥が人間に現れている点は同様であるが、「社会問題」は労働条件の基本問題を中核とする社会の基礎的で本質的な課題であり、「社会的問題」は社会生活上、関係的に派生するさまざまな課題であるとして、社会事業を「資本主義制度の構造的必然の所産である社会的問題に向けられた合目的、補充的な公・私の社会的方策施設の総称」であって、その本質の現象的表現は、労働者＝国民大衆における社会的必要の欠乏（社会的障害）状態に対応する精神的・物質的な救済、補完および福祉の増進を、一定の社会的手段を通じて組織的に行うことところに存する」と規定した(11)。

三浦は、上記の孝橋のほか、竹内愛二、岡村重夫らの諸論を概観して、要援護性あるいはニードといった社会福祉の対象を問題性に求めるところに共通点があるとした。その上で社会福祉の実践では要援護性が具体的に体現した人間を対象とするので個別具体的であるが、政策対象ということからは、要援護性を持つ人間を何らかの形で集合的・範疇的に規定した統計的（確率的）なものであるとした。これにより、把握される集団は「可能な限り現実の集団に近づくことが必要」とされるものの、個別的・具体的な内容を三浦の議論から切り離した。さらに社会福祉の政策主体を現代資本主義国家と捉えて資本主義国家がどのように社会福祉を取り入れていったかといった議論も必要であるが、現実の政策主体としての国家ないし地方公休団体による政策決定のプロセス、組織機構、運営方法、財源のあり方などについての検討や評価が不十分な現状では不毛であるとして資本主義を前提とする従来の政策論とも趣を異にした。資本主義と社会福祉を切り離すことよって公的責任は実施責任である必然性はなくなり、極論すれば、要援護性ないしニードの充足が主要な課題となる。そして、そのニードの定義が、先に述べた「社会的ニード」である。

要援護性
三浦の場合、要援護性と要救護性は互換的に使われており、またニードとも実質的に同義である。

[4] 偏見と差別

副田義也によれば、差別の多くは偏見に基づく行動であり、偏見は以前からあるあまり根拠のない非好意的な判断の誤った一般化に根差したものである。社会問題として措定される差別の主要なものとして、人種差別、民族差別、性差別、老人差別、障害者差別、未開放部落への差別、低位のカーストへの差別、同性愛者への差別を挙げている。この文献は 1989（平成元）年と古いもので、当時の見解になるが副田は「女性に対するあらゆる差別を撤廃する条約」に署名したように日本政府が公式に認める社会問題であるが、広い範囲で合意を得ているかは判断が分かれるだろうとしながらも、次第に社会問題化してきているというべきと述べている(3)。

近年では、特定の民族や国籍の人びとを排斥する不当な差別的言動が社会問題となり 2016（平成 28）年にはいわゆる**ヘイトスピーチ解消法**が制

ヘイトスピーチ解消法
正式名称は「本邦外出身者に対する不当な差別的言動の解消に向けた取組の推進に関する法律」。

定された。同法は、国に対して、本邦外出身者に対する不当な差別的言動の解消に向けた取組みに関する施策を実施するとともに、地方公共団体が実施する本邦外出身者に対する不当な差別的言動の解消に向けた取組みに関する施策を推進するために必要な助言その他の措置を講ずる責務を有すると規定した。また、地方公共団体は、本邦外出身者に対する不当な差別的言動の解消に向けた取組みに関し、国との適切な役割分担を踏まえて、当該地域の実情に応じた施策を講ずる努力義務を規定している。

部落差別解消推進法
正式名称は「部落差別の解消の推進に関する法律」。

また、2016（平成28）年には「**部落差別解消推進法**」が制定されている。真田は、「社会問題は資本主義に固有な社会・仕組みにとって生み出される諸問題」であると定義しているが、部落問題は、起源は封建社会であるが、「日本の資本主義社会にあらためて定位しなおされたことによって今日に至っている」ことに、社会問題としての特異性があるとしている。また、社会問題は、貧困ゆえに差別されるというように大なり小なり結果としての差別を伴っているが、差別の社会問題は原因として差別があり「初めに差別ありき」で貧困やその他の社会問題がもたらされるという特質があるとしている(6)。

2020（令和2）年には、新型コロナウイルス感染症に関連して、感染者、医療従事者などに対する差別が問題となり、2020（令和3）年2月には、「新型インフルエンザ等対策特別措置法等の一部を改正する法律」が成立し、新型インフルエンザ等対策特別措置法が改正され、新型インフルエンザ等患者等に対する差別的取扱い等の防止に係る国および地方公共団体の責務が規定された。

［5］社会的排除

社会的排除
social exclusion

社会的包摂
social inclusion

日本における社会福祉分野において、**社会的排除**は、反対の概念である**社会的包摂**（ソーシャル・インクルージョン）とともに2000年代頃から頻繁に使用されるようになった用語である。

岩田は、社会的排除について、①「参加」の欠如、②複合的な不利、③排除のプロセス、④空間的排除、⑤福祉国家の制度との関係の5点で説明している。「参加」の欠如とは、それが行われることが望ましいと考えられるような社会の諸活動への「参加」の欠如の意味である。複合的な不利とは、社会的排除がさまざまな不利の複合的経験の中に生まれているということを意味している。排除のプロセスとは、社会的排除が「ある状態」というよりは「プロセス」であり「誰かが誰かを排除する」といった「動詞」であり、排除の原因と結果の連鎖のようなプロセスとして理解されることである。空間的排除は、特定の集団を特定の場所から排除し、その結果特定の場所に集められ、またその結果、特定の場所それ自体が排除された空間と説明される。福祉国家の制度との関係は、社会的排除という言葉がもともと長期失業への福祉国家の諸制度の「無力」を示したものであり、社会保障や福祉ネットワークからの脱落などと関連して注目されるようになったものであることを意味している[12]。

貧困の項目でも述べたようにホームレスは社会的排除の典型例である。また、排除は孤立へとつながる状態である。

[6] 孤立

孤立の問題の代表例としては、「ひきこもり」を取り上げる。平野によれば、ひきこもりは1960年代から頻発した「登校拒否」やがて「不登校」として大きな社会問題となったのが端緒だという。1980年初めには

表 4-1-1　満15歳から満39歳までが対象の広義のひきこもり群の出現率及び推計数（平成30年度調査）

	該当人数（人）	有効回収数に占める割合（%）	全国の推計数（万人）	
ふだんは家にいるが、自分の趣味に関する用事のときだけ外出する	33	1.06	36.5	準ひきこもり群 36.5万人
ふだんは家にいるが、近所のコンビニなどには出かける	11	0.35	12.1	狭義のひきこもり群 17.6万人
自室からは出るが、家からは出ない又は自室からほとんど出ない	5	0.16	5.5	
計	49	1.57	54.1	広義のひきこもり群 54.1万人

表 4-1-2　満40歳から満64歳までが対象の広義のひきこもり群の出現率及び推計数（平成27年度調査）

	該当人数（人）	有効回収数に占める割合（%）	全国の推計数（万人）	
ふだんは家にいるが、自分の趣味に関する用事のときだけ外出する	19	0.58	24.8	準ひきこもり群 24.8万人
ふだんは家にいるが、近所のコンビニなどには出かける	21	0.65	27.4	狭義のひきこもり群 36.5万人
自室からは出るが、家からは出ない又は自室からほとんど出ない	7	0.22	9.1	
計	47	1.45	61.3	広義のひきこもり群 61.3万人

出典）表4-1-1，表4-1-2ともに内閣府ウェブサイト「平成30年度　生活状況に関する調査　概要」p.2.

青少年問題へと移行し教育問題ではなく家族病理や精神病理として医療モデルの取組みが主流となった。2000年代に入るとひきこもり像が多様化し、さらに「就職氷河期」に就職難から若者がひきこもる事態から、ひきこもりが社会病理として捉えられるようになる。そして2010年代から内閣府の調査の結果などから「8050問題」がクローズアップされ、ひきこもりは高齢者と中高年の問題へと重点が移行したということである。また、平野は、ひきこもり支援における困難性として、①引きこもり支援における福祉ニードがわからない、②当事者や家族が支援を拒絶する、③家庭という生活基盤、家族という支援者がいる、という3点を挙げている(13)。

内閣府は、2015（平成27）年度には15歳から39歳まで、2018（平成30）年度に40歳から60歳までを対象とした調査を行い、ひきこもり群の出現率と推計を行い公表している。同調査では、①自室からは出るが、家からは出ないまたは自室からほとんど出ない、②ふだんは家にいるが、近所のコンビニなどには出かける、③ふだんは家にいるが、自分の趣味に関する用事のときだけ外出する、のうち①と②を狭義の引きこもり群、③（準ひきこもり群）を含めたものを広義のひきこもり群と分類した。狭義のひきこもり群は、15歳から39歳までが出現率0.51％で17.6万人、40歳から64歳までが出現率0.87％で36.5万人、広義のひきこもり群は、15歳から39歳までが出現率1.57％で54.1万人、40歳から64歳までが出現率1.45％で61.3万人と推計している（**表4-1-1**、**表4-1-2**）。

[7] ヴァルネラビリティ

ヴァルネラビリティという言葉は、外からの攻撃に弱いことを意味し、脆弱性という訳語が当てられている。IT用語としての使用方法がわかりやすい。すなわち、ITシステム等が不正アクセスなどの攻撃に弱く、システムがダウンしたり乗っ取られたりする可能性のある状態のことを指す。一方で、社会福祉分野においては、急速に用いられるようになってはいるものの、一定の合意があるとは言い難い。

古川は、社会福祉基礎構造改革によりもたらされた利用者本位とは、福祉サービス利用に自ら責任を持てる「強い市民」を前提としたシステムであるが、現実に社会福祉の対象となるのは「弱い市民」、「**社会的ヴァルネラビリティ**」（社会的に不利を被りやすい、したがって生活の自立に支援を必要とする状態）な人びとであると述べている。また、「福祉サービスを必要とする地域住民」は「社会的にヴァルネラビリティな状態にある人々」であり、「社会的ヴァルネラビリティ」とは「現代社会に特徴的な社会・経済・政治・文化などの要因や身体的、心理的、生活関係的などの

ヴァルネラビリティ
vulnerability

一定の合意
ただし、ヴァルネラブルは、国際ソーシャルワーク連盟（IFSW）の「ソーシャルワーク専門職のグローバル定義」(2014年に採択）では、中核となる任務の中で“liberate the vulnerable and oppressed”と言及され「脆弱で抑圧された人々を解放する」と訳されている。

社会的ヴァネラビリティ
古川の用語は、「ヴァ」ではなくバルネラビリティである。本章では、厚生労働省によるシラバスに倣い「ヴァルラビリティ」に統一している。古川による説明の中には、「社会的ヴァルネラビリティ」の定義はほぼ変わらないものの、直接「支援を必要とする状態」と結びつけた内容が見られないものや「弱さ」という表現を用いていないもの(14)もある。

個性的な要因のありようにかかわって、人々の生存（心身の安全や安心）、健康、生活（の良さや質）、尊厳、つながり、シティズンシップ、環境（の良さや質）が脅かされ、あるいはその恐れがあり、したがって生活の自立に社会的な支援を必要とする状態にあること」と定義する。そしてソーシャルワークにおけるエンパワーメントアプローチやストレングスアプローチにも見られるレジリエンス（回復－復元力）はヴァルネラビリティ相互に対になる概念であると述べている[15]。

これに対して、加藤は、単純に「脆弱な人々」「傷つきやすい人々」「攻撃誘発性をもった人々」の意味で用いられているのだとすれば、かつて「社会的弱者」という概念を無反省に使った例と同様に差別を助長する論理だとして強く批判している。加藤は、ヴァルネラビリティを、**レヴィナス**の思想を援用し、絶望するほどの状況に遭遇した時に人間存在の本質というべき「根源的弱さ」に出会う。根源的弱さから照射される人間観こそが福祉的人間観であり福祉思想であるとし、糸賀一雄を例として挙げている。また、ヴァルネラブルなあり様で他者の前に立ち現れることができることは、その人のストレングスであるとしている[16]。

レヴィナス
Lévinas, Emmanuel
1906～1995
フランスの哲学者。

このように、一方では、社会福祉で守られるべき弱さ、他方では、社会問題としてのヴァルネラビリティではなく、深い他者理解の前提としての弱さ、として考えられている。ここではヴァルネラビリティを社会問題という文脈で解釈しなければならないが、まず、前者の「社会的ヴァルネラビリティ」の用いられ方は、確かに弱者だから支援が必要であるという、いわば、光を当てなければならない存在、というような解釈をできなくもない。しかし、弱者をヴァルネラビリティという言葉に置き換えることによって、弱さの意味を掘り下げ、幅を広げようとしているとも解釈できる。

いずれにしても、人間が生活を営む上での何らかの弱さはそもそも普遍的・絶対的なものではないはずである。一例を挙げると「手に職をつける」という表現があるが、これは職業として有用な技能・技術を身につけること、それは失業そしてその先にある貧困という危険に対して堅牢であることを意味していた。しかし実際には、多くの技能・技術が機械化・自動化によって取って代わられた。そして近い将来に多くの職業が**人工知能（AI）**に取って代わられると予想されている。AIの発達の前に脆弱である職業は少なくない。そもそも、あらゆる面で堅牢であり脆弱な面がない人間は存在しないか、しても極めて稀であること（欠点がないことが欠点にもなりうる）を考えれば、強いはずの市民が弱い市民となり得る。結果として、社会的な支援を必要とする可能性がある。ヴァルネラビリティという捉え方は、今日における急速な社会構造の変化、すなわち社会変動に

人工知能
AI: artificial intelligence

伴う社会問題に示唆を与えていると理解できる。

そして後者の見解は、根源的弱さの受容度は、福祉思想の浅薄深厚を測る際の指標の１つ、とも言っているのだが感覚的に理解できなくはない。しかし、絶望を経験して人間存在の本質というべき「根源的弱さ」に覚知しなければ、福祉思想に至らないというのであれば、福祉思想は主観的なものであることになり科学性は否定されるだろう。日本独自の福祉理念として評価されている糸賀一雄の福祉理念は、「根源的弱さ」に実際に相対した者には及ばないにしても一定の理解はできるはずである。経験のないことは知ることができないが、実体験だけが経験ではなく見聞も経験の１つである。このように考えると、全人的な脆弱性というよりは、人間の多様な側面には状況によりヴァルネラブルともいえる側面があり、社会福祉の守備範囲とする社会問題にはその脆弱性（弱さだけではなく攻撃する外側の方が悪いということも含む）にも思慮することが、次に述べるニューリスクにも連なり、現代社会の社会問題の理解に求められることといえるだろう。

[8] ニューリスク

リスク
risk

ギデンズ
Giddens, Anthony
1938 〜
➡ p.218 キーワード集

リスク社会
ベックは、貧困社会における富の分配から、発展した近代においてはリスクを分配へ転換したとしている[19]。

ベック
Beck, Ulrich
1944 〜 2015

リスクは、危険と訳されるが、従来は蓋然性を前提としていた。平成24年版の厚生労働白書は、生活が立ちいかなくなってしまう、傷病、老齢、失業などのリスクに対して、社会保障制度が発展してきたと説明している[17]。

ギデンズもリスクを管理するのが福祉国家であるとしている。しかし、その一方で、カバーされているリスクがニーズに合わない、特定の集団が不当に保護されている、という２つの理由により新しいリスクには全く無力であると述べた[18]。彼によれば、これまでのリスクは原因と結果を知ることができたが、今日のリスクは、起源を予測できず帰結も不確定である。かなり最近までの人間社会のリスクは、外在的リスクであり、人間の行為とは無関係な自然界に源がある干ばつ、地震、飢饉、暴風雨などの危険であったが、今日では、人間自身の手にした知識やテクノロジーが自然界に強い影響を及ぼすようになり、造り出されたリスクに直面しているということである。また、造り出されたリスクには、環境面のリスク、健康面のリスク、地球規模の「リスク社会」がある。「**リスク社会**」についてはベックを援用し、伝統的な家族生活様式の衰退や雇用形態等の変化により、結婚、学業や資格取得、職業上の進路についての意思決定などにもリスクがあるようになったとした。また、チェルノブイリ原子力発電所の事故のように国境を越えてグローバルな帰結をもたらすとした[20]。

［9］依存症

厚生労働省のウェブサイト「みんなのメンタルヘルス」によれば、**依存症**は「日々の生活や健康、大切な人間関係や仕事などに悪影響を及ぼしているにも関わらず、特定の物質や行動をやめたくてもやめられない（コントロールできない）状態」である。依存症には、アルコール、ニコチン、薬物などに関連する物質依存症とギャンブル等の行動や習慣に関連する行動嗜癖がある。依存症は特定の物質や行動を続けることにより脳に変化が起きることにより症状が引き起こされる病気である。日本では、アルコール依存症で約10万人、薬物依存症で約1万人、ギャンブル等依存症で約3,000人が病院で治療を受けているが、依存症は本人も依存症と気づいていないことが多いため、患者数と治療者数の間に大きな差が生じているという認識が示されている。また、依存症の特徴として次の5点が述べられている。

①やめたくてもやめられない（コントロールできない）
- 「今日は止めよう」と思ってもやってしまう
- 適当なところで切り上げることができない
- 自らの意思ではどうしようもない

②徐々に悪化してしまう
- 放置すればどんどん進行する

③考え方が極端になってしまう
- 家族・仕事・将来設計等、生活の全てに優先してのめり込む

④問題を否認する
- 借金・家庭内の問題などの現実を見ない、事態の過小評価、事実を認めず攻撃的になる等

⑤家族を巻き込んでしまう
- 家族が悩み、依存症者に注意する一方、借金の肩代わりを行う等の目の前の問題解決に奔走し、身体面・心身面・金銭面で疲弊していく(21)

副田あけみはアルコール依存者についてラベリング理論からの検討を行い、アルコール依存者を取り巻く周囲の人びとが「アル中」という価値剥奪的なマイナス・ラベルを貼ってゆく一方で、当人はラベルを拒絶するが、妻や子ども、親族などの「重要な他者」により価値中立的なラベルに転換させて付与させていくことにより、自己ラベルとして受け入れ、問題の解決に向かうと分析している(22)。

［10］自殺

自殺は文字通り自らを殺す行為である。警察庁自殺統計原票データより厚生労働省が作成した統計によれば、日本における2020（令和2）年の自

殺者数は2万1,081人である。年齢階級別自殺者数は2019（令和元）年と比較して50歳代および60歳代以外の各年齢階級で上昇したが、特に令和2年は元年と比較して、60歳代が最も大きく減少し、107人の減少となる一方、20歳代が最も大きく増加し、404人の増加となっている。また、原因・動機特定者の原因・動機別では、健康問題1万195人、経済・生活問題3,216人、家庭問題3,128人、勤務問題1,918人、男女問題799人、学校問題405人、その他1,221人となっている[23]。

また、1998（平成10）年から2011（平成23）年の自殺者は3万人を超えており、2006（平成18）年には自殺対策基本法が制定され、同法に基づき2007（平成19）年に自殺総合対策大綱が定められた。2008（平成20）年10月に一部改正、2012（平成24）年には全体的な見直しが行われ、さらに2017（平成29）年7月には「自殺総合対策大綱—誰も自殺に追い込まれることのない社会の実現を目指して」が閣議決定されている。この見直し後の大綱では、①地域レベルの実践的な取組みの更なる推進、②若者の自殺対策、勤務問題による自殺対策の更なる推進、③自殺死亡率を先進諸国の現在の水準まで減少することを目指し、平成38年までに平成27年比30％以上減少させることを目標とする、ことを挙げている（**図4-1-1**）。

図4-1-1　自殺総合対策大綱（平成29年7月閣議決定）の概要

「自殺総合対策大綱」（概要）

※下線は旧大綱からの主な変更箇所

平成28年の自殺対策基本法の改正や我が国の自殺の実態を踏まえ抜本的に見直し

第1 自殺総合対策の基本理念

誰も自殺に追い込まれることのない社会の実現を目指す

➢ 自殺対策は、社会における「生きることの阻害要因」を減らし、「生きることの促進要因」を増やすことを通じて、社会全体の自殺リスクを低下させる

阻害要因：過労、生活困窮、育児や介護疲れ、いじめや孤立等
促進要因：自己肯定感、信頼できる人間関係、危機回避能力等

第2 自殺の現状と自殺総合対策における基本認識

➢ 自殺は、その多くが追い込まれた末の死である

➢ 年間自殺者数は減少傾向にあるが、非常事態はいまだ続いている

➢ 地域レベルの実践的な取組をPDCAサイクルを通じて推進する

第3 自殺総合対策の基本方針

1. 生きることの包括的な支援として推進する
2. 関連施策との有機的な連携を強化して総合的に取り組む
3. 対応の段階に応じてレベルごとの対策を効果的に連動させる
4. 実践と啓発を両輪として推進する
5. 国、地方公共団体、関係団体、民間団体、企業及び国民の役割を明確化し、その連携・協働を推進する

第4 自殺総合対策における当面の重点施策

1. 地域レベルの実践的な取組への支援を強化する
2. 国民一人ひとりの気づきと見守りを促す
3. 自殺総合対策の推進に資する調査研究等を推進する
4. 自殺対策に係る人材の確保、養成及び資質の向上を図る
5. 心の健康を支援する環境の整備と心の健康づくりを推進する
6. 適切な精神保健医療福祉サービスを受けられるようにする
7. 社会全体の自殺リスクを低下させる
8. 自殺未遂者の再度の自殺企図を防ぐ
9. 遺された人への支援を充実する
10. 民間団体との連携を強化する
11. 子ども・若者の自殺対策を更に推進する
12. 勤務問題による自殺対策を更に推進する

第5 自殺対策の数値目標

➢ 先進諸国の現在の水準まで減少させることを目指し、平成38年までに、自殺死亡率を平成27年と比べて30%以上減少
（平成27年18.5⇒13.0以下）

（WHO:仏15.1(2013)、米13.4(2014)、独12.6(2014)、加11.3(2012)、英7.5(2013)、伊7.2(2012)）

第6 推進体制等

1. 国における推進体制
2. 地域における計画的な自殺対策の推進
3. 施策の評価及び管理
4. 大綱の見直し

出典）厚生労働省ウェブサイト「自殺総合対策大綱—誰も自殺に追い込まれることのない社会の実現を目指して」.

2017年には神奈川県座間市で、SNSに自殺願望を投稿するなどした9名の男女が殺害される事件が発覚した。①SNS等における自殺に関する不適切な書き込みへの対策、②インターネットを通じて自殺願望を発信する若者の心のケアに関する対策、③インターネット上の有害環境から若者を守るための対策、といった再発予防策が取り組まれている[24]。

2. 社会問題と社会構造

A. 低成長経済・少子高齢化・人口減少社会

平成24年版厚生労働白書は、社会保障が前提としていた社会構造の変化として、①少子高齢化（人口減少社会の到来、急激な高齢化）、②家族のあり方の変容（三世代同居の減少、高齢独居世帯の増加）、③雇用環境の変化（非正規雇用の増加）、④経済成長の停滞（少子高齢化などによる構造的停滞）を挙げている。これらについては**第1章**で詳細に述べられている。

B. グローバル化

グローバル化は、もはや止めることも後戻りもできないが、特に経済的側面のグローバル化に関しては批判も少なくない。**スティグリッツ**の『世界を不幸にしたグローバリズムの正体』においてアメリカやIMF主導のグローバル化のあり方に異議を唱えた。

スティグリッツ
Stiglitz, Joseph Eugene
1943～

ギデンズは、グローバルな不平等について、経済的不平等はグローバルな社会的不平等の一形態に過ぎないとしつつ、世界で経済的不平等が拡大していると焦点を当てている。世界人口の約40%が低所得国で暮らしているのに対して高所得国で暮らす人たちは16%に過ぎない。一般に高所得国の人たちは、低所得国の人たちよりもかなり高い生活水準を享受しており、長生きし、読み書き能力を備え、教育を受け、賃金の高い職に就く傾向にあり、家族の規模は小さく、幼児期に疾病で死亡することは少ないと指摘している[20]。

国際社会福祉の分野では、経済的な側面だけのグローバル化ではなく、自発的で持続的な発展を目指す**社会開発**が着目されるようになった。2000

社会開発
social development

年に**国際ソーシャルワーカー連盟**（**IFSW**）が採択した「ソーシャルワークの定義」では、定義そのものには含まれないものの、その解説の中で実践は「社会開発への参画にまで及ぶ」と言及されている。さらに、2014年にIFSWが採択した「ソーシャルワーク専門職のグローバル定義」（いわゆる新定義）では、まず「ソーシャルワークは、社会変革と社会開発、社会的結束、および人々のエンパワメントと解放を促進する、実践に基づいた専門職であり学問である」と述べられるに至っている。また、新定義では、社会開発は持続可能な発展を目指すもので、「社会構造的かつ経済的な開発に優先権を与えるものであり、経済成長こそが社会開発の前提条件であるという従来の考え方には賛同しない」と述べられている。

国際ソーシャルワーカー連盟
IFSW: International Federation of Social Workers

2015年の国連サミットで「持続可能な開発のための2030アジェンダ」が採択され、これに記載された2030年までに持続可能でよりよい世界を目指す国際目標である**持続可能な開発目標**（**SDGs**）に取り組むという展開も見せている。

持続可能な開発目標
SDGs: sustainable development goals

また、グローバル化は、多様性（ダイバーシティ）に関心を寄せたという側面も積極的に評価できる。

C. 社会意識・価値観の変化

社会意識・価値観の変化の中で、多様性の1つとして、また、前節で扱った、偏見と差別との関連から性的指向・性自認について取り上げる。これらによる差別は重要な人権問題として捉えられている。法務省のウェブサイトによれば、性的指向とは、人の恋愛・性愛がどういう対象に向かうのかを示す概念である。具体的には、恋愛・性愛の対象が異性に向かう異性愛（ヘテロセクシュアル）、同性に向かう同性愛（ホモセクシュアル）、男女両方に向かう両性愛（バイセクシュアル）を指す。性自認とは、自分の性をどのように認識しているのか、どのような性のアイデンティティ（性同一性）を自分の感覚として持っているかを示す概念である。性的指向および性自認の問題に関して、一般的に**LGBT**などと呼ばれるが、L：女性の同性愛者（レズビアン）、G：男性の同性愛者（ゲイ）、B：両性愛者（バイセクシャル）、T：こころの性とからだの性との不一致（トランスジェンダー）のことである[25]。また、LGBTは性的少数者（性的マイノリティ）を指す言葉として用いられることもあるが、性的少数者はLGBTに限らないこと（つまり、多様性）にも留意が必要である。そしてこれらは、女性への差別問題やジェンダー、家族のあり方の変容などとも複雑に絡み合っている。

女性の同性愛者（レズビアン）
lesbian

男性の同性愛者（ゲイ）
gay

両性愛者（バイセクシャル）
bisexual

こころの性とからだの性との不一致（トランスジェンダー）
transgender

D. 格差

格差という場合、何の格差についてのことなのかが重要である。たとえば、地域格差が問題とされる場合があるが、地方分権はある種の地域格差を必然とする。また、格差の背景、程度や質なども踏まえ容認できるのか等を考えないと問題とは言えない。**ロールズ**の正義の二原理に含まれる格差原理や**セン**の潜在能力アプローチは、そのような観点から参酌すべき内容が多い。

しかしながら、単に格差という場合は所得格差などの経済格差を念頭に置いている場合も多い。前節の貧困の項で説明したように、把握や比較のしやすさからであり一定の合理性はある。この場合、相対的貧困率やジニ係数で測定される(26)。また、所得格差と関連して、近年では子どもの貧困が問題となり教育格差に大きな関心が集まった。専修学校等を含む大学等進学率が、2017（平成29）年度において、全世帯では73.0%であるのに対して、ひとり親家庭58.5%、生活保護世帯35.3%、児童養護施設27.1%となっている（**図4-2-1**）。

このような状況に対し、たとえば生活保護では2018（平成30）年に大

ロールズ
Rawls, John Bordley
1921～2002
➡ p.236 キーワード集

セン
Sen, Amartya Kumar
1933～

図4-2-1　子供の大学等進学率の推移等

➢ 生活保護世帯、児童養護施設、ひとり親家庭の子供の大学等進学率について、全世帯と比して、未だ大きな差がある。
➢ 全世帯と比べて、生活保護世帯、児童養護施設は、大学・短期大学よりも専修学校・各種学校に進学する割合が高くなっている。

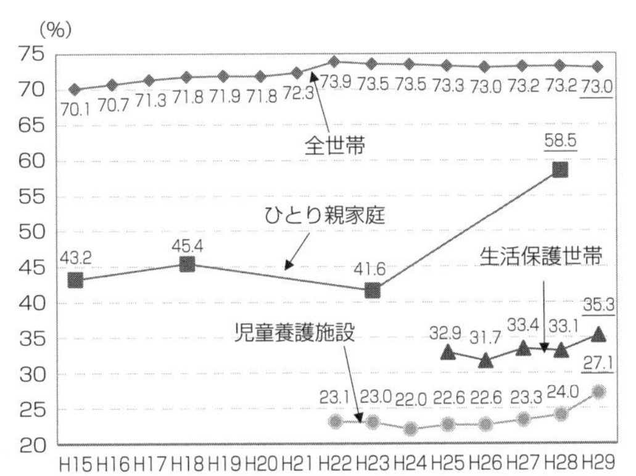

注1）生活保護世帯については、厚生労働省社会・援護局保護課調べ
注2）児童養護施設については、厚生労働省雇用・均等児童家庭局家庭福祉課調べ
注3）ひとり親家庭については、平成15・18・23年度は厚生労働省「全国母子世帯等調査」、平成28年度は厚生労働省「全国ひとり親世帯調査」より作成
注4）全世帯については、文部科学省「学校基本調査」を基に算出

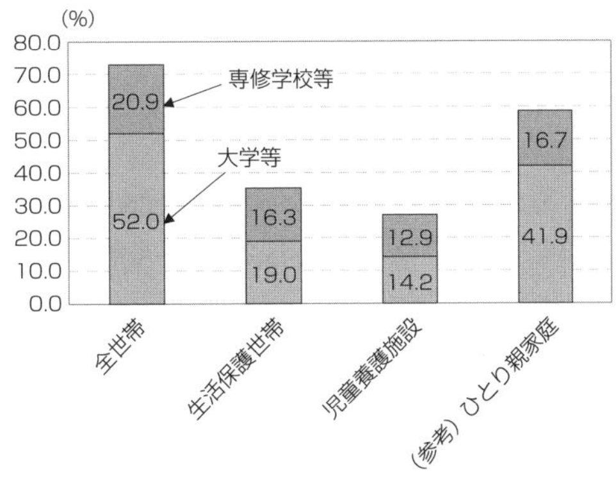

注1）全世帯については、文部科学省「平成29年度学校基本調査」を基に算出
注2）生活保護世帯については、厚生労働省社会・援護局保護課調べ（平成29年4月1日現在）
注3）児童養護施設については、厚生労働省雇用・均等児童家庭局家庭福祉課調べ（平成29年5月1日現在）
注4）ひとり親家庭については、厚生労働省「平成28年度全国ひとり親世帯調査」より作成
注5）大学等＝大学又は短期大学
専修学校等＝専修学校又は各種学校

出典）内閣府ウェブサイト「第6回 子供の貧困対策に関する有識者会議　資料1 子供の貧困に関する指標の推移」p.4.

学を進学するにあたって進学準備給付金が支給されたり、出身世帯（進学に当たり世帯分離される前の世帯）の住宅扶助が減額されないなどの対応がとられるようになった。

注）

ネット検索によるデータの取得日は，すべて 2021 年 5 月 25 日.

(1) 赤川学『社会問題の社会学』現代社会学ライブラリー 9，弘文堂，2012，pp.9–10.

(2) 社会技術研究開発センターウェブサイト「社会問題の俯瞰調査」.

(3) 副田義也「社会問題の社会学」青井和夫監修／副田義也編『社会問題の社会学』ライブラリ社会学 8，サイエンス社，1989，p.3，p.15，pp.24–25.

(4) 三浦文夫『増補改訂　社会福祉政策研究―福祉政策と福祉改革』全国社会福祉協議会，1997，pp.57–74.

(5) ベスト，ジョエル著／赤川学監訳『社会問題とは何か―なぜ、どのように生じ、なくなるのか？』筑摩書房，2020，p.332.

(6) 真田是『社会問題の変容』法律文化社，1992，p.3，pp.119–152.

(7) 国立社会保障・人口問題研究所ウェブサイト「『生活保護』に関する公的統計データ一覧―被保護実人員・保護率の年次推移」および厚生労働省ウェブサイト「被保護者調査」.

(8) 厚生労働省ウェブサイト「OECD 新雇用戦略」.

(9) 厚生労働省ウェブサイト「平成 14 年版労働経済の分析」.

(10) 大河内一男『社会政策の経済理論―続 社会政策の基本問題』日本評論新社，1952，pp.114–136.

(11) 孝橋正一『全訂 社会事業の基本問題』ミネルヴァ書房，1972，pp.12–37.

(12) 岩田正美『社会的排除―参加の欠如・不確かな帰属』有斐閣，2008，pp.20–32.

(13) 平野方紹「ひきこもりに社会福祉ほどのように対応してきたのか―なぜ福祉はひきこもりに違和感を感じるのか」鉄道弘済会弘済会館編『社会福祉研究』第 140 号，鉄道弘済会，2021，pp.24–31.

(14) 古川孝順『社会福祉の拡大と限定―社会福祉学は双頭の要請にどう応えるか』中央法規出版，2009，pp.183–184.

(15) 古川孝順「人間中心の社会福祉を構想する理論的枠組み―主体形成に向けた新たな対象論」鉄道弘済会弘済会館編『社会福祉研究』第 113 号，鉄道弘済会，2012，pp.35–48.

(16) 加藤博史「理論・思想部門（2010 年度学会回顧と展望）」日本社会福祉学会編『社会福祉学』全国社会福祉協議会，2011，pp.53–67 および「理論・思想部門（2011 年度学会回顧と展望）」日本社会福祉学会編『社会福祉学』全国社会福祉協議会，2012，pp.100–113.

(17) 厚生労働省編『平成 24 年版　厚生労働白書―社会保障を考える』日経印刷，2012，pp.6–7.

(18) ギデンズ，アンソニー著／佐和隆光訳『第三の道―効率と公正の新たな同盟』日本経済新聞出版，1999，p.170.

(19) ベック，ウルリヒ著／東廉・伊藤美登里訳『危険社会―新しい近代への道』叢書・ウニベルシタス，法政大学出版局，1998，p.23.

(20) ギデンズ，アンソニー著／松尾精文ほか訳『社会学（第 5 版）』而立書房，2009，pp.407–443，pp.935–947.

(21) 厚生労働省みんなのメンタルヘルス総合サイト「依存症」.

(22) 副田あけみ「アルコール依存者をめぐる相互作用トラベリング」青井和夫監修／副田義也編『社会問題の社会学』ライブラリ社会学 8，サイエンス社，1989，

pp.171-206.
(23) 厚生労働省ウェブサイト「令和2年中における自殺の状況」.
(24) 厚生労働省ウェブサイト「座間市における事件の再発防止策の概要（平成29年12月19日）」.
(25) 法務省ウェブサイト「性的指向及び性自認を理由とする偏見や差別をなくしましょう」.
(26) 内閣府ウェブサイト「Q14　日本では格差の問題はどのようになっていますか。」.

理解を深めるための参考文献

- **カナダソーシャルワーク協会編／日本ソーシャルワーカー協会国際委員会訳／仲村優一監訳『ソーシャルワークとグローバリゼーション』相川書房，2003.**
  社会開発の代表的な提唱者であるミッジリ（Midgley, J）によるグローバリゼーションへの資本主義と社会福祉についての論文をはじめとする、社会福祉の立場からグローバリゼーションについて述べられている。経済的な側面以外からのグローバル化を学ぶのによい。
- **宮本太郎編『転げ落ちない社会―困窮と孤立をふせぐ制度戦略』勁草書房，2017.**
  貧困、格差、孤立といった問題について、社会的包摂を実体化するための場、対応する制度、制度間の連携、が述べられており、問題の理解に適している。

コラム 新型コロナウイルス感染症（COVID-19）と社会問題

新型コロナウイルス感染症
COVID-19: coronavirus disease 2019

2019年12月に中国の湖北省武漢市において確認された新型コロナウイルス感染症（COVID-19）は、2020（令和2）年には日本においても猛威を振るい、その年の4月には、一度目の緊急事態宣言が発出され、その後の2021（令和3）年1月、4月にも二度目、三度目の緊急事態宣言が発出されるなど、「コロナ禍」と呼ばれる状況に見舞われている。

新型コロナウイルス感染症は、多くの人の生命に関わる問題であり、医療崩壊の懸念に対して、感染拡大防止策と医療提供体制の整備等が行われた。感染症それ自体は、「コロナ禍」あるいは「国難」と呼ばれるように、もはや社会問題とは呼ばれなく、多くの社会問題の発端のような扱いになっている。

経済的な影響、つまり、営業自粛や結果による失業、廃業、収入の喪失や減少に対しては、雇用の維持と事業の継続の支援が、新型コロナウイルス感染症緊急経済対策の一環として行われているが、これらは社会福祉にとって重大な関心事であり、対応できることも多い社会問題である。

また、感染者や医療関係従事者そしてその家族への差別、マスクや消毒用アルコール不足に対して買占めや転売、またインフォデミックに誘発された買占めや転売、自粛に対する過剰な批判や行動などの「自粛警察」などが問題となった。これらについても社会福祉（あるいはソーシャルワーカー）にとって重大な関心事と思われる。しかし、これらに対して社会福祉（あるいはソーシャルワーカー）ができることはかなり限定的になってしまうだろう。

第5章 現代社会と福祉政策

本章では、現代社会と福祉政策について理解を深めるために、主に①基本的視点としての「福祉レジーム」「第三の道」「コミュニタリアニズム」、②福祉ニーズとそれを充足するために活用される資源、③福祉政策の構成要素、④政策課題の認知から政策の形成・決定、実施、評価に至る一連の過程、に焦点を当て検討する。

1

グローバル化、家族や雇用の変容によって福祉国家の改革が迫られている。個人の社会参加や自立が強調され、就労が重視される一方、人間同士のつながりの回復など、福祉の新しい哲学が求められている。

2

福祉ニーズの概念や種類、把握方法について学ぶ。また、福祉ニーズの評価における課題について検討し、臨床的にニーズを把握すること、クライエントを全人的に理解することの意味を探る。

3

福祉ニーズの充足に用いられる資源の種類と必要性について考える。また、現代社会に必要な資源とその開発について検討し、地域福祉活動としての支援システムのあり方を確認する。

4

福祉政策を捉えるには、さまざまな視点が必要である。戦後の歩みとその背景、国際的な視点を持つことで現在の日本の状況を捉えることができる。

5

福祉政策の過程では、政策の決定・実施だけでなく、その方法や手段、そして政策評価の内容について理解を深める。

1. 福祉政策の基本的視点

A. エスピン-アンデルセンの「福祉レジーム」

エスピン-アンデルセン
Esping-Andersen, Gøsta
1947～
デンマーク人社会学者。主著『福祉資本主義の三つの世界—比較福祉国家の理論と動態』（ミネルヴァ書房，2000）。
➡ p.217 キーワード集

福祉レジーム
福祉が生産され、それが国家、市場、家族の間で配分される総合的なあり方を示す用語。図 5-1-1 および表 5-1-1 を参照。

社会学者**エスピン-アンデルセン**は、80 年代の欧米福祉国家を 3 つの「**福祉レジーム**」（「自由主義レジーム」「保守主義レジーム」「社会民主主義レジーム」）に類型化した。**自由主義レジーム**はイギリスやアメリカなどに見られ、低所得者層に限定された福祉給付は、しばしば就労の代償として提供される。そのため、貧困者は公的福祉に頼ることはできず、家族に依存せざるをえない。

フランス、ドイツなどで見られる**保守主義レジーム**は、充実した社会保険システムを有するという特徴を持つ。社会保険を通じた給付が行われるが、社会保険給付が在職中の地位や賃金と結び付けられているため、在職中の格差は給付にも反映され、格差が維持される。正規被雇用者が法律によって解雇から守られ、彼らに対する福利厚生も充実している一方で、同時に多くの失業者が存在していることも、保守主義レジームの特徴である。

北欧にみられる**社会民主主義レジーム**においては、「高負担高福祉」という言葉に表現されるように、国家を通じた所得再分配が行われ、高い水

図 5-1-1　エスピン-アンデルセンの福祉レジーム

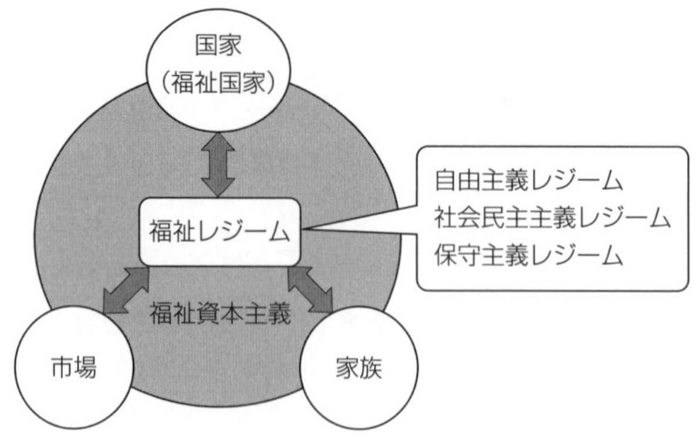

出所）G･エスピン - アンデルセン『アンデルセン、福祉を語る』（NTT 出版，2008 年）監修者（京極高宣）解題中の図を一部編集。
出典）厚生労働省編『平成 24 年版　厚生労働白書』日経印刷，2012，p.78.

表5-1-1 「脱商品化」、「階層化」、「脱家族化」の視点から見た3つの福祉レジーム

	特徴	脱商品化	階層化	脱家族化
自由主義レジーム	市場の役割が大きい	低	高	低
保守主義レジーム	家族・職域の役割が大きい	高	高	低
社会民主主義レジーム	国家による再配分の役割が大きい	高	低	高

出典）厚生労働省編『平成24年版 厚生労働白書』日経印刷，2012, p. 84などをもとに作成.

準で国民の平等が実現される。権利として与えられる社会給付は代償としての就労を必要とせず、給付は個人を単位として行われるため、家族の負担は軽減されるという特徴がある。

B. 21世紀社会―「職業と家族における革命」

3つの福祉レジームが提起されて以来、すでに約30年が経過し、福祉をめぐる状況は大きく変化した。経済のグローバル化と規制緩和によって賃金の引き下げ圧力が強まり、非正規就労者数の増加やワーキング・プア問題が発生している。1980年代以降、西欧諸国において深刻な問題となっている「**社会的排除**」とは、長期にわたる失業や貧困によって、就職、教育、社会参加が困難になり、社会との接点が失われていく現象を示す。家族について、世帯が小規模化し、その相互扶助機能が低下しているだけでなく、**標準世帯（モデル世帯）**という範疇から外れる世帯も増えている。

難民や外国人労働者に見られる人間の移動は、第2次世界大戦後に**国民国家**を基盤として作られた福祉国家に改革を迫っている。さらに、難民や移民の流入による社会の亀裂、諸文化間の対立が深まっている。

C. 改革の構想―「第三の道」

1990年代半ば、**ギデンズ**は「第三の道」と呼ばれる改革構想を発表した。彼によれば、「**第三の道**」とは社会民主主義的福祉国家と市場経済優先主義の中間の位置を意味する。グローバル化の進展による社会、経済、政治の変容に対し、ギデンズは新たな福祉のあり方を模索したのである。

ギデンズによれば、これまでの福祉国家は、技術進歩、社会的排除、ひとり親家庭の増加に起因する新しいリスクに全く対応できない。そのため、ギデンズは「**ポジティブ・ウェルフェア**」を中心に据えることを提案した。また、これまで福祉国家の枠組みの外に位置していた、企業、個人、非政府組織を積極的に活用し、人びとが経済的にも心理的にも満足できる状態を創り出すとした。

標準世帯（モデル世帯）
「夫婦と子ども2人から構成される世帯」を意味し、統計などに使用されていた。

国民国家
「一民族、一国家」を原則として作られた国家で、20世紀に作られた国家である。現実には少数民族が存在し、彼らに多数派民族への同調圧力が加えられる場合が多い。

ギデンズ
Giddens, Anthony
1938～
イギリス人社会学者。
➡ p.218 キーワード集

ポジティブ・ウェルフェア
これまで福祉は不足、貧困、疾病、不潔、無知など社会の諸問題への対応として見られていたが、ギデンズは福祉を、自主性、健康、生涯教育、幸福を応援するより積極的な手段（ポジティブ・ウェルフェア）として位置づけようとした。

D. 参加と自立

現在の福祉国家において重視されているのは社会参加や自立である。西欧諸国では1990年代から21世紀の初めにかけて社会保障改革が行われ、早期引退の原因となっていた社会保険の運用の見直しや就労支援改革が行われた。リスクにさらされやすい人びとに最低限の所得を保障するのではなく、彼らの「**人的資本**」に投資を行い、教育や訓練を通じて、新しい産業構造や社会状況に自ら適応できるようにし、就労可能性を高め、労働市場への参入を促すのである。個人は社会保障の一方的な受益者であってはならず、国家の支援の下で自立を目指すとされた。

人的資本
「教育・訓練によって労働者に付与される能力」を示す。ギデンズは「社会投資国家」を提唱し、個人の職業能力向上に向けた投資を重視した。

近年の一連の改革によって、自由主義レジームの手法は他の福祉レジームにも導入されている。たとえば、保守主義レジームの国々でも、解雇規定が緩和されて労働市場における雇用の流動化が進み、失業時の手当の削減や給付期間の短縮化、福祉受給の前提に就労や職業訓練参加が求められている。一旦権利と見なされ「脱商品化」された福祉が、再び就労の代償として与えられるようになり「商品化」しているのである。**マーシャル**が考えたように、シティズンシップを与えることで市民の平等を実現するのではなく、現在では社会に対する貢献によって初めて、社会の一員としてシティズンシップが認められるという考えが強くなっている。

マーシャル
Marshall, Thomas Humphrey
1893～1981
➡ p.46 第3章2節を参照。
➡ p.235 キーワード集

E. これまでの枠組みを超える試み

現在、新たな時代の福祉の哲学が求められている。ロールズらのリベラリズムを批判して、**コミュニタリアニズム（共同体主義）**が唱えられている。市場至上主義や利己主義に基づく個人主義は、格差、環境問題など市場経済の問題点や道徳の衰退、犯罪の増加をもたらしたとされる。こうした問題点に対して、過剰な個人主義を批判し、共同性の必要性を主張しつつ、人びとの間のつながりを再生しようとするのがコミュニタリアニズムである。また、哲学者**ホネット**は「**承認**」概念に注目して人間相互の関係性を検討している。

コミュニタリアニズム（共同体主義）
コミュニタリアニズムの代表的論者は哲学者ティラー、エッツィオーニ、サンデルである。

ホネット
Honneth, Axel
1949～

承認
ホネットによれば「承認」は、①法権利という承認、②社会的な価値評価という承認、③愛という承認、の3つの形態から成る。

グローバル化の時代にあって、私たちは地球規模にまで視野を拡大する必要がある。2012年9月に国連決議「人間の安全保障」が採択された。「人間の安全保障」は「個々の人間の生活」に重点を置き、人間の生活を脅かすさまざまな不安を減らすことを意図した。さらに、2015年9月には国連において193ヵ国の参加のもと、**「持続可能な開発目標」（SDGs）**が採択された。「経済」「社会」「環境」の3領域があり、「社会」の領域では人権と尊厳の実現、ジェンダー間の格差是正が謳われている。

2. 福祉政策におけるニーズの種類と把握

A. 福祉ニーズの変遷

福祉ニーズは時代とともにどのように変化してきたのであろうか。「**貨幣的ニーズ**」と「**非貨幣的ニーズ**」をキーワードに概括してみよう。

戦後、わが国の国民生活は貧しい状態にあり、いかに生存を保障していくのかが大きな課題であった。この時代では、生理的欲求を含む基礎的ニーズが主であり、その充足のために金銭が用いられたのである。これを貨幣的ニーズと呼ぶ。つまり貨幣的ニーズとは、**金銭給付**によって充たすことができるものであり、その充足は貧困や低所得に起因する生存のために必要な生活基盤を作ることを目指すものであったと理解してよい。

その後、高度経済成長期になると、完全雇用と所得の向上によって状況が変わり、金銭給付だけでは充たすことのできないニーズが浮上してくる。たとえば、寝たきりや認知症の高齢者、障害者に対する介護である。これらは決して金銭のみで解決されるものではなく、対人福祉サービスの給付（**現物給付**）によって充足が可能となるものである。そのようなニーズは非貨幣的ニーズと呼ばれ、わが国ではその充足のために社会福祉施設が多く活用されたのである。

1970年代の半ば以降、国民の生活構造や生活意識に変化がみられるようになり、それに伴い対人福祉サービスのあり方も、それまでの施設福祉で対応するものから、在宅福祉で対応するものへと移行する。誰もが「住み慣れた地域で家族とともに生活する」といった考え方が主流となり、地域福祉が推進されるようになったのである。

さて、以上のようにわが国におけるニーズは、貨幣的ニーズから非貨幣的ニーズへと移行してきたといえる。しかし、現代の私たちの生活を見つめるとき、両者を明確に区分することに困難を覚えるのもまた事実である。ここで高齢者の生活を例に挙げ考えてみよう。

介護を必要とする高齢者がいる。彼は自らの介護、すなわち非貨幣的ニーズの充足のためにサービス（対人福祉サービス）を利用するが、彼の収入は少額の年金のみであり、満足なケアを受けることができない。そればかりか、そのような生活が続けば、彼は困窮状態に陥るだろう。

つまり、表立った部分では介護という非貨幣的ニーズが見て取れるのだが、その裏側には貨幣的ニーズが隠されているということである。したがって、これら2つのニーズは不可分な関係にあり、密接に絡み合っていると捉えるべきであろう。この例は、時代の流れに伴って、ニーズそのものが複雑化・多様化してきたことを端的に表しているのである。

B. 福祉ニーズの分類

福祉ニーズは、たとえば「貨幣的ニーズ」と「非貨幣的ニーズ」のように充足手段による分類や、「**診断的ニーズ**」と「**処方的ニーズ**（サービス・ニーズ）」のように品詞による分類など、さまざまな方法で区分される。ここでは、**ブラッドショウ**によって示されたニーズ概念を確認しよう[(1)]。

ブラッドショウ
Bradshaw, Jonathan
1944～
1972年の論文「ソーシャルニードの分類法」において、ソーシャルニードを、①ノーマティブ・ニード、②フェルト・ニード、③エクスプレスト・ニード、④コンパラティブ・ニードに整理・分類した。

(1) ノーマティブ・ニード（規範的ニード）

ノーマティブ・ニード（規範的ニード）
normative need

ノーマティブ・ニードは、ニーズを抱える本人ではなく、専門家や行政職員、あるいは研究者などが判断するニーズであり、望ましい基準と現状とを比較して、ある個人や集団がその基準から乖離した状態にある場合にニーズが存在すると判断するものである。ノーマティブとは「規範的」という意味であり、ニーズの判断基準が、その社会の規範となっている望ましさの価値判断に基づいたものだという意味である。

(2) フェルト・ニード（感得されたニード）

フェルト・ニード（感得されたニード）
felt need

フェルト・ニードは、サービスの必要性を個人が自覚したニーズを指し、欲求（want）に該当する。つまり、第三者がサービスを必要としているか否かを客観的に判断するのではなく、本人がサービスを利用したいか否かという点に基準が置かれるのである。この場合、一般的に考えて望ましくない生活であっても、それに適応してしまい、自分が問題のある生活を送っていることに気づかないというケースも考えられる。

(3) エクスプレスト・ニード（表明されたニード）

エクスプレスト・ニード（表明されたニード）
expressed need

エクスプレスト・ニードは、個人がニーズを自覚し、実際にサービスの利用を申し出たニーズを指し、需要もしくは要求（demand）に該当する。つまり、自分は何らかのサービスを利用したほうがよいのではないかと考えたとき、それはフェルト・ニードであるが、サービスの利用を申し出た段階でエクスプレスト・ニードへと変化するのである。

(4) コンパラティブ・ニード（比較ニード）

コンパラティブ・ニード（比較ニード）
comparative need

コンパラティブ・ニードは、サービスを利用している人と比較して、それと同じ特性をもちながらもサービスを利用していない人がいた場合に、ニーズがあると判断するものである。つまり、他との比較によってニーズの存在を確認するものであり、個人だけではなく、地域のニーズを把握する際にも適用される概念である。

以上、ブラッドショウの示したニーズを概観したが、これらの概念はそれぞれ課題を抱えており、1つの方法を用いるだけでは正確なニーズ把握を実現することは難しい。したがって、より正確なニーズ把握のためには、これらの方法を組み合わせて考えることが必要となるのである。

C. 福祉ニーズの臨床的把握

社会福祉実践のねらいはニーズの充足にある。それを実現するためには、支援を必要とする者のニーズを的確に把握することが重要となる。では、どのようにニーズを把握するのだろうか。3つの視点から考えてみよう。

第1に、「どこがニーズを把握するのか」という点である。言い換えれば「対象把握の機構」である。社会福祉の支援を必要としている対象者の把握は、主に地方自治体の福祉関係機関で行われている。中でも福祉事務所（社会福祉法）は、生活困難な状態にある対象者を把握する主要な機関であるが、その他にも、さまざまな福祉関連法規に基づき、児童相談所（児童福祉法）、身体障害者更生相談所（身体障害者福祉法）、知的障害者更生相談所（知的障害者福祉法）、婦人相談所（売春防止法）などがそれぞれの目的に応じて設置されている。しかしながら、これらの相談機関だけで多様化・複雑化するニーズを把握することには限界があるため地域における団体や個人との連携・協力が不可欠となる。具体的には、**地域包括支援センター**、社会福祉協議会、ボランティア団体、町内会、自治会、民生委員・児童委員などと協力して対象者の把握に努めるのである。

また、**アウトリーチ**の技法も重要である。これまで各種相談機関は、対象者からの申請を待つケースが多くあった。しかし、それでは支援を受けることに対して消極的な者や否定的な感情を抱く者のニーズを発見することは困難である。加えて、**潜在的ニーズ**を掘り起こすことなど不可能である。そのような本人が自覚しつつも表明されないニーズ、あるいは本人の自覚はないが客観的にみて解決が必要とされるニーズなどを表面化させていくことも大切な活動である。たとえば、配偶者から暴力を受けている女性がいる。彼女は日々、苦しみや悲しみを耐え忍び生きている。しかし周囲に相談することはない。相談機関に出向くことなど考えられない。この場合、彼女がニーズを自覚していようがいまいが、何らかの支援が必要なことは明らかである。仮に彼女がニーズを自覚していたとしても、そのような問題を相談機関にもちかけることには、かなりの勇気と相応の決意が必要となる。つまり、支援を必要とする者が公的機関を含めた第三者に相

地域包括支援センター
介護・医療・保健・福祉などの側面から高齢者の生活を支える拠点としての機関。介護予防ケアマネジメントや総合相談、権利擁護、包括的・継続的ケアマネジメントなどの業務を担っている。

アウトリーチ
out reach
接触困難な者に対し、ソーシャルワーカーの責任において行われる積極的な介入。

アドボカシー
advocacy
代弁、弁護、権利擁護などと訳される。クライエントの利益を守るために、本人の立場に立って、本人に代わって主張すること。

談するということは、大きな不安を抱えながら幾重にも存在するハードルを乗り越えなければならず、生活に支障が生じれば即座にサービスを申請するといった単純な図式は成り立たないのである。対象者のニーズ把握には、地域社会の連帯と**アドボカシー**の機能を備えたソーシャルワーカーの積極的な姿勢が不可欠なのである。

第2に、「誰がニーズを判定するのか」という点が挙げられる。前にも述べたように、現代社会では対象者の抱えるニーズは多様化・複雑化し、同時に求められるサービス水準も高くなっていることから、より正確な**ニーズ判定**を行うためにも、専門家や専門家チームの存在が不可欠である。周知の通り、介護保険法に基づく介護サービスを利用するためには**要介護認定**を受けなければならない。つまり、介護が必要か否か、あるいは介護が必要であるならばどの程度必要なのかなどが話し合われるのである。要介護認定は、保健・医療・福祉の専門家で構成される**介護認定審査会**によって決定するものである。一方、実際にサービスを受ける段階においては、一人ひとりのニーズを把握した上でサービス計画（ケアプラン）が作成されるわけであるが、その立場として**介護支援専門員（ケアマネジャー）**が存在する。介護支援専門員になるためには、医師や看護師、理学療法士や作業療法士、社会福祉士や介護福祉士などの資格要件と一定の業務従事期間を満たし、都道府県知事が行う試験に合格し、実務研修を修了することが条件となる。以上のことから、ニーズ判定には専門的な知識や技術、それに裏づけされた実践の経験が必要であることが理解できよう。

第3に、「どのようにニーズを把握するのか」「ニーズ判定の基準をどこに置くのか」という問題がある。通常、法律に基づく福祉サービスを利用する際には、各法律の一定の資格要件を満たすことが必要となる。ここでは高齢者や障害者のサービス利用についての判断基準を考えてみよう。資格要件の一般的な項目として、以下のものが挙げられる。

①基本的属性：年齢・性別・居住地などの把握
②身体・ADLの状況：身体的自立度などの把握
③精神の状況：性格・対人関係・問題行動などの把握
④健康状態：疾病・障害・生活意欲などの把握
⑤経済的要件：資産・所得などの把握
⑥家族・介護者の状況：介護者の有無・介護者の健康などの把握
⑦環境要件：生活の場の設備などの把握

これらの要件の多くは相対的なものであり、明確な基準を定めることは難しい。いかに客観的な基準を設け、ニーズ判定の公平性を確保していくのか、福祉関係者に与えられた大きな課題である。

以上のように福祉ニーズは把握されるのであるが、ここに1つの危険性の存在を指摘しておこう。確かに客観性や普遍性の観点からニーズを捉えるのであれば、専門職による判断が重要になることは間違いない。しかし、そこには専門職による一方的な判断、すなわち**パターナリズム**に陥る危険性をはらんでいることも否定できないであろう。それゆえ、たとえば**セン**の「**潜在能力アプローチ**」に内在している行為主体としての対象者（主権）にニーズ把握の視点を置くことは、重要な発想といえる。

さて、最後に「**臨床的なニーズ把握**」について触れておこう。これまで社会福祉の支援は、諸科学の影響を受けながら専門化の道を歩んできた。もちろん、そのことは否定されるべきではない。しかし一方では、その弊害として、社会福祉の支援（技術）が高度に精密化されるほど、その対象はモノ化されていくという現象が生じている。たとえば、「老い」や「障害」は、人とともにある老い、人とともにある障害として理解されるべきであるが、現実的には老いというモノ、障害というモノと捉えられる傾向にある。すなわち、そこに存在する「人」と「課題」とが区分され語られているのである。しかし本来、多くの指摘があるように、両者は不可分なものとして認識されなければならない。臨床的なニーズ把握とは、人と人が抱える課題とを不可分なものとして捉える立場に他ならない。つまり、アセスメントにより浮き彫りにされた課題のみに着目するのではなく、対象者が営む生活の全体像を見つめるということ、そしてその対象者を「今を生きる生活の主体者」として捉え、心と身体、人と人、人と環境とがつながりあった存在として全人的に理解していくことが重要なのである。

パターナリズム
paternalism
父権主義、父権的温情主義などと訳される。本人の意思にかかわりなく、本人の利益のために、本人に代わって意思決定をすること。専門職的権威による配慮とクライエントによる従順で依存的な関係。

セン
Sen, Amartya Kumar
1933～
経済学者、倫理学者。「自由」を実現するためには、与えられた「財」を活用する潜在能力（ケイパビリティ）を高める必要があるとした。彼の潜在能力理論は、個人の社会性を尊重しながら福祉を保障する手段を決定し、福祉を保障する手段を講じながら個人の主体性を尊重するものである。

3. 福祉政策における資源の種類と把握、開発

A. 資源の種類とその必要性

資源とは何であろうか。まずは資源の概念について整理しよう。一般的に資源といった場合、天然資源や人的資源、制度的資源あるいは文化的資源などが考えられるが、社会福祉の領域で語られる**資源（社会資源）**とは、生活上のニーズを充たすために活用される制度・政策、機関・施設、個人・集団、知識・技能、資金などを指す。それらは、行政機関や社会福祉法人、医療法人、あるいは企業など、サービス提供の権限と責任が公的に

認められているもの（**フォーマルな資源**）と、家族や友人、近隣住民などのような利害関係抜きの親密な関係を基盤にしたもの（**インフォーマルな資源**）とに区分される。フォーマルな資源は、画一的・硬直的で、手続きに時間がかかるが、一定の基準を満たす専門的なサービスが確保できるという特徴をもち、一方のインフォーマルな資源は、専門性に欠けるが、柔軟な対応が可能であるという特徴をもつものである。したがって、それぞれの資源の役割と限界を理解した上で、ニーズに応じて相互補完的に機能させていくことが望まれるのである。

次にソーシャルワーカーの役割と資源との関係について触れる。ソーシャルワーカーは、クライエントのパーソナリティに対する直接的な働きかけと、クライエントを取り巻く環境に働きかけるとともに、課題の解決に有効な資源を活用するといった間接的な方法を用いて支援を展開する。その際、クライエントのニーズに合わせた適切なサービスを提供するわけであるが、そのためにはさまざまな資源を整備しておく必要がある。したがって、ソーシャルワーカーには既存の資源に関する豊富な知識の獲得は当然のこととして、新たな資源の開発や確保、維持や改善などに努めることが求められる。さらにソーシャルワーカーは、クライエントの内面にある課題解決の力や動機づけも資源であることに気づく必要がある。つまり、さまざまな**外的資源**を動員しながら、クライエントの**内的資源**を刺激し、活用することで、クライエントの自律性を高めることを目指すのである。

さて、**地域福祉**を展開していくにあたっては資源の存在が不可欠である。地域福祉とは、住民一人ひとりが自立した生活を送ることができるよう、地域の住民や行政、民間の福祉サービス事業者やその他の企業などが連携・協調して、自分たちの町を暮らしやすくする取組みである。より具体的にいえば、地域には「高齢や障害を理由に介護を必要とする人」「子育てや介護で悩んでいる人」「一人暮らしで寂しさを感じている人」「転居してきたばかりで不安を抱えている人」などがおり、そのような人たちを支えるための**ネットワーク**を形成することである。ネットワークとは、「連帯と協力を基調に『共に生きる社会』の実現を目指して、個人・集団・機関などを組織化していくものであり、課題を抱えている者を取り巻く社会環境を再編成し、より重層的な地域福祉の展開を期待するものである」(2)から、その活動には必然的にフォーマル、インフォーマルな資源が要求される。つまり、地域にさまざまな資源がなければ、ネットワークを形成することは難しく、また地域福祉を実践することも困難となるのである。

さらに、今日の地域福祉の実践において重要な役割を果たす専門技術として「**ケアマネジメント**」が挙げられる。ケアマネジメントとは、①クラ

ケアマネジメント
care management

イエント（とその家族）との面接を通して、②個別的だが包括的なアセスメントを行うことで、③クライエントの潜在的・顕在的ニーズを明確にし、その充足のために④フォーマルおよびインフォーマルな社会資源を活用して、⑤コミュニティにおけるクライエントの生活を支えていくことを意味するものである[(2)]。したがって、この点においても、フォーマルおよびインフォーマルな資源を総合的に組み合わせたネットワークの重要性が語られるのである。ここに地域福祉の展開における資源の必要性を確認することができよう。

B. 現代社会に必要な資源とその開発

孤立死、ひきこもり、薬物依存、ごみ屋敷など、多くの人たちが誰にも「SOS」を発信できずに社会から孤立している。**経済協力開発機構（OECD）**の調査によると、家族以外との付き合いがほとんどない「**社会的孤立**」の状態にある人の割合は、先進国の中で日本が最も高いという。このような社会的孤立から生じる問題は全国各地から報告されており、現代社会に暗い影を落としている。そのような状況を単に個人のものとして、あるいは一家族のものとしてではなく、社会全体の問題として真正面から受けとめ、迅速に確実に対応していくことが求められる。そのためにも、必要な資源を整備し、システムとして機能させていかなければならない。社会から孤立した人たちを適切に守り、支えていくためには、フォーマルな資源とインフォーマルな資源とが相互補完的に機能していくことが不可欠である。以下、社会的孤立から守る活動事例について、いくつか紹介しよう。

経済協力開発機構
OECD: Organisation for Economic Co-operation and Development
OECDの目的は、①世界経済の発展に貢献すること（経済成長）、②経済発展の途上にある地域の経済成長に貢献すること（開発）、③世界貿易の拡大に寄与すること（貿易）、とされる。

事例1　絆のあんしんネットワーク

この活動は東京都足立区における高齢者の見守りネットワーク事業である。区民の「あんしん協力員」と「あんしん協力機関」（商店街、老人クラブ、消防署、郵便局、新聞販売店など）が地域の高齢者を見守り、気がかりな人を発見したときに「専門相談協力員」（民生委員）や地域包括支援センターに連絡し、地域全体で支え合うことを目的にしている。

事例2　地域の茶の間

この活動は新潟県新潟市が発祥と言われている、地域の中で人と人とを結ぶ交流の場を作る取組みである。集会所や空き家などを利用して、子どもから高齢者、障害者、子育て中の親子など、地域に住む誰もが気軽に立ち寄り、自由に時間を過ごせる自宅の茶の間のような場となっている。この「地域の茶の間」を通じて、誰もが住み慣れた場所で安心して暮らせるような、助け合い、支え合う地域のつながりを構築している。

事例3　福祉なんでも相談室

地域福祉計画
住み慣れた地域において、高齢者、児童、障害者などの分野ごとの縦割りではなく、行政や保健、福祉などの関係機関と住民が一体となって支え合うことができる地域の仕組みづくりに取り組むための計画。市町村地域福祉計画と都道府県地域福祉支援計画からなる。

大阪府豊中市では、この活動を**地域福祉計画**の重点プランとして位置づけている。小学校区に「福祉なんでも相談窓口」が設置され、①身近な福祉相談の実施と専門機関への取次ぎ、②地域住民が集う交流、ふれ合いの拠点、③福祉サービスに関する情報、ボランティア情報、地域福祉活動情報の受発信、などの機能をもち、身近な地域福祉拠点として位置づけられている。相談には、福祉制度や相談対応について研修を受けた民生委員や校区福祉委員会のボランティアが対応しており、なんでも相談のほか、地域包括支援センターや学校などの関係機関から集められた情報をコミュニティソーシャルワーカーに伝えている。そうすることで、たとえば問題を抱えている本人への訪問活動が行われ、一人ひとりの個性に合わせた自立への支援が続けられる。

事例4　支え合いマップづくり

支え合いマップづくりは、全国各地で行われ注目を集めている活動である。たとえば、近隣の人たちが集まって、一人暮らしの者や高齢者、そのほか高いリスクを抱える者など、気になる住民の情報を持ち寄り、地図に落とし、同時にサポートのできる者がどこにいるのかもチェックする。気になる住民が、誰とどのような付き合いをしているのかを調べ、どのようなルートでの関わりが可能なのかを考えるといった試みである。

事例5　小地域ネットワーク活動

小地域ネットワーク活動は社会福祉協議会が中心となって実施する、孤立化の防止を担う代表的な取組みである。高齢者や障害者一人ひとりに対して、3～4人程度のボランティア（多くは近隣住民）が見守りや生活支援などを行うものであり、ボランティアだけで解決できない問題は、専門職（組織）につなぐ仕組みをもつものである。

「制度の狭間」の問題
制度だけでは解決することが難しい問題。解決の具体策を示した法律や制度がなく、それぞれの自治体において、住民と行政が協力して対応するしかない問題のこと。

現代社会において社会福祉の制度は不可欠であり、その制度をさらに充実させていかなければならないことは明らかである。しかし、制度であるがゆえに行き届かない、いわゆる**「制度の狭間」の問題**が生じることも事実である。その制度的限界を補っていく活動、つまり行政主導ではなく住民一人ひとりが自主的に活動に参加し、住民が福祉の担い手として活躍することが今、求められているのである。

さて、これまで地域における資源とネットワークについて述べてきた。ここで紹介した事例のように、その理念を活動として実践につなげている地域もあるが、理念の重要性について理解はしているものの、具体的なシステムとして機能していない地域も存在する。単なる理想論、絵に描いた餅に終わらせないためには何が必要であろうか。ネットワークや社会資源を活かした、地域福祉活動としての支援システムを実現するために次の5つの機能が挙げられる(3)。

[1] ニーズの早期発見機能

生活上の危機は、誰の身にも起こりうるものであるから、限界をもった仕組みではなく、必ずその状態やニーズを早期に発見できる仕組みが必要とされる。それを実現するためには、①普遍、平等の対応（誰のニーズでもキャッチ）、②多様かつ個別対応（何でも耳を傾けキャッチ）、③接近性の対応（どこでも、すぐにキャッチ）、④緊急性、24時間の対応（いつでも、すぐにキャッチ）、⑤複合的、包括的対応（トータルにキャッチ）、という5つの原則を踏まえた取組みが必要となる。これらの原則に合ったニーズ発見が可能なのは、要援護者と同じ生活圏の中で暮らしている地域住民である。ニーズの早期発見には、地域住民を中心に据え、さまざまな方法を組み合わせた仕組みを考えていくことが求められる。

[2] ニーズへの早期対応機能

どれほど早くニーズが発見されたとしても、その対応（支援）が遅れたならば、その意味は失われてしまう。したがって、早期にネットワーク支援を開始することが必要となるが、要援護者やその家族の心（意識）の中に「他人の世話になることへの抵抗感」「恥ずかしいという意識」「申し訳ないという意識」が存在し、それらが早期対応（支援）を阻む大きな障壁となっている。そのため、この障壁を取り除く役割を担う地域ケアマネジメント機関およびワーカーが必要となる。ワーカーは、要援護者や家族が機関に来るのを待つのではなく、積極的に要援護者宅を訪問し、情報を届けるとともに信頼関係（**ラポール**）を形成し、意識の壁を解消していくのである。つまり、この点においては、地域住民の見守りによるニーズの早期発見と、専門職の積極的な訪問活動（アウトリーチ）による早期対応という2つの活動をシステム化していくことが求められる。

ラポール
rapport

[3] ネットワーク機能

ニーズを発見していく過程、要援護者との信頼関係を形成していく過程、支援計画を検討していく過程、支援を展開していく過程など、いずれにおいてもネットワークは欠かせない。ネットワークを仕組みとしてもつ支援システムでは、単に「手をつなぎあいましょう」ではなく、要援護者への自立支援に向けて、必ず地域ケアマネジメント機関によってネットワークが早期に形成されていく仕組みであることが必要とされる。

[4] 困難ケース対応機能

在宅ケアを進めていく上では、さまざまな支援困難ケースに遭遇する。その際、ワーカーが気軽に検討・相談でき、的確な助言・指導を得ることのできる場や機能が必要である。そのような場や機能を備えたシステムがあることで、ワーカーは安心して的確に支援を行うことができ、検討するプロセスを通して支援方法などについての力量を相互に高めあうことにつながる。

[5] 社会資源の「改善・改良」「開発」機能

地域福祉においては、資源の活用とともに、改善・改良、開発の機能が必要とされる。しかし実際には、改善・改良、開発の必要性を感じていても、なかなか行動として表せず具体的な形になっていないのが現状である。したがって、ネットワークの関係者が協働して、日頃の支援活動における資源の整理・確認・見直し・評価を行い、市町村などの関係機関に改善・改良、開発を提案・要望し、地域の抱える課題を施策につなげる機能を仕組みとしてもったシステムが必要となる。

地域における資源を有効に活用し、また新たに開発していくためには、これらの機能をシステムの中に組み込むことが必要であり、そうすることで、たとえば高齢者の「住み慣れた地域で暮らしたい」という願いに応えることができるのである。

注)

(1) 定藤丈弘・坂田周一・小林良二編『社会福祉計画』これからの社会福祉 8, 有斐閣, 1996, pp.120-122 を要約.

(2) 佐藤克繁・山田州宏・星野政明・増田樹郎編『社会福祉援助技術論（応用編）―対人援助の豊かさを求めて』新課程・国家資格シリーズ 5, 黎明書房, 2003, p.116, p.202. ここでは「利用者」を「クライエント」に置き換えて記述した.

(3) 小坂田稔『社会資源と地域福祉システム』明文書房, 2004, pp.162-171 を要約. ここでは「援助」を「支援」に置き換えて記述した.

4. 福祉政策と構成要素

A. 福祉政策を構成するもの

福祉政策を構成するものを捉えるとき、福祉国家について分析するときの「政府」「市場」「家族」という要素を用いることができる。「政府」「市場」「家族」、それぞれを「**セクター**」と呼ぶ。

セクター
sector

このうち政府セクターは、中央政府と地方政府によって構成される。日本では、地方政府は、地方公共団体もしくは地方自治体と呼ばれ、都道府県や市町村にあたる。政府セクターは、法律やそれに基づく政省令などにより、サービスを提供する。

市場セクターは、商品としてサービスを提供する。利用にあたって、利用者は、サービス提供者と契約を結び、契約に基づいて提供を受ける。日本においても、介護保険制度の下で提供されるサービスのうち、施設サービス以外は営利法人を含むさまざまな提供主体がサービスを提供し、それを利用者が自ら選択できるようになった。サービスの利用については、市場化が進んだといえるが、サービスの価格については、介護報酬という形で規定されている。需要と供給による価格の決定がなされるわけではないので、このようなサービス提供は「**準市場**」と呼ばれる。

準市場
quasi-market

市場の原理は、資本主義の根幹をなすものである。価格は需要と供給によって決まり、希少な資源の価格は上昇することとなる。社会福祉のサービスが市場によって提供されるとするなら、サービスの量が規制されている特別養護老人ホームなどの価格は高騰することとなる。そしてより高い値段でサービスを買うことのできる人にサービスが提供されることとなる。しかし、社会福祉は、資本主義の仕組み、市場原理から排除された者を支える社会事業が発展して生まれたものといえる。社会福祉の仕組みが市場の原理にそぐわないのは、その成り立ちからみても当然であり、市場化といっても自由な価格設定のできない準市場の導入ということができる。

家族セクターは、同居家族のみではなく、親族のネットワークも含めた制度化されていないインフォーマルな支え合いである。つまり、福祉という概念は非常に広く、国の法制度に基づいて取り組まれることも、市場によって商品として提供されるサービスも、家族の支え合いも「福祉」である。

そして、日本の福祉政策においては、家族を取り巻く「地域」も構成要素の1つであるといえる。地域における助け合いは、欧米諸国においては宗教的なつながりとして位置づけられることが多い。しかし、日本においては、地域住民同士で支え合う「地域福祉」という考え方が法律により明記されている。

社会福祉法4条1項には「地域福祉の推進は、地域住民が相互に人格と個性を尊重し合いながら、参加し、共生する地域社会の実現を目指して行われなければならない。」（傍点は筆者）とあり、地域福祉の推進を地域住民に義務づけているといえる。そして、同条3項において、「地域住民等は、……（中略）……福祉サービスを必要とする地域住民が日常生活を営み、あらゆる分野の活動に参加する機会が確保される上での各般の課題（以下「地域生活課題」という。）を把握し、地域生活課題の解決に資する支援を行う関係機関（以下「支援関係機関」という。）との連携等によりその解決を図るよう特に留意するものとする。」（傍点は筆者）とされている。つまり、困っている人がいたら、地域住民も含めて、どのようなことで困っているかを把握して、支援関係機関と連携してその解決を図るようにするということである。このように地域住民もまた、インフォーマルな支えとして法律上位置づけられているといえる。

日本においては、「政府」「市場」「地域・家族」の取組みをどのようなバランスで進めていくかが「福祉政策」と考えることができる（**図5-4-1**）。

図5-4-1　日本における福祉政策の構成要素

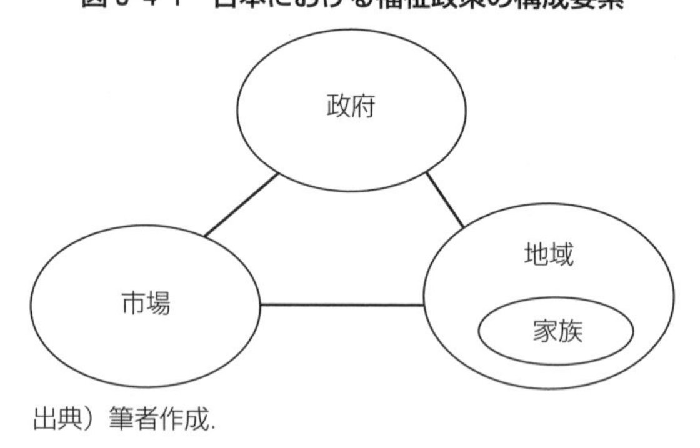

出典）筆者作成.

たとえば、高齢者介護で考えてみる。政府によって、国全体に介護サービスを自己負担なく使える仕組みを作るか、「家族介護者手当」のような制度を作り家族の介護を支えるか、市場によるサービス提供を促すよう補助金を出すか、それはその国の社会・政治の状況によって変わってくる。同じ国でも、状況が変われば、政策も異なってくる。

現在の日本においては、少子化により家族の規模が小さくなってきていること、三世代世帯の減少により高齢者世帯が増加してきていることから、家族で福祉の実現を目指すということは難しいことがわかってきている。また政府は、財政赤字を理由に社会保障給付を抑制する政策をとっている。しかしながら、サービスを完全に市場化させようともしていない。

ここで出てくるのが家族を取り巻く「地域」での支え合いということである。日本における現在の福祉政策は「**地域共生**」をキーワードとして、進められているといえる。子育て支援を見てみると、福祉政策だけでなく、人口政策としての取組みでもある。人口減少は解決するべき政策課題であり、たとえば、平成27年版厚生労働白書では「人口減少克服に向けた取り組み」という見出しも見られる。当該白書においては、人口減少がもたらす具体的な影響として、経済、地域社会、社会保障・財政の側面から論じている。子ども・子育て支援制度などでの子育て支援の制度は、福祉政策だけではない多様な側面から見る必要がある。

地域共生
2016（平成28）年6月に閣議決定された「ニッポン一億総活躍プラン」において、「子供・高齢者・障害者など全ての人々が地域、暮らし、生きがいを共に創り、高め合うことができる社会」と説明されている。元気な高齢者が認知症の方を見守るネットワークづくりなどは、地域共生の活動であるといえる。

B. 福祉政策と社会福祉政策

福祉政策の中で、「狭義の社会福祉」の具体的な取組みの方向づけをしているのが、「**社会福祉政策**」となる。

「社会福祉」に関する理論研究においては、社会福祉という用語を「**目的概念**」と「**実体概念**」として分けている。目的概念とは、具体的な制度・実践を指す言葉ではなく、ある方向性を示している言葉と考えるとよい。「社会福祉の実現」というような場合がそれにあたる。これに対して実体概念（論者によっては実態概念と表現することもある）は、具体的な取組みや援助を指す言葉である。

さらに「実体概念」を「広義の社会福祉」と「狭義の社会福祉」に区別することがある。この区分については、法的な定義があるわけではない。このため「広義の社会福祉」は、目的概念として整理される場合もある。これは、社会福祉とは何かを整理する論者によって異なる。ここでは、目的概念としての社会福祉と実体概念としての社会福祉に分け、実体としての社会福祉において、広義の社会福祉と狭義の社会福祉を位置づけるものとする（**図5-4-2**）。

「目的概念としての社会福祉」は、人びとの幸せの実現という多様な取組みを含む。この「目的概念としての社会福祉」が「福祉」という言葉と類似しているといえる。さらに、近年では「人間福祉」という言葉も使われている。この言葉は、「well-being」という言葉を日本語にしたもので、「目的概念としての社会福祉」「福祉」と同じように幅広く「よい暮ら

図 5-4-2　社会福祉の概念

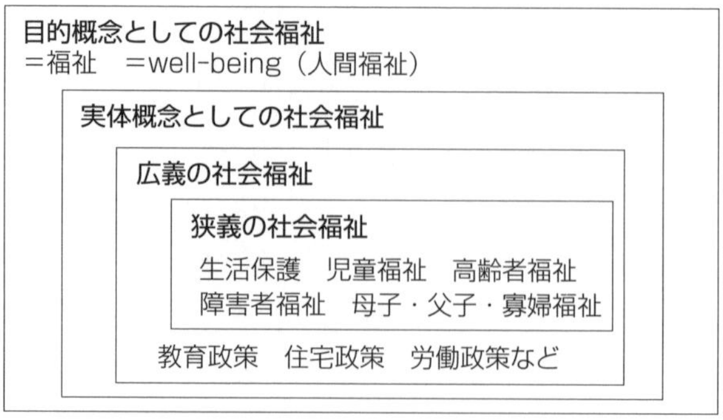

目的概念としての社会福祉
＝福祉　＝well-being（人間福祉）

実体概念としての社会福祉

広義の社会福祉

狭義の社会福祉
生活保護　児童福祉　高齢者福祉
障害者福祉　母子・父子・寡婦福祉

教育政策　住宅政策　労働政策など

出典）筆者作成.

し」というような意味を持っているといえる。「well-being」という用語は、医療分野においても用いられるため、この用語の指す範囲は非常に広い。

「実体概念としての社会福祉」は、具体的な取組みを指す。「狭義の社会福祉」は**福祉六法**（生活保護法、児童福祉法、身体障害者福祉法、知的障害者福祉法、老人福祉法、母子及び父子並びに寡婦福祉法）とその関連の法律によって実施される援助が該当する。「広義の社会福祉」には、「狭義の社会福祉」をはじめとして、生活を支えるさまざまな取組みが含まれる。豊かな生活を実現するための取組みが含まれるため「住宅政策」「教育政策」「労働政策」などを含むことになる。一般的に「社会福祉」という場合、狭義の社会福祉を指す。そして、この社会福祉をどのように充実させていくかが、「社会福祉政策」ということができる。社会福祉政策は、福祉六法をはじめとしたさまざまな法律においてどのような制度を作り、展開していくかということになる。

高齢者介護についてみてみると、2000（平成 12）年に介護保険制度がはじまったことは大きな転換点であるといえる。それまで主に老人福祉と老人保健で提供していた高齢者向けの介護サービスを社会保険方式に変えたからである。

介護保険制度以前、ホームヘルプサービス、デイサービスなどは社会福祉サービスとして租税を財源として実施されていた。サービスが必要な状態という「ニーズ」に応じてサービスを提供するという考え方であった。このため、利用者負担は、所得に応じて負担額が異なる「**応能負担**」であり、利用料を支払えない、ということはないような仕組みであった。

介護保険制度となり、サービスは、保険料を拠出していることから利用できる権利があるということになった。利用料は、定率負担という「**応益負担**」となった。どれだけ利用料を支払えるか、ということで利用するサービスの量を決めるということが実際に起こっている。また、利用料が払えないということも起こりうる。

狭義の社会福祉の方向性を決める社会福祉政策は、サービス利用者に直接、大きな影響を与えるものとなる。

子育て支援では、児童手当を**子ども手当**と変更するとき、現金支給か、保育所を増やすか、という議論があった。限られた財源の中でどのような給付を行うか定めるのは、社会福祉政策ということになる。保育所を増やすのではなく、手当として現金給付を行うというのは、子育てについては「家族」を中心として行うという社会福祉政策をとっているということになる。また、子育て支援については、「子ども・子育て支援制度」が創設された。社会福祉サービスとしての保育所と教育としての幼稚園を一元的に提供することとなった。しかし、保育サービスの量の拡充を進める一方、保育サービスを提供するための要件の緩和が続いている。子どもが育つ環境という点から見ると、条件が悪くなったと言わざるを得ない。社会福祉政策として、保育のあり方がどのようにあるべきか議論が必要であろう。

子ども手当
2009（平成21）年度までの児童手当に代わる制度として、2010（平成22）年4月に開始。それまでの児童手当は所得制限があり、0～3歳未満は月額10,000円、3歳以上小学校卒業までは、第1子・第2子 月額5,000円、第3子以降 月額10,000円とされていた。子ども手当となり、対象を中学校卒業までとし、所得制限をなくした。支給額は当初、一律月13,000円であった。支給額については、2011（平成23）年10月からは、0～3歳未満は月額15,000円、3歳以上小学校卒業までは、第1子・第2子 月額10,000円、第3子以降 月額15,000円、中学生月額10,000円となった。2012（平成24）年度に名称は「児童手当」に戻った。所得制限も復活し、一定以上の所得がある場合は、特例給付として月額5,000円の支給されることとなった。この特例給付は廃止が予定されている。

C. 福祉政策と社会政策

「福祉政策」「社会福祉政策」とは別に、「**社会政策**」という言葉もある。この用語は、social policyにあたるもので、戦前から用いられている。社会政策学会は1907（明治40）年に第1回大会が開かれており、そのときのテーマは「工場法」であった。戦前から用いられている「社会政策」にも、国民のよりよい生活を目指すという側面はなかったとはいえない。しかしながら「福祉」「社会福祉」という概念がなかった状況に用いられた社会政策という用語は社会福祉とは異なるものと位置づけたほうがよいであろう。

日本の社会福祉発達史は、慈善事業から社会事業へ、そして第2次世界大戦後に社会福祉になったという流れである。「**社会事業**」とは社会政策が中心であった大正から戦前の時期を指す。大河内一男は、「社会政策が、国民経済における生産者としての資格における要救護性（或いは要保護性）にその課題を見出す」（傍点は筆者）とし、社会政策は、労働者として働ける者を対象としている。

これに対して「社会事業は同じく要救護性を、即ち各自の自己救助のみを以ってしては当該個人の肉体的ないし精神的生活が順当に保証し得ない場合を、問題とする」（傍点は筆者）とし、社会事業は働くことができない者を対象としているといえる。

そして、「社会事業の場合における要救護性は、資本制経済との優れた意味での連繫を断たれ、社会的分業の一環たることを止めた場合における経済的、保健的、道徳的、教育的等の要救護性であり、この意味でそれは、資本制経済の再生産の機構から一応脱落した、謂わば経済秩序外的存在だと言うことが出来るであろう」(傍点は筆者)[1]としている。

このように社会政策は経済の再生産を行う者が中心であり、社会事業は、その枠外の者（経済秩序外的存在）を対象としている。社会政策と区別して考えられていた社会事業が戦後の社会福祉へとつながり、国民の権利としての社会福祉と位置づけられている。社会状況が移り変わることにより用語の定義も異なってくるが、社会政策を社会福祉政策、福祉政策と同じと考えることはできないのではないだろうか。

国家によって制度に基づき、私たちの生活を守るという側面では、「社会保障」という捉え方もある。社会保障（制度）については、1950（昭和25）年に社会保障制度審議会から出された「社会保障制度に関する勧告」で定義されている。

いわゆる社会保障制度とは、疾病、負傷、分娩、廃疾、死亡、老齢、失業、多子その他困窮の原因に対し、保険的方法又は直接公の負担において経済保障の途を講じ、生活困窮に陥った者に対しては、国家扶助によって最低限度の生活を保障するとともに、公衆衛生及び社会福祉の向上を図り、もって全ての国民が文化的社会の成員たるに値する生活を営むことができるようにすることをいうのである。(傍点は筆者)

この定義では、次の4点が示されている。

①困窮の原因に対し、保険的方法または直接公の負担において経済保障の途を講じる

②生活困窮に陥った者に対しては、国家扶助によって最低限度の生活を保障する

③公衆衛生の向上

④社会福祉の向上

疾病・負傷などの「困窮の原因」に対しては、「保険的方法」（社会保険）と「直接公の負担」（租税）によって経済保障を行い、生活困窮者に対しては、国家扶助によって最低限度の生活を保障するとしている。さらに公衆衛生と社会福祉の向上と示されているため、この定義に沿って社会保障を整理すると、①社会保険、②国家扶助、③公衆衛生および医療、④社会福祉となる。

では、社会福祉とはどのように規定されているのであろうか。同勧告においては、次のように規定している。

> 国家扶助の適用をうけている者、身体障害者、児童、その他援護育成を要する者が、自立してその能力を発揮できるよう、必要な生活指導、更生補導、その他の援護育成を行うことをいうのである。（傍点は筆者）

1950年勧告においてすでに、社会福祉は、自立してその能力を発揮することができるように支援することが示されている。そして、経済的な側面ではなく、「生活指導」「更生補導」「その他の援護育成」という直接的な支援を行うことと捉えることができる。

そして、以下のように続く。

> 国、都道府県及び市町村は、この目的を達成するために、必要な施設を設け、その分布の合理化と整備拡充を図る必要がある。また、社会福祉に関する業務に従事するに必要な専門的知識及び技能を有する職員の養成確保に努めなければならない。（傍点は筆者）

社会福祉の充実は、国・都道府県・市町村が行わなければならないとしている。50年勧告が出された当時は施設整備が中心ではあるが、その後、在宅福祉の充実においても、特に市町村がサービス提供の責任を負うということは続けられた。また、従事者の養成確保についても位置づけている。従事者の養成確保については、現在も主に都道府県の役割として位置づけられている。

D. 経済と社会福祉

社会福祉を考える上では、経済構造を見る視点も確認しておきたい。社会福祉がどうあるべきかを考える上で、経済的な側面を避けて考えることはできないからである。社会保障・社会福祉は、国民の生活を密着しており、安心して暮らせる社会とするには、制度による保障を充実させる必要がある。しかしそのような福祉政策を取るには、財源の確保が必要となる。

社会保障・社会福祉の財源は、租税もしくは社会保険料によって調達する。社会保険料として徴収する場合には、社会保険制度となる。この財源をどのように調達するかが社会保障・社会福祉の充実と大きく関連する。

日本における高度経済成長は、1973（昭和48）年のオイルショックによって終止符が打たれた。社会保障・社会福祉の側面でみると、1973年は「**福祉元年**」とも呼ばれ、これから社会保障・社会福祉の拡充が図られようとしている年でもあった。

福祉元年
1973年を指し、「老人医療費無料化」「高額療養費制度の創設」など社会保障・社会福祉の充実に動き出した年であった。

しかし、オイルショックにより経済成長が鈍化するなか、国は財源を調達するために国債を発行し、財政支出を維持させた。これが、現在の「赤字財政」へとつながっていく。一方で、「少子・高齢化」の流れの中で、社会保障・社会福祉へのニーズが高まり、社会保障給付費は増加の一途である。このため、社会福祉基礎構造改革は、社会保障・社会福祉への支出を増やさないということを踏まえた提案になっているといえる。

社会全体のお金の流れを見ることも、福祉政策の位置づけを見出すこともできる。**図 5-4-3** は、2017（平成 29）年の所得再分配の状況を表した図である。税や保険料は、家計部門から拠出するが、同時に企業部門も拠出をする。

2017 年、一世帯当たりの税金、保険料を引かれる前の当初所得は、平均 429.2 万円であり、ここから税金（53.5 万円）と社会保険料（58.0 万円）が引かれた。しかし、社会保障給付が平均 182.3 万円あるため、これを加えると再分配後の所得は平均 499.9 万円となり、当初所得の 1.165 倍となる。

被用者の年金保険や医療保険が労使折半になっていることや企業の納めた税金も給付に充てられているからである。企業部門において租税や保険料負担はコストとなるが、所得再分配の仕組みにより国民の生活が安定することは、企業部門によってもプラスになると捉えることができる。

図 5-4-3　当初所得に対する社会保障の拠出と給付の関係

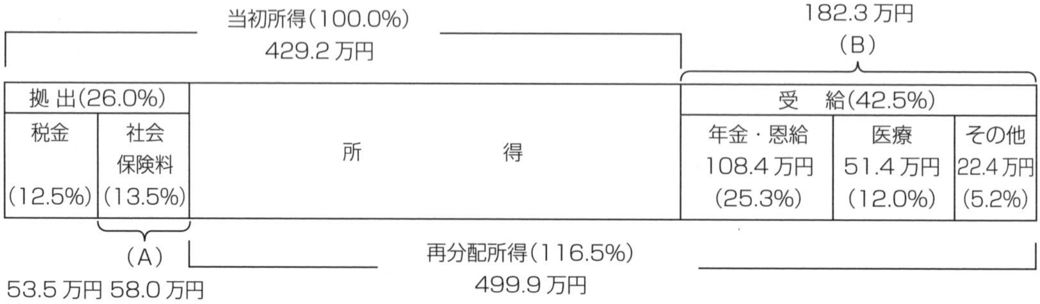

当初所得（100.0%）
429.2 万円

182.3 万円
（B）

拠 出（26.0%）		所　得	受　給（42.5%）		
税金 （12.5%）	社会保険料 （13.5%）		年金・恩給 108.4 万円 （25.3%）	医療 51.4 万円 （12.0%）	その他 22.4 万円 （5.2%）

（A）
53.5 万円 58.0 万円

再分配所得（116.5%）
499.9 万円

出典）厚生労働省ウェブサイト「平成 29 年所得再分配調査　報告書」図 4，2019，p.8.

E. 福祉国家と福祉社会

日本では、1980 年代に「**日本型福祉社会論**」をめぐる議論があった。これは、1979（昭和 54）年 8 月に閣議決定された「新経済社会 7 ヵ年戦略」で示された方針である。この中に以下のような記述がある。

国民の公共に対するニーズは、住宅や生活関連社会資本の整備、社会保障の充実、教育文化施策の充実等を中心に高まっていくであろうが、これを従来どおりのやり方で充足していけば、公共部門が肥大化して経済社会の非効率をもたらすおそれがある。効率のよい政府は、活力があり発展性のある経済社会の基本であり、これを実現するためには、高度成長下の行財政を見直して、施策の重点化を図り、個人の自助努力と家庭及び社会の連帯の基礎のうえに適正な公的福祉を形成する新しい福祉社会への道を追求しなければならない。(傍点は筆者)

国民の「公共に対するニーズ」の高まりを認めつつ、経済社会の非効率という理由から「効率の良い政府」、つまり「小さな政府」を目指すことが示されている。そして、「個人の自助努力と家庭と社会の連帯の基礎の上」に公的福祉を形成するという順序を示している。

政府セクターを縮小する受け皿として、本人の自助努力、つまり市場による民間保険や住宅購入と考えると「市場セクター」と「家族セクター」を重視したものといえる。さらに「**社会連帯**」を示している。ここでいう「社会連帯」とは何か。

「新しい日本型福祉社会の実現」の項目において、以下のような記述がある。

欧米先進国へキャッチアップした我が国経済社会の今後の方向としては、先進国に範を求め続けるのではなく、このような新しい国家社会を背景として、個人の自助努力と家庭や近隣・地域社会等の連帯を基礎としつつ、効率のよい政府が適正な公的福祉を重点的に保障するという自由経済社会のもつ創造的活力を原動力とした我が国独自の道を選択創出する、いわば日本型ともいうべき新しい福祉社会の実現を目指すものでなければならない。(傍点は筆者)

改めて、「個人の自助努力」「家庭」を挙げつつ、「近隣・地域社会等の連帯」を基礎とする旨が示されている。そしてこれを日本型福祉社会としている。

福祉社会という場合、政府セクターを含めた、各セクターでの取組みを指す場合もあるが、「日本型福祉社会論」では、政府セクターを包含するものではなく、「個人の自助努力」と「家族・近隣・地域社会等の連帯」に基づくものであり、政府セクターは、「適正な公的福祉を重点的に保障する」としている。

「先進国に範を求め続けるのではなく」という記述において、具体的に先進国がどこであるか、ということは触れられていないが、イギリスやスウェーデンといった国が想定されていると考えられる。「欧米」との記述も見られるが、「自由経済社会の創造的活力」を原動力にするとあり、アメリカに近い政策を想定しているとも考えられる。このように捉えると、公的な責任は回避しようとするものであるといえる。さらに「効率のよい政府」が適切な公的福祉を「重点的に保障する」ことは、残余的・選別的な側面を持っている。

また、「このような新しい国家社会」との記述があるが、この点も確認しておきたい。

> 国民の経済生活が豊かになり、生活に対する価値観が変化していくなかで、人々はフローからストックを重視し、定住志向を深め、個人の生きがいと暖かい人間関係を基礎としたゆとりと安らぎのある福祉社会を求めるようになっている。
> 日本人は個人として、また職場においてその活力を十分に発揮してきたが、その反面、ともすれば、家庭や近隣社会の人間的なつながりを見失いがちであった。しかし、今後日本人は、職場で優れた能力を発揮するほか、生活における潤いのある人間関係をとり戻し、そのうえに充実した豊かな生活を築くことに努めるであろう。その場合、個々人の創意工夫、努力はもちろんであるが、公的にも家庭づくり、近隣・地域社会づくり等生活の各断面における条件整備を重視し、そのための施策の整合化、総合化を図る必要がある。重厚で落ち着きのある国家社会は、このような潤いのある家庭や近隣・地域社会の基礎の上に成り立つものであり、そのための基盤として、都市のもつ高い生産性、良質な情報と、民族の苗代ともいうべき田園のもつ豊かな自然、潤いのある人間関係とを結合させ、健康でゆとりのある田園都市国家の構想に向けて、諸施策の展開を図らなければならない。（傍点は筆者）

「日本型福祉社会論」は、経済的な側面から出てきた考え方であったが、高度経済成長によって失われつつあった地域社会のつながりを維持しようとしていることがわかる。このような社会状況を捉えた上で、福祉政策を検討することは重要であるといえる。しかしながら、1980年代は、「**小さな政府**」を目指す政策となり、社会福祉についても臨調「行革」路線の中で、切り捨てが行われた。また、都市の高い生産性と地方（田園）の人間関係を結合させるという方向性を示してはいたが、都市部、特に東京への一極集中は加速していった。その結果、現在では限界集落の増加や「地方都市消滅」というような状況となってしまっている。そして、「日本型福祉社会論」は、社会福祉基礎構造改革の下で「地域福祉の推進」という形で再度、現れたといえる。

臨調「行革」
臨時行政調査会による「行政改革」を指す。第1次臨調は1961（昭和36）年に設置され、1964（昭和39）年に報告書を出している。第2次臨調は、1981（昭和56）年に設置され、1983（昭和58）年に最終答申を出している。ここでは後者を指す。この答申には日本国有鉄道（国鉄）、日本電信電話公社、日本専売公社の民営化も含んでいる。

F.「日本型福祉社会論」から「地域福祉」へ

社会福祉基礎構造改革は、2000（平成12）年の社会福祉事業法改正を中心とした社会福祉制度の大きな改革である。中央社会福祉審議会社会福祉構造改革分科会が1998（平成10）年6月に出した「社会福祉基礎構造改革について（中間まとめ）」（以下、「中間まとめ」）では、その背景を「少子・高齢化や国際化の進展、低成長経済への移行をはじめとする構造変化は、戦後において築き上げられたわが国の社会経済構造全般にわたる変革を求めている」と述べている。

そのうえで、「中間まとめ」は基本的な方針として7点を示している。その中で「社会福祉」については「今日、『幸せ』の意味も実に多様なものとなってきており、社会福祉に対する国民の意識も大きく変化している。少子・高齢化の進展、家庭機能の変化、障害者の自立と社会参加の進展に伴い、社会福祉制度についても、かつてのような限られた者の保護・救済にとどまらず、国民全体を対象として、その生活の安定を支える役割を果たしていくことが期待されている。」(傍点は引用者)としている。選別的な社会福祉から普遍的な社会福祉への変化は積極的に評価することができる。

社会福祉基礎構造改革によって社会福祉事業法が社会福祉法改正された際に、「地域福祉」が法的に位置づけられた。地域福祉は、同法1条において「地域における社会福祉」として定義されている。そして、4条において「地域福祉の推進」が示されている。1項では前述の通り地域福祉の推進は、「地域住民が相互に人格と個性を尊重し合いながら、参加し、共生する地域社会の実現を目指して」行うものとされている。

そして2項において、「地域住民、社会福祉を目的とする事業を経営する者及び社会福祉に関する活動を行う者」は「相互に協力し」「地域福祉の推進に努めなければならない」とされている。その内容としては、「福祉サービスを必要とする地域住民が地域社会を構成する一員として日常生活を営み、社会、経済、文化その他あらゆる分野の活動に参加する機会が確保される」ことを目指すとしている。

ここでいう、地域福祉の推進には、国をはじめとした行政機関が主体として出てきていない。地域福祉推進のための団体は、民間団体である**社会福祉協議会**と規定されている。

法律上は、「地域における社会福祉」であるが、地域住民の活動を法的に規定することは難しい。法的に明確に位置づけられたサービスである社会福祉とは異なり、インフォーマルな支援となるため、専門性、継続性において課題がある。近年「社会福祉」ではなく、「福祉」という用語を用いる背景にはこのような動きも関係しているといえる。

終戦直後からの生活困窮者、つまり金銭的な面での貧困を主な対象とした社会福祉は、**スティグマ**を伴うことが避けられなかった。しかし、1980年代より少子化、世帯構造の変化など生活が変わっていく中で、金銭的なニーズとは異なる生活問題が社会問題として認識されはじめた。それは、現金給付では解決できない問題であった。このような流れの中で、社会福祉が「一般社会サービス」となりつつあるという側面も持ち合わせていた。

社会福祉基礎構造改革の基本的方針
①対等な関係の確立
②地域での総合的な支援
③多様な主体の参入促進
④質と効率性の向上
⑤透明性の確保
⑥公平かつ公正な負担
⑦福祉の文化の創造

社会福祉協議会
市町村社会福祉協議会については、社会福祉法109条に「市町村社会福祉協議会は、一又は同一都道府県内の二以上の市町村の区域内において次に掲げる事業を行うことにより地域福祉の推進を図ることを目的とする団体であつて…」、都道府県社会福祉協議会については、社会福祉法110条に「都道府県社会福祉協議会は、都道府県の区域内において次に掲げる事業を行うことにより地域福祉の推進を図ることを目的とする団体で…」とある。

スティグマ
「烙印」と訳される。ある属性をもつ者に対する否定的な評価を指す。社会福祉サービスを利用する者が社会の中では少数派であったため、社会福祉サービスを利用することが否定的な評価につながった。

ヴァルネラビリティ
vulnerability
「弱さ」「もろさ」「脆弱性」の意味。ここでは「社会的弱者」を指す。社会福祉基礎構造改革によって契約の主体として位置づけられたことから社会的に弱い立場の人には権利擁護が必要であるといえる。

ブルジョワ
Bourgeois, Léon Victor Auguste
1851～1925

一方で、経済的な側面での問題が解決したわけではない。普遍化が進む中で、社会的に弱い立場（**ヴァルネラビリティ**）も視野に入れて社会福祉制度を構築していく必要がある。このように社会福祉の対象の拡大の流れを背景として社会福祉基礎構造改革が示されたわけであるが、このことで改めて、社会福祉とは何なのかが、問われているといえる。

その上で、「中間まとめ」では「こうした期待に応えていくためには、社会・経済の構造変化に対応し、必要な福祉サービスを的確に提供できるよう、社会福祉の新たな枠組みを作り上げていく必要がある。」と述べている。そして、「これからの社会福祉の目的は、従来のような限られた者の保護・救済にとどまらず、国民全体を対象として、このような問題が発生した場合に社会連帯の考え方に立った支援を行い、個人が人としての尊厳をもって、家庭や地域の中で、障害の有無や年齢にかかわらず、その人らしい安心のある生活が送れるよう自立を支援することにある。」（傍点は筆者）とある。

ここで、社会連帯の考え方を確認する必要がある。**社会連帯**とは、社会の発展とともに分業化してきた流れの中で生じた社会問題について、その社会問題は「義務としての連帯」で解決をしていかなければならない、というものである。

社会連帯については厚生労働白書においても言及されている。平成24年版厚生労働白書において、**ブルジョワ**の「連帯」についての考え方を紹介したうえで、「日本の社会保障制度は、自助・共助・公助のバランスを考慮して構築することとされている」とし、社会保障と税の一体改革では「今の日本では、核家族化など家族のあり方が変容していること、地域の関わり合いが希薄になっていること、非正規雇用の労働者が増えていることなど、「自助」を実現するための環境が損なわれているという認識の下、「自助」の実現を「共助」や「公助」がサポートすることで、自助・共助・公助の好循環を生み出すことが重要であると考えている。」としている。

本来、「社会連帯」という考え方は、自助をサポートするという狭い範囲のものではない。社会連帯という考え方は、社会保険に限定されるものではなく、租税による制度も、インフォーマルな支え合いも含まれる。しかし、日本においては、介護保険法1条に「…国民の共同連帯の理念に基づき介護保険制度を設け…」とあるように、国民の連帯とは、社会保険によって実現するという位置づけとなっている。租税によるサービスの提供も、インフォーマルな支え合いも社会連帯の形であることを理解する必要があろう。

さらに「中間まとめ」においては、社会福祉基礎構造改革における「支え手」について、「社会福祉の基礎となるのは、他人を思いやり、お互いを支え、助け合おうとする精神である。その意味で、社会福祉を作り上げ、支えていくのは全ての国民であるということができる。」とある。確かに社会福祉の主体の1つは国民であるが、どのような社会福祉制度にするのか、「精神論」とは別の議論が必要である。

前述の通り社会保障・社会福祉の本来の機能を、地域福祉によって代替することは困難である。制度としての社会福祉を基盤とし、その上に地域福祉が展開されるべきである。その点で、「繰り出し梯子」のような関係になることが望ましい。しかし、介護保険制度においては、介護予防・日常生活支援総合事業における訪問型サービス、通所型サービスにおいて住民主体よる支援（B型）を位置づけており、専門職が専門性をもって提供するべきサービスと住民同士の支え合いによって実現するべきところが混在し始めている。これはサービス費用の効率化という側面でも説明されているが、費用を支払えない場合は低廉なサービスしか利用できないということが起こりかねない。

繰り出し梯子
19世紀末から20世紀初頭にイギリスで、救貧法と慈善事業の関係に関する議論の中で、両者を相互に別々の対象に対して行うという「平行棒理論」と救貧法が救済をし、その上で慈善事業が展開されるという「繰り出し梯子理論」が展開された。この議論は、現代においても社会福祉に関する公私の関係を論じるときに用いられる。

そもそも地域福祉の推進は、具体的にどのような方向性で取り組むものであろうか。2002（平成14）年1月、社会保障審議会福祉部会は「市町村地域福祉計画及び都道府県地域福祉支援計画策定指針の在り方について（一人ひとりの地域住民への訴え）」という報告書を出した。この中で、地域福祉の展開により、住民のネットワークができ、多くの住民がサポートをする段階を目指し、最終的には、サポートを必要とする人もサポートをする人も対等な関係となり、**ノーマライゼーション**が実現した地域を目指すとしている（**図5-4-4**）。地域福祉の推進は、フォーマルな社会福祉サービスが、ニーズを充分に充足させることができるという前提の上で、より豊かな生活をするために、住民が取り組むものであることが望ましいといえる。報告書が出されて20年経っても実現することの難しいこの取組みは、今後も進めていかなければならないことであろう。

ノーマライゼーション
normalization
1950年代の北欧で生まれた理念で、障害のある人もない人と同じように暮らせる社会を目指すことを意味している。デンマークのバンク・ミケルセン（Bank-Mikkelsen, N. E.）が提唱した。

高齢者介護については、2006（平成18）年より地域包括ケアシステムいう形で推進されている。地域包括ケアシステムは、住みなれた地域で住み続けるための支援として、医療、介護だけでなく住まいや生活支援が含まれているところが特徴である。そして、その担い手には専門職による支援だけでなく、「老人クラブ」「自治会」「ボランティア」も含まれている。地域福祉とは直接関係づけてはいないが、地域福祉の推進を踏まえた取組みとしてみることができる。

図 5-4-4　地域福祉推進と住民参加

○要支援者以外の地域住民（地域住民）
●支援を要する地域住民（要支援者）
◎サービス事業者

- 枠内は地域社会を指す。
- 点線はネットワークを指す。
- 矢印はサービスや相互関係を指す。

Ⅰ

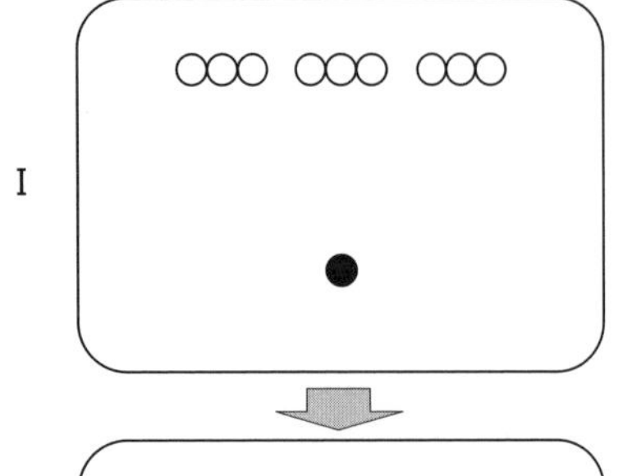

- 要支援者はどんなサービスも受けていない。
- 地域で要支援者は孤立している。

Ⅱ

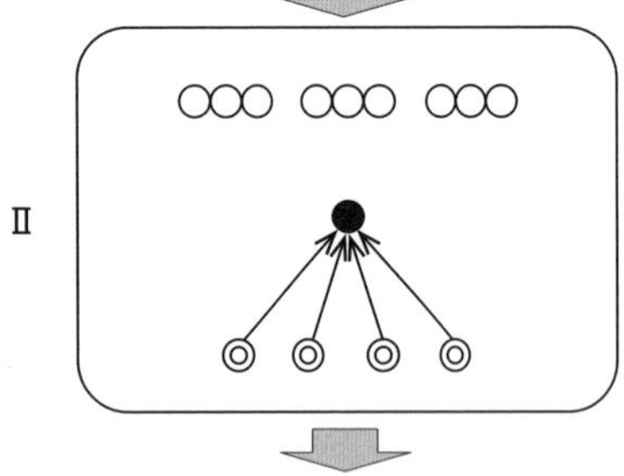

- 要支援者はサービスを受けるが、サービスは個々ばらばらに提供されている。
- 地域で要支援者は、依然として孤立している。

Ⅲ

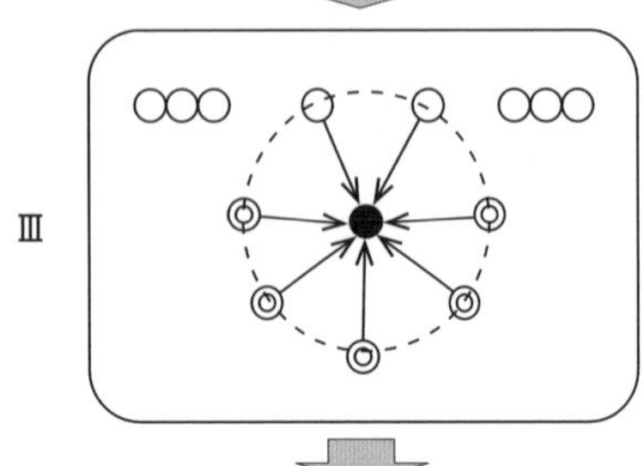

- 要支援者はケアマネージメントされたサービスを受けている。
- 地域住民の一部が民間によるサービス・サポートに参加するようになる。
- しかし、要支援者は地域において「支援すべき特別な存在」である。

Ⅳ

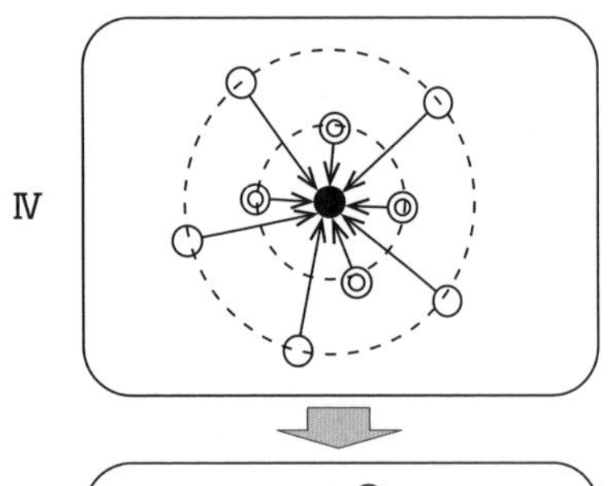

- 多くの地域住民が民間によるサービス・サポートに参加するようになる。
- しかし、この場合でも、要支援者が地域において「支援すべき特別な存在」であることに変わりはない。

Ⅴ

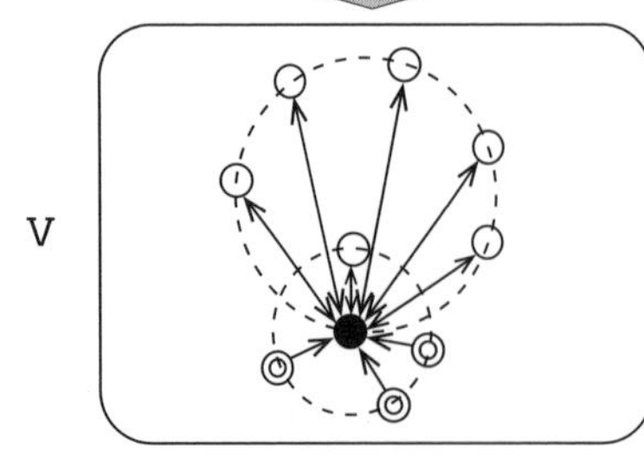

- 地域住民が要支援者を「支援すべき条件を持ってはいるが、人格は平等・対等である」と意識することによって、要支援者は「特別な存在」ではなく「対等の存在」となる。 これがノーマライゼーションの地域社会であり、住民の意識変革が大前提である。住民参加が不可欠とする理由はここにある。
- 要支援者は、地域の他の住民と同格の地域社会の構成員として社会に参画し、自立・自己実現を図る。

出典）厚生労働省ウェブサイト「市町村地域福祉計画及び都道府県地域福祉支援計画策定指針の在り方について（一人ひとりの地域住民への訴え）」2002.

G. 政治に左右される福祉政策・福祉制度

「政治がよくない」という批判がなされることがあるが、政治を行っているのは、国民が選挙によって選んだ議員である。地方自治体においては、住民が選挙によって首長も選ぶ。どのような政策が取られるかは、議員、首長によって方向づけされていく。

住民から選ばれた代表が政治を動かす間接民主主義は、「多数決の原理」に陥ることが多い。このため、「少数派」の意見は取り入れられにくくなる。

このことは、社会福祉制度を考える上で重要となる。多数派の意見を中心に福祉政策が展開されることになると、少数派の人には生きづらい社会となってしまう。特に、ヴァルネラブルな状態に置かれた人びとは、自らの意見を主張することも難しい。そのため、社会福祉専門職による代弁・権利擁護の取組み、当事者も巻き込んだソーシャルアクションが重要となる。

国民・住民の代表である議員や首長が変わることで、福祉政策をはじめとして、さまざまな方向性が見直されることとなる。

[1] 二大政党制の国

アメリカは、共和党と民主党、イギリスは保守党と労働党という二大政党制となっている。保守的な指向の強い政党と革新的な政党という二大政党制の下では、政権交代が起こりやすい。政権が交代することで、大きな変化も起こるが、進められてきた政策が後戻りをするという揺り戻しもある。福祉政策の側面で見れば、アメリカの民主党、イギリスの労働党は積極的に福祉政策を打ち出すという傾向にある。

たとえば、イギリスでは、1980年代後半から保守党政権が続いた。「鉄の女」と呼ばれた**サッチャー**氏とそのあとの**メイジャー**氏は、新自由主義の考え方で、公営企業の民営化、福祉の削減を行った。これにより経済は活性化したが、格差の拡大、失業率の上昇が起こった。その結果、1997年に労働党政権となり、首相となった**ブレア**氏は「小さな政府」でも「大きな政府」でもない「第3の道」を打ち出した。このような大きな方向転換ができるのは、政権交代が可能であるからといえる。

アメリカにおいては、2009年に民主党から**オバマ**氏が大統領となった。また、議会では民主党が優位であった。このことから、アメリカでは長年の課題であった医療保障について大きな動きがあった。2010年に患者保護並びに医療費負担適正化法（いわゆる「オバマケア」）を成立させ、民

サッチャー
Thatcher, Margaret Hilda
1925～2013

メイジャー
Major, John
1943～

ブレア
Blair, Anthony
1953～

オバマ
Obama, Barack
1961～

患者保護並びに医療費負担適正化法
Patient Protection and Affordable Care Act

間の医療保険に加入しやすくしたうえで、加入を義務化する「ユニバーサルヘルスケア」を実施した。「自由」を大切にするアメリカにおいて、医療保険への加入を義務化する仕組みを作ることは大きな抵抗があり、2017年、共和党の**トランプ**氏が大統領となると、「オバマケア」見直しの大統領令に署名をしている。

トランプ
Trump, Donald
1946〜

バイデン
Biden, Joe
1942〜

しかし、2021年に民主党の**バイデン**氏が大統領になると、新型コロナウイルス感染症の影響による失業に伴い、無保険者が増加していることを踏まえて、「オバマケア」の加入要件を緩和し、国民に医療保険加入を促すこととした。

このような大きな変化は、個人や企業には大きな影響を与えるが、政策を選択できるという点では、とても重要であるといえる。

[2] 日本の場合

これに対して、日本では国政において政権が交代することは珍しいが、2009（平成21）年に民主党・社会民主党・国民新党の連立政権が誕生したことがあった。2012（平成24）年の衆議院解散によりこの政権は終わっているが、この政権交代では、社会福祉制度にも影響があった。

2006（平成18）年に施行された障害者自立支援法（現在の障害者総合支援法）によるサービスの利用者負担は、応益負担によって負担額が決定される仕組みであった。これに対し、2008（平成20）年10月に、この仕組みは生存権、幸福追求権を侵害し、憲法違反であるという趣旨での提訴が起こった。これについては、2009年の政権交代により、「障害者自立支援法」の見直しに向けた話し合いが進み、2010（平成22）年1月7日に「基本合意文書」への調印が行われ、裁判は和解となった(2)。

基本合意文書には、「障害者自立支援法廃止の確約と新法の制定」として、「国（厚生労働省）は、速やかに応益負担（定率負担）制度を廃止し、遅くとも2013（平成25）年8月までに、障害者自立支援法を廃止し新たな総合的な福祉法制を実施する。そこにおいては、障害福祉施策の充実は、憲法等に基づく障害者の基本的人権の行使を支援するものであることを基本とする。」と記してある。

また、「障害者自立支援法制定の総括と反省」として、「国（厚生労働省）は、憲法13条、14条、25条、ノーマライゼーションの理念等に基づき、違憲訴訟を提訴した原告らの思いに共感し、これを真摯に受け止める」「国（厚生労働省）は、障害者自立支援法を、立法過程において十分な実態調査の実施や、障害者の意見を十分に踏まえることなく、拙速に制度を施行するとともに、応益負担（定率負担）の導入等を行ったことにより、障害者、家族、関係者に対する多大な混乱と生活への悪影響を招き、障害者の人間としての尊厳を深く傷つけたことに対し、原告らをはじめとする障害者及びその家族に心から反省の意を表明するとともに、この反省を踏まえ、今後の施策の立案・実施に当たる」との表現もある。2009年の政権交代により、政治状況が変わらなければこのような表現は見られなかったのではないかと思われる。

2012年の再度の政権交代により、障害者自立支援法は廃止ではなく、「障害者総合支援法」への改正にとどまったがその後、応益負担から応能負担に戻っただけでなく、難病患者への給付がはじまるなど、大きな変化をもたらしている。

同じ時期に「子ども手当」制度の創設が行われた。2010(平成22)年に「平成二十二年度における子ども手当の支給に関する法律」に基づき「子ども手当」が創設されたが、これは、2010(平成22)年度だけの時限立法であった。このため、2011(平成23)年3月には、「国民生活等の混乱を回避するための平成二十二年度における子ども手当の支給に関する法律の一部を改正する法律」という9月までのつなぎ法を成立させている。

政権交代に慣れていない状況での政策決定で、制度の改正、新設に苦慮していることがわかる。

[3] 国際的な動向からの影響

福祉政策は、一国のみにおいて成り立っているものではない。国際的な動向が福祉政策に影響を与えることがある。

1989年に国連で、**子どもの権利条約**が採択され、日本は1994(平成6)年に批准した。条約の批准には、国内法の整備が必要となる。2000(平成12)年に「**児童虐待防止法**」が制定されたのは、子どもの権利条約を批准したことが影響している。

また、障害者福祉分野においては、2013(平成25)年6月に公布された「**障害者差別解消法**」は、国内での運動との関係もあるが、「**障害者権利条約**」の影響が大きい。

2008(平成20)年5月に発効した「障害者権利条約」について、日本は2007(平成19)年9月に同条約に署名、2009(平成21)年12月に「障がい者制度改革推進本部」を設置し、以降に国内法を整備した。その上で、2014(平成26)年2月19日に日本でも発効した。

外務省のウェブサイト[(3)]によれば、「障害者権利条約は、障害者の人権及び基本的自由の享有を確保し、障害者の固有の尊厳の尊重を促進することを目的として、障害者の権利の実現のための措置等について定める条

子どもの権利条約
日本政府の公定訳では「児童の権利に関する条約」とされている。

児童虐待防止法
正式名称は「児童虐待の防止等に関する法律」。

障害者差別解消法
正式名称は「障害を理由とする差別の解消の推進に関する法律」。

障害者権利条約
日本政府の公定訳では「障害者の権利に関する条約」とされている。

約」され、この条約の柱は

①一般原則（障害者の尊厳、自律および自立の尊重、無差別、社会への完全かつ効果的な参加および包容等）

②一般的義務（合理的配慮の実施を怠ることを含め、障害に基づくいかなる差別もなしに、すべての障害者のあらゆる人権および基本的自由を完全に実現することを確保し、および促進すること等）

③障害者の権利実現のための措置（身体の自由、拷問の禁止、表現の自由等の自由権的権利および教育、労働等の社会権的権利について締約国がとるべき措置等を規定。社会権的権利の実現については漸進的に達成することを許容）

④条約の実施のための仕組み（条約の実施および監視のための国内の枠組みの設置。障害者の権利に関する委員会における各締約国からの報告の検討）

の4点となっている。

この条約に沿って、障害者差別解消法において、「合理的配慮不提供の禁止」などが定められた。しかし、行政機関に対して合理的配慮は義務づけていたが、民間企業については努力義務とされており、十分なものではなかった。2021（令和3）年に同法が改正され、民間企業の合理的配慮が義務づけられることとなった。法改正を積み重ね、障害者権利条約の完全実施に向けて取り組んでいく必要があるといえる(4)。

H. 福祉政策を決める国民、国民の信託を受けて政策を実行する政府

社会保障・社会福祉の議論の中では、しばしば「国が悪い」ということが言われることがある。しかしながら、前述の通りその国の方向性を決めているのは国民である。福祉先進国ともいわれるスウェーデンは、「よい国」だから、社会保障・社会福祉が充実しているのではない。社会保障・社会福祉を充実させるという福祉政策を取るよう、国民が投票を行い、声を上げているのである。

日本において、相対的貧困、子どもの貧困が注目されはじめたのは、2000年代後半である。1980年代終わりの「バブル経済」が終わってからの「失われた20年」とも言われていた。

経済の立て直しのため、規制緩和を行い、非正規雇用で働く人が増えてきているところ、アメリカで「リーマンショック」が起こり、日本経済も打撃を受けることとなった。日本では、非正規雇用労働者の「雇い止め」が起こり、社員寮などで生活している人たちが職とともに住まいを失うこ

ととなった。このとき、「年越し派遣村」という形で支援した人びとがいた。その後、生活困窮者自立支援法が成立している。民間の支援の活動が制度を作ったということができる。

社会福祉サービスを充実させるためには、国民の合意が必要である。福祉・福祉政策を考える時、その推進の主体を「政策主体」「実践主体」「生活主体」として捉えてみたい。

政策主体は、政策を決定し実行する政府（国・地方自治体）である。実践主体は社会福祉専門職、生活主体は生活者である国民・住民である。現在の日本においては、福祉政策は政策主体が決定し、実践主体がその政策に基づき、政策に合わせて援助を展開し、生活主体が社会福祉サービスの利用するというように見える（**図 5-4-5**）。

図 5-4-5　3 つの主体の関係の現状

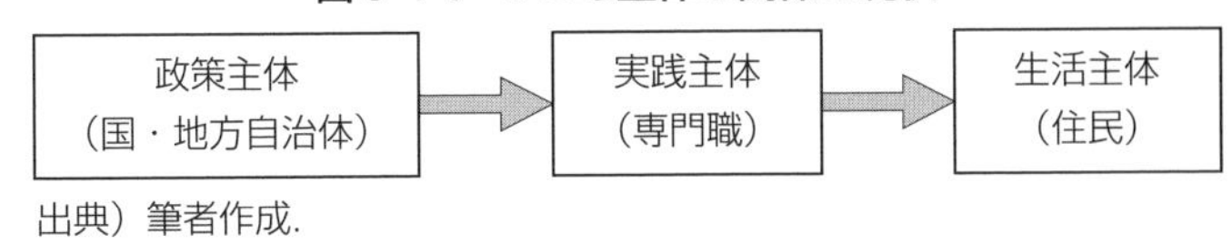

出典）筆者作成.

しかし、生活主体から実践者に対して意見を言い、政策主体に働きかけることも必要である。そして、実践主体は、政策とそれに基づく制度に合致する援助を展開するだけでなく、生活主体の生活実態を捉えて、政策主体に対して政策提言をすることも専門職の責務として行うべきである（**図 5-4-6**）。

図 5-4-6　社会福祉を充実させるための 3 つの主体の関係

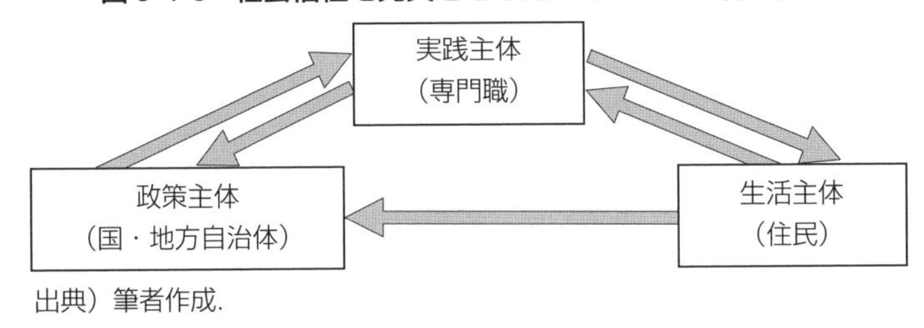

出典）筆者作成.

たとえば、介護保険制度のケアマネジメントでは、専門職である介護支援専門員がケアプランを立て、援助の方向性を決める。このとき、サービス担当者会議に本人・家族が参加してよいとされる。実践主体に対して、意見を言う場が保障されているといえる。しかしながら、その議論は制度の枠内でとどまってしまい、生活主体の解決しない生活問題はそのままとなってしまう。ブラッドショウの示した「規範的ニード」に限定される傾

ブラッドショウの 4 つのニード
①感じられたニード
②表出されたニード
③規範的ニード
④比較ニード

向にある。しかし、実践主体である専門職は、本人や家族の思いに目を向け、いまの制度で対応できないのであれば、制度を変えるということも考える必要がある。

さらに、「感じられたニード」ではあるが、「表現できずにいる思い」にも目を向けることが必要である。制度が対応しないからとあきらめさせるのではなく、個々のニードを集約し、制度を変えるよう政策主体に働きかけなければならない。このとき、多くの人の問題意識につなげることが必要である。たとえば、子どもの貧困率は、大人が1人の世帯と2人以上の世帯では大きく異なる。子どもが自ら選び取ることができない環境による違いであり、解消するべき格差であるといえる。しかしながら、長い期間この問題の解決・軽減には取り組まれていない。児童扶養手当という制度はあるが、その給付では格差をなくすことができていない。その背景には、子育ては個人・家族の問題という意識があるといえる。このため、子どもの相対的貧困という問題には積極的な政策がとられておらず、子ども食堂のようなボランティア活動による支援が中心となっている。子どもの貧困問題に多くの人が関心を持たないと解決に向けた取組みが行われない。

近年、社会福祉の領域でも地方分権が進められてきている。社会福祉の拡充期には、国（中央政府）が方針を定め、地方自治体（都道府県・市町村：地方政府）がそれに従うという形で進められてきた。しかし、一定の量が確保できたこともあり、地方自治体、特に社会福祉政策は、市町村レベルで決定・実施するように変わってきている。たとえば、障害者総合支援法の「地域生活支援事業」は、「市町村の創意工夫」で事業を展開するものとされている。必須事業という形で「メニュー」は定められているが、その内容については、市町村ごとに決め、実施することとなっている。この場合、幅広い地域住民の理解を得ていないとサービスの充実は難しい。地方自治体においては、さまざまな行政への要望が目に見える形で現れる。商工業の発展、公共事業の推進、教育分野の拡充など、それぞれ住民の生活に密着している要望である。地方行政の中で、社会福祉サービスは1つの分野でしかなく、その拡充は、現在の対象者・利用者のための取組みと住民からは見られる。社会福祉専門職は、社会福祉サービスの充実こそが地域住民の生活に欠かせないことと考えるが、他の分野もまたそれぞれ同じように考えている。

社会福祉専門職は、自らがよりよい援助を実践することはもちろんのこと、地方分権の流れの中で、社会福祉サービスを充実させることについて、地域住民の理解を得るよう働きかけなければならない。これが、実践主体としての政策主体との向き合い方であろう。ただ、福祉政策を方向づけするのは、生活主体であり、主権者である住民・国民である。多くの人に関心を持ってもらい、議論をしないと、社会福祉サービスの利用者が「少数派」と考えられている現在、生活者全体の理解を得て、社会福祉サービスの充実させていくことは難しいといえる。

このため、社会福祉に関する計画策定において、より多くの住民に関わってもらうことも必要である。特に地域福祉計画の策定においては、小地域（小学校区もしくは自治会単位）で地域の課題を共有し取り組んでいくことが求められる。その際、地域住民は受け身の参加ではなく、住民自身が問題解決に取り組んでいくことができるよう、働きかける必要がある。専門職は住民が計画を策定する際に地域の課題を見出すときに、気づいていないこと、課題として認識していないことについて、地域の課題として捉えるようアドバイスすることが大切である。これが「住民主体」の取組みとなり、社会福祉の充実を求め、政策主体としての国・地方自治体に働きかけていくことにもつながる。

場合によっては、司法によってその判断を求めることもありうる。障害者自立支援法の違憲訴訟は前述したとおりであるが、ほかにも生活保護に関する訴訟が起こされている。たとえば、2013（平成 25）年から 2015（平成 27）年にかけて生活扶助を引き下げたことに関して、全国で訴訟が起こされている。生活保護法では 8 条 1 項で「保護は、厚生労働大臣の定める基準により測定した要保護者の需要を基とし、そのうち、その者の金銭又は物品で満たすことのできない不足分を補う程度において行うものとする」と規定されていることから、保護基準については、国の決定に従うしかないと考えることもできる。しかし、国の判断の是非について司法に訴えることもできるということである。これに対して、地方裁判所の判断が分かれているところであるが、大阪地方裁判所は 2021（令和 3）年 2 月 22 日に、「最低限度の生活の具現化に関わる判断の過程及び手続に過誤、欠陥があり、裁量権の範囲の逸脱又はその濫用がある」ということで違法であるとの判断をしている。

改めて、国民は主権者であることを確認しておきたい。どのような制度を作るか、どのような政策を遂行するかは国民の意思によるところである。また、不服申し立てや訴訟により行政の決定についてその是非を問うことも国民としての権利であることを理解し、専門職としては利用者や家族に伝えていくことも必要である。

I. 措置制度と契約制度

[1] 措置制度の概要

社会福祉基礎構造改革より前、社会福祉サービスは**措置制度**によって提供されていた。措置制度は、行政による行政処分によるサービス提供である。限られた資源（サービス）を必要な人に配分するための仕組みとして、戦後長く続いてきた。社会福祉基礎構造改革のあとも養護老人ホームや児童養護施設など権利擁護としての側面の強い社会福祉サービスは措置制度によって社会福祉サービスが提供されている（**図 5-4-7**）。

図 5-4-7　措置制度の仕組み

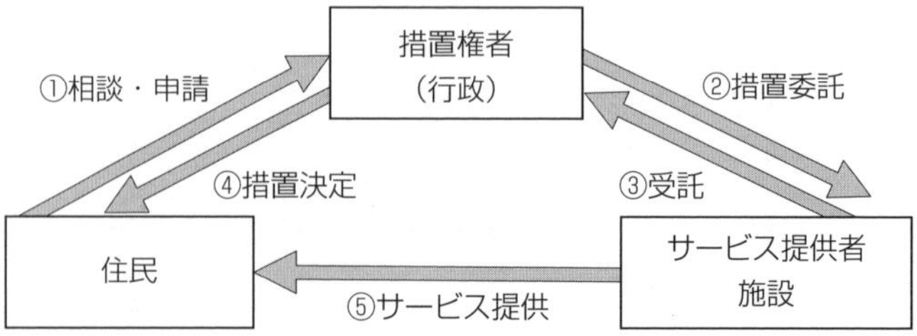

出典）筆者作成.

しかし、措置制度で利用しようとする立場から見てみると、使いづらいと感じる場合がある。

社会福祉サービスを受けたいと思う住民は、措置権をもつ行政機関（主に市町村）に相談をする（①）。その上で、社会福祉サービスの利用申請を行う。法律上、申請権はないとされるが、社会福祉サービスを利用したいという明確な意思表示（たとえば、申請書の提出）をしなければ、相談だけで終わってしまうこともある。申請をふまえ措置権を持つ行政機関は、その機関内部で社会福祉サービスを提供するかどうかを決定する。専門職の立場からすれば、自らの専門性をもって社会福祉サービスが必要かどうかを見極めているということになるが、住民から見ればこの決定プロセスも不透明、ということになる。

措置権者が社会福祉サービスを提供する方針を決めると、自らが提供する社会福祉サービス（公立の施設）か、民間の社会福祉サービス提供者・施設に措置委託を行う（②）。この措置委託は、合理的な理由（たとえば、感染症を罹患しているなど）がなければ、断ることはできない。社会福祉サービス提供者・施設が受託（③）すると、本人に対して措置決定（④）が通知される。

措置制度は、利用者からみれば、社会福祉サービスを選ぶことができないという仕組みである。社会福祉サービスの利用に関しては、措置権者によって決められた社会福祉サービスを利用することになる。

社会福祉サービスの提供者からみれば、社会福祉サービス提供者・施設は、行政との委託・受託の関係により社会福祉サービスを提供している。このため、積極的に利用者を確保しようとする必要はなく、広告を出すなどしなくてもよい。また、他のサービス提供者・施設のサービスとの差異を出す必要もなく、サービスの質を向上させる動機が弱くなるといえる。

措置制度における社会サービス利用者負担は、措置を行った行政機関に対して行われていた。措置にかかった費用をサービス利用者とその家族が一部を負担する「受益者負担」の考え方である。契約制度との考え方の違いは、扶養義務者の負担についてである（**図5-4-8**）。

図5-4-8　措置制度のお金の流れ

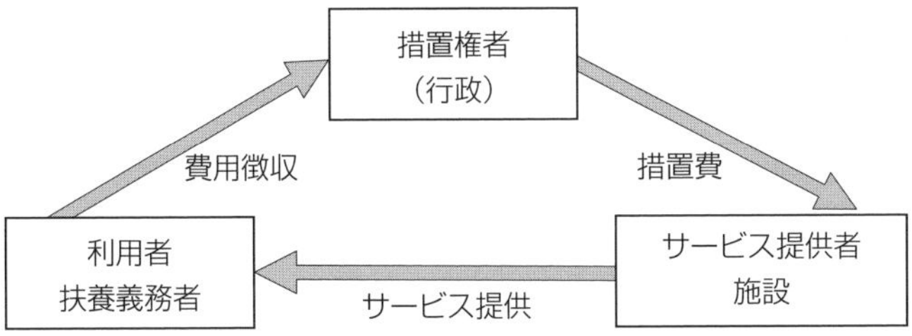

出典）筆者作成.

1987（昭和62）年、費用負担問題小委員会報告[(5)]において、入所施設における費用徴収制度を「限られた資源の効率的、合理的な配分を図るという目的を有するとともに、在宅の者との負担の均衡、さらには入所者の自立意識を醸成するための方途としての役割も有して」いると説明している。また、扶養義務者からも費用徴収される。その理由として「入所者本人からの徴収に重点を置くべきであるが、我が国における国民一般の親族扶養との均衡等を勘案すると、扶養義務者のすべてを費用徴収の対象から除外することは、適当でないと考えられる」とされた。

介護保険制度の負担は1割から3割の定率負担（応益負担）、障害者総合支援法は、本人の所得を根拠にした応能負担となっていることと比べると、措置制度の時代は、家族、親族の支え合いを基盤として考えられていたといえる。

費用負担の金額は、応能負担となっている。応能負担の仕組みについて、現在の介護保険制度での応益負担と比較して見てみる。**表5-4-1**は、介護保険法が制定された1997（平成9）年のホームヘルプサービス（現在の訪問介護）の費用負担基準である。生活保護世帯、生計中心者が所得税非課

表 5-4-1　ホームヘルプサービス事業費用負担基準（平成 9 年）

利用者世帯の階層区分	利用者負担額（1 時間あたり）
生活保護法による被保護世帯（単給世帯を含む）	0 円
生計中心者が前年度所得税非課税世帯	0 円
生計中心者の前年度所得税課税年額が 10,000 円以下の世帯	250 円
生計中心者の前年度所得税課税年額が 10,001 円以上 30,000 円以下の世帯	400 円
生計中心者の前年度所得税課税年額が 30,001 円以上 80,000 円以下の世帯	650 円
生計中心者の前年度所得税課税年額が 80,001 円以上 140,000 円以下の世帯	850 円
生計中心者の前年度所得税課税年額が 140,001 円以上の世帯	930 円

出典）「社会保障の手引き（平成 9 年版）—施策の概要と基礎資料」中央法規出版，1997，p.26.

税世帯であると、利用者負担はなく、所得税課税年額により利用者負担が増える仕組みであった。ホームヘルプサービスの内容は、身体介護、家事援助、相談助言とされていたが、サービス内容で負担額が変わることはなかった。

介護保険制度では、身体介護中心で介護報酬は加算などない場合、1 時間から 1 時間 30 分で 577 単位である。1 単位 10 円とすると、介護報酬は 5770 円となり、1 割負担の場合で 1 時間 577 円である。現行では、所得に応じて 2 割負担～ 3 割負担となるが、介護保険制度ができた当初は、高所得世帯ほど負担額が減ったことがわかる。

また、措置制度において利用者が費用負担をする場合、措置をした行政に支払った。サービス提供者からみると、前述の通りサービスを選択して利用しているわけではなく、利用料を払う人でもない利用者を「お客様」と捉えることが難しい。また、「社会福祉基礎構造改革（中間まとめ）」においても、「措置制度では、特に、サービスの利用者は行政処分の対象者であるため、その意味でサービスの利用者と提供者の間の法的な権利義務関係が不明確である。このため、サービスの利用者と提供者との対等な関係が成り立たない。」としている。

[2] 福祉サービスへの契約制度の導入

前述の通り社会福祉基礎構造改革の基本的方針は 7 つあるが、「対等な関係の確立」「多様な主体の参入促進」「質と効率性の向上」は、契約制度の導入により実現させようとしたものといえる。そして、契約制度の中で、「公平かつ公正な負担」となる応益負担制度を導入している（**図 5-4-9**）。

図 5-4-9　契約制度の例（介護保険制度）

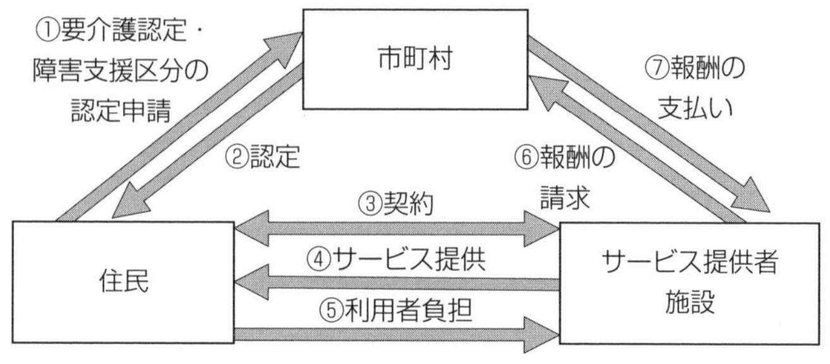

出典）筆者作成.

契約制度は、施設・事業者と利用者の「対等な関係の確立」の要でもあるといえる。市町村は、要介護認定や障害支援区分という利用する福祉サービスの「量」を決めるだけとなった。要支援・要介護区分が決まり、利用者が福祉サービスを利用するときには、本人もしくは家族が事業者・施設を選択することができる。契約内容に基づき利用者側から契約を解除することもでき、利用者・家族と事業者・施設との間で緊張関係ができたともいえる。このような関係の中で、サービスの質の維持・向上に向けた取組みも行われるようになったといえる。

福祉サービスの提供に対する対価は、措置費から報酬となった。措置制度においては、余剰を生み出しても自由に使うことができず、使い切るという運営が行われていた。しかし、報酬に変わることによってコストを削減し、効率的なサービス提供を目指し、利潤を生むこともできるようになった。これにより、主に行政もしくは社会福祉法人によって提供されることが多かった社会福祉サービスに営利企業が参入し、多様な主体がサービス提供をすることとなった。

J. 福祉サービス提供方式の多元化

社会福祉基礎構造改革までは、福祉サービスは公的サービスとして位置づけられていた。たとえば、介護保険法が制定された 1997（平成 9）年のホームヘルプサービスの実施主体は以下の通り定義されていた（傍点は筆者）。

老人ホームヘルプサービス事業　実施主体

市町村（特別区を含む。）（事業の一部を市町村社会福祉協議会、特別養護老人ホーム等を経営する社会福祉法人、福祉公社、在宅介護支援センター運営事業を委託している社会福祉法人及び医療法人、農業協同組合及び農業協同組合連合会「在宅介護サービスガイドライン」（昭和 63.9.16 老福第 27 号、社更第 187 号）の内容を満たす民間事業者等に委託することができる）

出典）「社会保障の手引き（平成９年版）―施策の概要と基礎資料」中央法規出版，1997，p.25.

これからわかるように、在宅サービスの実施主体は市町村であり、社会福祉法人、医療法人などに委託するという関係であった。社会福祉法人、医療法人以外には、農業協同組合が挙げられているのみで営利法人が実施することを前提としていなかった。

1980 年代に非営利の団体による社会福祉サービス提供がはじまるが、社会福祉基礎構造改革により、「措置」から「契約」になったことにより、福祉サービスの提供方式が多元化することとなる。

たとえば、介護保険事業所の開設者の推移を介護保険が開始された 2000（平成 12）年と 2019（令和元）年を比較する（**図 5-4-10**）。

図 5-4-10　介護保険事業所　開設者別構成割合

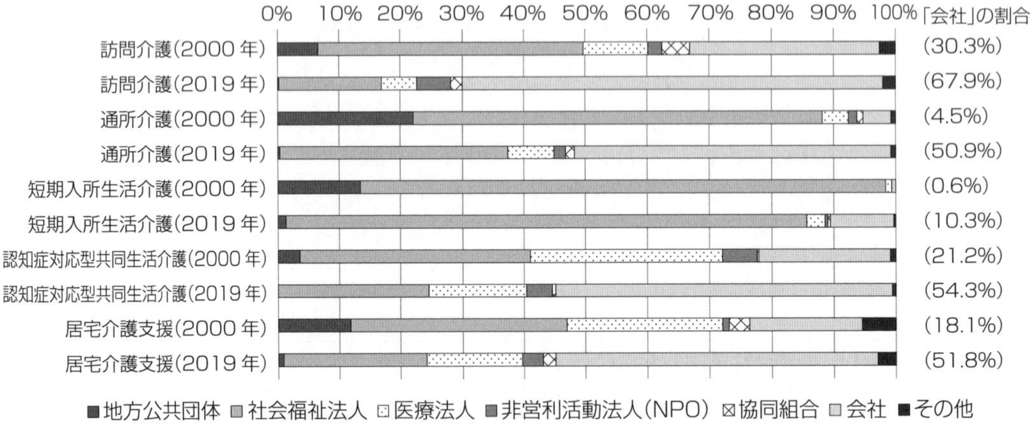

0%　10%　20%　30%　40%　50%　60%　70%　80%　90%　100%

	「会社」の割合
訪問介護(2000 年)	(30.3%)
訪問介護(2019 年)	(67.9%)
通所介護(2000 年)	(4.5%)
通所介護(2019 年)	(50.9%)
短期入所生活介護(2000 年)	(0.6%)
短期入所生活介護(2019 年)	(10.3%)
認知症対応型共同生活介護(2000 年)	(21.2%)
認知症対応型共同生活介護(2019 年)	(54.3%)
居宅介護支援(2000 年)	(18.1%)
居宅介護支援(2019 年)	(51.8%)

■地方公共団体 ■社会福祉法人 □医療法人 ■非営利活動法人(NPO) ⊠協同組合 □会社 ■その他

出典）「介護サービス施設・事業所調査の概況」より筆者作成.

当時「在宅三本柱」と呼ばれた訪問介護（ホームヘルプサービス）、通所介護（デイサービス）、短期入所生活介護（ショートステイ）についてみてみると、訪問介護は 2000 年 10 月時点では、社会福祉法人が開設・経営するものが 43.2%、会社が開設・経営するものは 30.3% であったが、2019 年 10 月には、会社が開設・運営するものが 67.9%、社会福祉法人が運営するものは 16.8% となっている。

通所介護は、2000 年 10 月時点では、開設・経営主体が社会福祉法人のものが66.0%、地方公共団体のものが22.0%であったが、2019年には、会社が50.9%、社会福祉法人が37.0%となり、地方公共団体は0.4%となっている。

短期入所生活介護の開設・経営主体は、社会福祉法人のものについては、2019年が84.1%であり、2000年の84.9%と大きく変化していない。これは、特別養護老人ホームに併設されることが多いからであるといえる。一方、地方公共団体が開設しているものが13.5%から1.5%と減少し、会社が経営しているものが0.8%から10.3%に増加している。

介護保険制度で創設された居宅介護支援事業所について、制度発足当初となる2000年10月と2019年と比較してみると、社会福祉法人は35.0%から23.3%に、医療法人は25.1%から15.5%に、地方公共団体は11.9%から0.9%となっている。これに対して会社は18.1%から51.8%となっている。

このように福祉の準市場化により、福祉サービスの提供方式は多元化された。利用者やその家族は多様なサービスの中から選択できることとなったが、適切に契約を結ぶことができるかどうかが課題となる。措置から契約に変わることで、契約の主体となったが、サービスを選択する、適切に契約をするということが難しい場合には、契約、サービス利用についての支援が必要になった。このことから、福祉専門職には「権利擁護」という視点が求められるようになり、日常生活自立支援事業や成年後見制度を活用し、利用者の利益を保護することが求められるようになった。

今後さらに市場化が進めば「必要度」ではなく「支払い能力」によりサービスの提供の可否が決められていくことになる。年金制度をはじめとした所得保障制度を充実させることでサービスを買うことができるようにするということを合わせて行わないと、市場化の流れは利用者を逆選択することにつながりかねない。

このことを決めるのもまた国民自身である。地域福祉の推進により、地域の生活課題を自分にも関係する問題と捉えることができれば、社会福祉の充実につながっていくことにもなるであろう。

注)

(1) ここでは、社会福祉という考え方が生まれる以前の社会事業のことを指している。たとえば、大河内一男は、社会事業を「経済秩序外的存在」と位置づけた。これは、社会政策が資本主義の仕組みを維持するためのものであるのに対して、社会事業はその仕組み、つまり市場経済の外にあるものと位置づけたといえる。この点で、社会事業が発展した社会福祉は、市場の原理とは異なる論理で動いているといえる。

(2) 障害者自立支援法違憲訴訟についての基本合意の内容については、厚生労働省ウェブサイトを参照。

(3) 障害者権利条約の作成および採択の経緯や国際的な動向については、外務省のウェブサイトに詳しく紹介されている。

(4) 日本弁護士連合会は、2014（平成26）年に「障害者権利条約の完全実施を求める宣言」、2019年（令和元）年に「障害者差別禁止法制の見直しを求める意見書」を出し、障害者権利条約の完全実施を求めている。そのうちの1つが今回の改正の内容であった。社会福祉の視点だけでなく、法律の専門職が社会福祉をどのように捉えているかも重要な視点であるといえる。

(5) 「社会福祉施設（入所施設）における費用徴収基準の当面のあり方について（意見具申）」中央社会福祉審議会企画分科会，身体障害者福祉審議会企画分科会及び中央児童福祉審議会企画部会小委員会合同会議，1987.

参考文献

●エスピン-アンデルセン，G. 著／岡沢憲芙・宮本太郎監訳『福祉資本主義の三つの世界—比較福祉国家の理論と動態』ミネルヴァ書房，2001.

理解を深めるための参考文献

●**古川孝順『社会福祉基礎構造改革—その課題と展望』誠信書房，1998.**

社会福祉基礎構造改革について理論的な説明とともに、改革によって何を目指そうとしていたのかを捉えることができる。

●**渋谷博史・平岡公一編『福祉の市場化を見る眼—資本主義メカニズムとの整合性』講座社会福祉 11，ミネルヴァ書房，2004.**

具体的な制度についてはすでに変わっているところもあるが、福祉社会、福祉制度の視点から市場論理をどのように捉えるかが学べる書である。

5. 福祉政策の過程

A. 福祉政策とは

福祉政策とは、高齢者や障害者などの福祉ニーズを有する人びとが、地域社会において自立した生活を営めるように、国および地方自治体などが主体となって行う方策の総称である[1]。つまり福祉政策は、豊かな福祉社会の実現を目指して取り組む方策であり、その立案および推進は中央政府である国や地方政府である地方自治体など主に公的部門が担っている。わが国では、第2次世界大戦後以降、特に国が中心となり、国民一人ひとりが安心して暮らせる福祉国家の建設を目指して、要援護者を対象とした社会福祉制度や国民皆保険・皆年金制度などが整備されてきた。1990年代以降は、地方自治体もその地域社会の特性に応じてさまざまな方策を計画し、推進するようになった。さらに福祉政策は、社会福祉基礎構造改革を契機として、市場原理を活用した取組みもみられるようになっている。

福祉政策は、狭義には社会福祉制度を中心とする社会福祉政策として位置づけられるものであるが、広義には社会政策と同義的に捉えられるほど多義的に用いられてきた。**社会政策**とは、市場経済を前提条件として、市場行動によっては充足され尽くさない物的および社会的要求を充足する機会を作り出す政府の活動である[2]。社会政策は、社会福祉だけでなく、医療や公衆衛生、年金、教育、住宅、まちづくりその他の政策で構成されるものであり、互いに関連する部分を有し、その相互関連性を強めながら広義の福祉政策として推進されてきた。

福祉政策は、社会政策の1つとして独自の領域があり、他の諸政策と併行したものと考えることができると同時に、その他のさまざまな諸政策とも密接につながっていることから、一般対策としての諸政策の不足分を補充するものとして位置づけることもできる。

現在の福祉政策を知ることは、現場の実践の制約を知ることにつながり、逆に、福祉現場において福祉サービスを向上させようとするときの制約を知ることは、新たな政策提言やソーシャルアクションの糸口を見出すことになる。

近年の福祉政策は、今後ますます増大する福祉ニーズへの対応や、人びとの生活を支えるセーフティネットの構築を目指して高齢者福祉や障害者福祉、児童・家庭福祉、低所得者福祉など各分野で進められている。しかし、福祉政策における財源は、十分であるとは言い難い。今後、福祉政策の決定、推進、評価の過程においては、ますます厳しくなる財政状態を踏まえつつ、広く国民の同意・共通認識が得られるような仕組みにしていくことが求められている。

B. 福祉政策の決定・実施

そもそも福祉政策というのは、社会保障制度の充実による福祉国家の建設を目標に掲げて取り組まれてきた。世界で最初に福祉国家と呼ばれたのはイギリスであり、次いでニュージーランド、北欧諸国である。イギリスでは、**ベヴァリッジ報告**で5つの巨人悪とされた貧窮、疾病、無知、不潔、怠惰を国家の責任で予防することを福祉国家建設の目標に掲げて取り組んだ。年金や福祉サービス、保健医療サービス、義務教育の普及、雇用対策などがその内容である。これらの福祉国家建設には、必要な法整備とともに財源を確保するための経済成長が求められた。

ベヴァリッジ報告
1942年に「社会保険および関連サービス」としてまとめられた報告書。

わが国では、第2次世界大戦後の復興期には国家責任による国民の生存権、最低限度の生活の保障に取り組んだが、高度経済成長期以降は、国民皆保険・皆年金制度の確立など福祉国家建設を目標とする福祉政策を推進してきた。その背景には、ケインズ経済学に基づく国家的な経済への介入があり、競争に勝つために、義務教育の充実および高等教育の普及が進められるなど、社会政策の推進がある。

今日の福祉政策は、福祉ニーズに基づく福祉サービスの必要量と質確保だけでなく、その財源確保もあわせて検討していくことが求められている。

[1] 政策決定過程

政策決定過程とは、一定の状況下における政策課題の認知、政策形成と決定、その政策の実施と評価という一連の過程をいう(1)。政策決定過程は、そのプロセスが明確で検証可能であることが求められるが、言い換えれば、実証的で科学的な方法によって政策を立案し、評価する仕組みが必要であるといえる。

福祉ニーズを明確にし、福祉サービスの必要性を明確にするためには、その社会の倫理観に基づいた福祉サービスの目的を国民が共有しておかなければならない。高齢者介護は家族が担うのか、国が担うのか、地域社会や国民全体で支え合うのかといった、道徳的人道的、さらには社会正義のあり方についての判断を国民が共有する必要性がある。

[2] 介護保険制度の創設

介護保険制度は、それまで家族介護を前提とし、それでは支えられない要介護者を施設サービスや在宅サービスによって国が支えるとしていたものを、広く国民全体で支える必要があるという判断によって、社会保険方式による今日の仕組みに転換され、法制化され、創設されたものといえる。そこには、国民の最低限度の生活を保障する国家責任をどのように捉えるべきかなど、社会福祉学の分野からの価値判断だけで政策決定がなされていくわけではなく、将来増大する福祉サービスに対する財政問題などからの総合的な判断が含まれている。

[3] 社会保障制度改革推進法

社会保障制度改革推進法は、2012（平成24）年に制定された。この法律に基づいて、内閣に設置された社会保障制度改革国民会議が2013（平成25）年に出した報告書では、社会保障制度改革の考え方や方向性が示されている。基本的な改革の考え方は、自助、共助、および公助が最も適切に組み合わされるよう留意しつつ、家族相互および国民相互の助け合いの仕組みを通じてその実現を支援していくこと、さらに社会保障の機能の拡充と給付の重点化・効率化、負担の増大の抑制や、税と社会保険料の役割分担、給付と負担の両面にわたる世代間の公平などとされている。また、目指すべき「21世紀（2025年）日本モデル」を、すべての世代を対象とし、超高齢化の進行、家族・地域の変容、非正規労働者の増加などの雇用環境の変化などに対応するモデルと位置づけている。そして医療・介護分野では、病院完結型の医療から地域完結型の医療への転換や、都道府県による地域医療ビジョンの策定などを改革の方向性として提案している。

[4] 政府への提言

日本学術会議は、1949（昭和24）年に科学を行政や産業、国民生活に反映、浸透させる目的で、政府から独立した特別機関として内閣総理大臣の所轄下に設置されている。同会議の社会学委員会内に設置されている社会福祉学分科会では、2018（平成30）年に「社会的つながりが弱い人への支援のあり方について—社会福祉学の視点から」との提言が出された[(3)]。

この提言は、包括的な相談支援体制の構築と社会的つながりの構築に対する短期・中期的課題が主な内容である。前者についての短期的課題には、地方自治体へのコミュニティ・ソーシャルワーカーの配置や情報共有や機関連携の推進のための組織再編、社会的つながりが弱い人の新たなニーズ対応のための地方自治体の柔軟な予算再編成、コミュニティ・ソーシャルワーカーの養成教育および現認者研修プログラムの検討などが含まれ、中期的課題には、行政機関や事業者が有する生活困難リスク情報の地方自治体での集約化の体制構築、専門的緊急支援が可能な福祉署（仮称）の地方自治体への創設などが明記されている。後者についての短期的課題には、地域住民への福祉教育の推進、分野横断的な地域福祉計画の策定義務化などが含まれ、中期的課題には、社会的つながりが弱い人の受援力を高める学校教育プログラムの開発や社会教育および広報、「合理的配慮」の対象拡大、属性からニーズベースの社会福祉法体系への転換が掲げられている。

C. 福祉政策の方法・手段

福祉政策は、求められる福祉ニーズとそれに対応した福祉サービスの量・質を把握し、計画的に整備し、対応していこうとする計画行政の性格が強い。わが国では、1989（平成元）年の**高齢者保健福祉推進10か年戦略（ゴールドプラン）**策定以降、それまでの国による中央集権的な福祉政策の決定および推進から、国が大きなビジョンを示し、地方自治体が福祉計画を策定、推進していく方法へとシフトしてきている。

高齢者保健福祉推進10か年戦略（ゴールドプラン）
1989（平成元）年に策定された。具体的な数値目標が掲げられ、在宅福祉事業の積極的な推進が図られた。

近年では、福祉・介護分野への外国人労働者の参入促進のほか、我が事・丸ごと「地域共生社会」づくりや地域包括ケアシステムの構築など、公私協働による地域の支え合いの仕組みづくりが推進されている。福祉サービスを必要とする地域住民が偏見によって社会から排除されず、あるいは、社会から孤立しないためには、地域福祉の推進に対する住民の理解、協力が促進されなければならない。

社会福祉の理念であるソーシャル・インクルージョンを実現するための方法には、所得保障と就労支援の一体的な政策などが有効である。具体的な仕組みとしては、ベーシックインカムや給付つき税額控除制度、ディーセント・ワークなどがある。

[1] 地域包括ケアシステム

地域包括ケアとは、医療や介護が必要な状態になっても、可能な限り、住み慣れた地域でその有する能力に応じ自立した生活を続けることができるよう、医療・介護・予防・住まい・生活支援が包括的に確保されるという考え方をいい、その仕組みとしてのネットワークが**地域包括ケアシステム**である[(4)]。

そして、**団塊の世代**が全員75歳以上となる2025年を目途に地域包括ケアシステムの構築を目指すとされている。ただし、人口が横ばいで75歳

団塊の世代
第2次世界大戦直後の1947～49年に生まれて、文化的な面や思想的な面で共通している戦後世代のことであり、第一次ベビーブーム世代とも呼ばれる。

以上人口が急増する大都市部と、75歳以上人口の増加は緩やかだが人口は減少する町村部など、高齢化の進展状況には大きな地域差が生じていることから、地域包括ケアシステムは、市町村や都道府県が地域の自主性や主体性に基づき、地域の特性に応じて作り上げていくことの必要性が強調されている(5)。

[2] ベーシックインカムと給付つき税額控除制度

ベーシックインカムは、国民一人ひとりに無条件で一定の金額を給付し、最低限度の生活を保障する施策である。最低限の収入が保障されるため、ホームレスや餓死者が少なくなることや、複雑化している社会保障制度の簡素化、生活保護の不正受給問題の解消などが可能との見方がある一方、その財源が膨大になる指摘がなされている。そのため、ベーシックインカムの導入については、従来の社会保障制度を大幅に廃止し、それを財源に充てるとするものと、社会保障制度の一部または全部を維持し、新たに徴収する税を原資とするものという、大きく異なる考え方がある。

ベーシックインカム
basic income

給付つき税額控除制度とは、控除額が所得税額を上回る場合に、その差額を現金で給付するものである。税額控除と手当の両方の性格をもち、EU諸国やアメリカ、カナダ、ニュージーランド、韓国など10ヵ国以上が採用している。

[3] ディーセント・ワーク

ディーセント・ワークとは、働きがいのある人間らしい仕事のことをいう。1999年のILO（国際労働機関）総会で、21世紀のILOの中心的な目標として提案され、支持された概念であり、仕事の創出、仕事での権利の保障、社会的保護の拡充、社会的対話の促進、といった4つの戦略目標と、横断的目標である男女平等の実行を通じて達成しようとするものである。わが国におけるディーセント・ワークは、人びとが働きながら生活している間に抱く願望、すなわち、①働く機会があり、持続可能な生計に足る収入が得られること、②労働三権などの働く上での権利が確保され、職場で発言が行いやすく、それが認められること、③家庭生活と職業生活が両立でき、安全な職場環境や雇用保険、医療・年金制度などのセーフティネットが確保され、自己の鍛錬もできること、④公正な扱い、男女平等な扱いを受けること、の4つの願望が集大成されたものとされている。

ディーセント・ワーク
decent work

D. 福祉政策の政策評価

政策評価とは、公共政策決定システムに新たな要素を加え、あるいは公共政策の一分野である福祉政策に直接作用して結果を変更しようとする試みである(6)。そして政策評価は、次の政策立案にもつながるものであり、福祉政策に基づいて決定し実施されたサービスの目的達成をしっかり評価していくことが、将来の福祉政策の起点にもなっていくことになる。

このような政策評価は、1980年代からイギリスやアメリカなどにおける政策と予算に対する目標設定、指標の対応づけが行われるなど、指標化による公共的な意思決定過程の合理化の中で取り組まれるようになった。そのため、福祉政策では、その推進が福祉や生活の質の向上にどう寄与したのかということよりも、経済的停滞と財政難による政策および行政の合理化という性格のほうが強かった。

わが国では、1990年代の半ばから地方自治体において政策評価、さらには行政評価の導入が始まり、今日では、多くの市町村で取り組まれている。政策評価・行政評価は、計画の策定、政策、施策、プログラムの開発、事業の実施、評価、フィードバックという意思決定の中に、位置づけられている(2)。当初は、地方自治体における総合計画の策定において、政策評価に「**社会指標（SI）**」が活用されるなど、福祉や生活の質などを指標化する取組みも行われた。

社会指標
SI: social indicator
1970（昭和45）年から住む、費やす、働く、育てる、癒す、遊ぶ、学ぶ、交わる等の生活領域ごとに測定した指標を総合化する試みがなされてきた。1984（昭和59）年には「新社会指標（NSI）」、1992（平成4）年には「新国民生活指標（PLI）」など、名称を変えながら生活の豊かさを指標で捉える取組みがなされてきた。

政策評価は、その福祉政策の目的に沿って、関連する制度やサービスがどの程度福祉ニーズに対応できたのかを評価することになる。ただし、福祉政策の評価は、他の政策評価とは異なり、広く福祉ニーズに対応できたのかという量的な側面だけでなく、人間の尊厳を守る生存権保障という質的な側面でも評価をしていくことが求められる。

わが国においては、国の社会保障審議会や都道府県の社会福祉審議会などが、政策決定だけでなく、政策評価としての役割を期待されることになる。また今日の福祉政策では、政府だけでなく、市場や国民にも福祉サービスの提供主体としての役割を期待されていることから、その政策評価への市場や国民の関わりが求められる。

[1] 行政における政策評価

国の政策評価は、政府全体の基本方針と、府省ごとの計画に基づいて実施されるが、その基本となるのが各府省の自己評価である。政策評価制度における評価の基準は必要性、効率性、有効性、公平性、優先性であり、その必要性とは、社会のニーズに照らした妥当性、上位の政策に照らした妥当性、取組み主体の妥当性をいい、有効性は政策目的の達成度合い、優先性は政策に着手するタイミングの妥当性が含まれる[5]。

[2] 市場における政策評価

市場では、民間の提供主体が多く参入しやすいような要件緩和によるサービス量の確保だけでなく、持続的なサービス提供をしっかり行っていける仕組みや、利用者の個別ニーズにもしっかり対応できるサービス提供主体となっているかが評価され、選択されるような機能が求められるが、その評価をいかに行っていくべきかが問われることとなる。この点については、国民が自由に福祉サービスを選択できる体制であれば、市場に任せても十分機能するであろうが、福祉サービスについては、必ずしも市場の競争原理だけでは成り立っていかないため、**介護サービス情報の公表**による情報公開や、**第三者評価制度**のように専門的に評価ができる仕組みのさらなる充実も必要となってくる。

介護サービス情報の公表
介護保険法の規定に基づき都道府県によって「介護サービスの公表制度」が行われている。厚生労働省は、全国の介護サービス事業所のサービス内容などの詳細情報をインターネットで自由に検索・閲覧できる「介護サービス情報公表システム」を設置している。

福祉サービス第三者評価
質の高い福祉サービスを事業者が提供するために、公正・中立な第三者機関が専門的・客観的な立場から評価を行う仕組み。

[3] 国民における政策評価

国民については、地域社会の身近な福祉ニーズにしっかり対応した福祉サービスの提供がなされているのかをチェックする役割が期待されると同時に、福祉サービスをより充実させるために政策主体へ意見を反映させる役割が求められる。最も直接的な評価の反映としては、選挙による投票になるが、必ずしも個々の政策に対する評価としての投票行動ということにはならないため、各政策における公聴会や住民集会、パブリックコメントなどが評価につながることにもなるが、今後、国民による政策評価をどのように進めていくべきかを検討していく必要がある。

E. 福祉政策の評価方法

わが国では、2001（平成13）年1月に「政策評価に関する標準的ガイドライン」が決定され、全政府的な政策評価の取組みが開始されることとなり、さらに2002（平成14）年4月に施行された「行政機関が行う政策の評価に関する法律」に基づいて政策評価が実施されることとなった。そのため政策評価は、各府省が新たな政策を推進していく上で、政策の質の向上や職員の意識改革を促し、効率的で質の高い成果重視の行政の実現、さらには国民に対する行政の説明責任（アカウンタビリティ）の徹底につなげるものとして位置づけられている。**図5-5-1**は、PDCAにおける政策マネジメントサイクルにおける政策評価の位置づけを示したものである[7]。

図 5-5-1　政策マネジメントサイクル

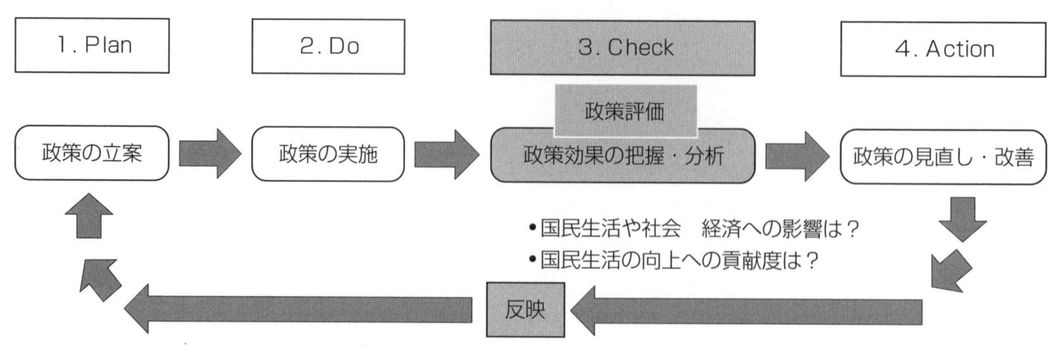

出典）厚生労働省ウェブサイト「政策評価」より作成．

政策評価は、政策立案（Plan）—実施（Do）—評価（Check）—政策の見直し・改善（Action）という PDCA サイクルの主要な要素である評価として組み込まれ、国民生活や社会・経済への影響、あるいは国民生活の向上への貢献度など政策効果の把握・分析が行われている。

厚生労働省の政策評価に関する取組みでは、2002（平成 14）年に「厚生労働省における政策評価に関する基本計画」（第 1 期基本計画）が策定され、それ以降 5 年ごとに政策評価の基本事項が定められてきているところである。近年では 2017（平成 29）年に第 4 期基本計画が策定されている。そして国の政策評価は、総務省において取りまとめられ、国会に報告がなされているところである。

F. 福祉政策における政策評価の種類

表 5-5-1 は、厚生労働省における政策評価などの種類を示したものである[(7)]。政策評価は、施策単位で実施される実績評価、モニタリング結果報告、テーマごとに実施される総合評価、事業単位で実施される事前の事業評価、事後の事業評価、公共事業評価、さらには研究開発評価などがある。

実績評価は、政策体系に定められた施策別に、設定した目標の達成状況や有効性などを評価するものである。施策目標ごとにその概要や施策実現のための背景・課題、各課題に対応した達成目標、施策の予算額・執行額などが記載され、評価結果として測定指標ごとにベンチマークとなる基準値、年度ごとの実績値、目標年度の目標値がまとめられる。加えて、評価結果と今後の方向性として、目標達成度合いの測定結果、総合判定、有効性や効率性などの視点からの施策の分析、さらには次期目標などへの反映の方向性が記載されるとともに、学識経験を有する者の知見の活用なども

表 5-5-1　厚生労働省における政策評価などの種類

種類	評価単位	内　容
実績評価	施策単位	政策体系に定められた施策ごとに、設定した目標の達成状況や有効性などを評価。また、その施策を進展させるための主な事務事業の概要などもあわせて記載。
モニタリング結果報告	施策単位	政策体系に定められた施策で、実績評価を実施しないものは、評価指標の直近の数値などをとりまとめ、公表する。
総合評価	テーマごと	制度の改変や中・長期計画の終了時などに、特定のテーマについての問題や、政策効果などを審議会などの外部有識者の意見を活用し、幅広い見地から評価する。
事業評価（事前）	事業単位	一定規模以上の予算措置を必要とする重要な事業などを新たに設ける場合や既存事業に一定規模以上の拡充をする場合に、あらかじめその事業の必要性・有効性・効率性などを評価する。
事業評価（事後）	事業単位	事業評価（事前）を行った事業について、一定期間経過後にその事業の有効性や事業を継続する必要性などを評価する。
公共事業評価（事前·事後）	事業単位	主に水道事業で 10 億円以上の費用を要するものの実施前と実施後に評価を実施する。
研究開発評価（事前·事後）	事業単位	厚生労働科学研究費補助金による研究開発の実施前と実施後に評価を実施する。

出典）厚生労働省ウェブサイト「政策評価」より作成.

付記される。

モニタリング結果報告は、政策体系に定められた施策で、実績評価を実施しないものについて評価指標の直近の数値などを取りまとめて公表するもので、近年はおおむね実績評価がなされていることもあって、行われていない。**総合評価**は、制度の改変や中・長期計画の終了時などに、特定のテーマについての問題や、政策効果などを審議会などの外部有識者の意見を活用し、幅広い見地から評価するものである。**事業評価（事前）**は、一定規模以上の予算措置を必要とする重要な事業などを新たに設ける場合や既存事業に一定規模以上の拡充をする場合、その事業の必要性・有効性・効率性などを評価するもので、対象の事業については、一定期間経過後にその事業の有効性や事業を継続する必要性などを**事業評価（事後）**で評価することになっている。また主に水道事業で 10 億円以上の費用を要するものの実施前と実施後には**公共事業評価**が行われている。その他に、厚生労働科学研究費補助金による研究開発の実施前後で**研究開発評価**がなされている。

G. 政策評価の方法とシステム

政策評価は、政策の特性や評価の目的などに応じて、実績評価方式、総合評価方式、事業評価方式の 3 つの方式を適切に選択して実施されている。

実績評価方式とは、あらかじめ政策効果に着目した目標を設定し、その実績を測定し、目標の達成度合いについて評価するものである。**総合評価方式**とは、特定のテーマに係る政策効果の発現状況をさまざまな角度から掘り下げ、政策に係る問題点の把握およびその原因を分析するなど総合的に評価するものである。**事業評価方式**とは、期待される政策効果やそれらの要する費用などを推計・測定する事前評価を行うとともに、事前の評価内容を踏まえて検証する事後評価を行うものである。これら政策評価は、その必要性、効率性および有効性の観点を基本としつつ、評価の対象とする政策の特性などに応じて公平性、優先性などの観点を用いるなど、総合的に評価を行うこととされている(8)。

これら3つの評価方式は、それぞれ実績評価を**業績測定**、総合評価を**プログラム評価**、事業評価を**プロジェクト評価**とも呼ばれ、情報の明瞭性、分析精度の正確性、費用の効率性を検討し、目標点に向かって計画的に進める必要がある(9)。

また政策・施策評価を評価システムの機能としてみると、事前評価機能、プロセス評価機能、事後評価機能に分けることができる。事前評価機能は、政策・施策導入の意義と根拠を与える評価機能である。プロセス評価機能は、政策・施策が計画通り実施されたことにより、期待される効果の達成度の評価機能である。事後評価機能は、政策・施策の目的、目標が達成されたか否かを評価するものである(10)。

政策評価の実施にあたっては、客観性の確保や多様な意見の反映を図るため、学識経験者などの高度な専門性や実践的な知見の活用などを積極的に図ることとされ、政策評価に関する有識者会議の設置も行われている。

[1] 政策評価・行政評価と指標

政策評価・行政評価では、政策の立案における目標値設定のために指標化の取組みが行われてきた。この指標研究は、社会統計の整備、データに関する試みであり、どのようにデータを収集・加工・処理するか、というところに焦点がある(2)。因子分析による複雑な指標の関連性を構造的に捉える試みや、地域の類型化のためにクラスター分析を用いるなどの多変量解析による取組みがなされてきたところであるが、そのまま政策評価に用いられることは少なく、政策で設定される目標に応じた指標を用いた評価が行われることのほうが一般的である。

[2] 福祉政策における効果の把握

福祉政策における効果の把握については、それに要するコスト、得られる結果の分析精度、評価を実施する職員の能力などを考慮しつつ、政策の特性に応じた合理的な手法を用いて、できる限り定量的に行うこととされている。そのため、アウトプット指標だけでなく、アウトカム指標を設定して施策の達成状況をより適切に把握することが望ましいとされている。ここでいう**アウトプット指標**とは、行政活動そのものや行政活動により提供されたモノやサービスの量・利用結果などを測定したものである。また**アウトカム指標**とは、行政活動の結果として国民生活や社会経済に及ぼされる変化や影響を測定するものである(8)。

定量的な把握が難しい場合には、できる限り客観的な情報・データや事実を用いて定性的に行政効果を把握することとされている。福祉政策は、その効果の把握に関する手法などが確立されていない分野も存在するため、数値などで把握しにくい効果を勘案しつつ、適正な評価が求められている。

政策評価の手法には、ベンチマーク方式がある。**ベンチマーク方式**とは、事前評価で測定した基準値を数値指標（ベンチマーク）として時系列的な比較を行う、あるいは他の地域や組織との比較を行うなどの相対的な評価の手法である(2)。

H. 福祉政策と福祉計画

わが国では、1990年代に入ってから、地方自治体が主体となって福祉政策を計画的に進めていく計画行政が本格的に導入されるようになった。1993（平成5）年に全国の市町村が一斉に老人保健福祉計画を策定して以降、地域の状況に応じて異なる住民ニーズに適切に対応できるよう、各地方自治体が独自の福祉政策を打ち出すことが求められるようになった。さらに2000（平成12）年の介護保険制度の導入では、住民に最も近い自治体である市町村が政策決定主体としての役割を担うこととなった(11)。

地方自治においては、従来の制度の枠にとらわれることなく、現代社会の諸課題に横断的に対応し、組み換えをもたらす仕組みとして、行政と民間の福祉団体、NPOなどの市民的活動、住民などが対等な関係の下で協働することを意味するガバナンスの必要性が指摘されている(12)。そして福祉政策では、従来のガバメントから**ガバナンス**への移行とともに、公私協働による政策決定・推進の仕組みが求められているといえる。

ガバナンス
政府、市場経済、市民社会の3つのセクターが問題解決のため相互作用するプロセスとシステム(12)。

[1] 計画立案手法

計画立案手法は、国、地方自治体、地域住民などによって異なるが、国レベルでは、厚生労働大臣の諮問機関として厚生労働省に設置されている

社会保障審議会において、各種社会保障制度や人口問題などに関する事項に対する調査審議が行われる。社会保障審議会には、介護給付費分科会や福祉部会など分野・制度ごとに分科会や部会が複数設置されており、学識経験者などの委員によるさまざまな議論がなされている。また都道府県および指定都市、中核市には、知事や市長の諮問機関として**地方社会福祉審議会**が設置され、その下に民生委員審査専門分科会や身体障害者福祉専門分科会などの分科会が置かれ、関連する事項についての調査審議がなされる。

市町村レベルでは、地方自治体が実施主体となる介護保険事業計画や地域福祉計画などの計画立案段階において、学識経験者や専門職、地域住民の代表などから構成される策定委員会と、その下に設置される作業部会やワーキンググループなどによって重層的に地域の福祉ニーズ把握を行うとともに、広く地域住民などから公聴会などでのパブリックコメントを聴取するなどの手法を用いて計画立案がなされている。

[2] 福祉ニーズの把握

福祉ニーズは、人口動態の把握や高齢化率、要介護者比率など既存統計を用い、国全体だけでなく地方自治体単位で将来の需要予測から必要な福祉サービス量の把握が行われる。それに加えて、アンケート調査や住民懇談会、住民会議などを通して、求められている福祉ニーズをつかむといった福祉サービスの質に対する把握も行われる。その一方、福祉サービスを提供している専門職の状況などを踏まえ、求められる人材の確保・育成についても検討がなされている。

[3] 福祉計画の評価

福祉計画の評価では、計画実施の効果測定、目標達成の評価が行われる。

プログラム評価は、福祉政策あるいは福祉サービス実践と、その結果との因果関係を検証する手法である。

また費用・効果分析は、計画されたサービスに必要な費用と、その達成による効果を効率性の視点から分析する方法である。

そのほかに、予算や人員の投入など物的・人的資源、組織体制を測るストラクチャー評価またはインプット評価、目標設定や記録状況などからサービス提供主体の活動や多機関との連携体制を測るプロセス評価、実施回数や参加人数などの結果がどの程度現れたかを測るアウトプット評価、プログラム実施に要した費用や労力、時間などの投資からみた成果の程度を測るエフィシェンシー評価などがある。

注）

ネット検索によるデータの取得日は，いずれも 2020 年 12 月 7 日．
(1) 濵嶋朗・竹内郁郎・石川晃弘編『新版増補版　社会学小辞典』有斐閣，2005, p.257, p.351.
(2) 三重野卓『福祉政策の社会学―共生システム論への計量分析』ミネルヴァ書房，2010, p.33, p.137, p.140, p.141.
(3) 日本学術会議ウェブサイト・社会学委員会社会福祉学分科会「提言　社会的つながりが弱い人への支援のあり方について―社会福祉学の視点から（2018 年 9 月 13 日）」.
(4) 厚生労働省近畿厚生局ウェブサイト「『地域包括ケア』ミニパンフレット」.
(5) 厚生労働省ウェブサイト「地域包括ケアシステム」.
(6) 窪田好男「福祉政治と政策評価」宮本太郎編『福祉政治』ミネルヴァ書房，2012, p.113, p.119.
(7) 厚生労働省ウェブサイト「政策評価」.
(8) 厚生労働省『厚生労働省における政策評価に関する基本計画（第 4 期）』2017（2020.7 に一部改変）.
(9) 柳澤智美「政策評価とその技法」城西大学現代政策学部編『城西現代政策研究』3-1，2009，p.28.
(10) 関田康慶・加藤由美「政策・施策評価システムの設計と評価方法」会計検査院編『会計検査研究』24，2001，p.24.
(11) 佐々木寿美『福祉政策論』学陽書房，2007，p. 52.
(12) 山本隆『ローカル・ガバナンス―福祉政策と協治の戦略』ミネルヴァ書房，2009，p.8, p.23.

理解を深めるための参考文献

● **岩田正美・上野谷加代子・藤村正之『ウェルビーイング・タウン社会福祉入門（改訂版）』有斐閣アルマ，2013.**

社会福祉を初めて学ぶ人のための入門書とされているが、全体を、価値を考える、社会・制度を学ぶ、フィールドに取り組む、という 3 部に分け、社会福祉を多角的に捉えながら学んでいけるよう工夫されている。福祉政策に関連する事項をより深く理解するためにも有益な 1 冊である。

● **埋橋孝文『福祉政策の国際動向と日本の選択』法律文化社，2011.**

第Ⅰ部は、「比較福祉『国家』論から『政策』論へ」と題し、国際比較の視点から福祉政策を検証する。第Ⅱ部は、「ワークフェアからメイキング・ワーク・ペイへ」として、今注目されている労働と福祉の関係の再編について論じている。グローバルな視点から福祉政策を学ぶことのできる文献である。

コラム　福祉政策を超えて

福祉政策とは、本章でも述べている通り、何らかの理由によって生活のしづらさを感じている人たち（福祉ニーズを有する人たち）が、地域社会において自立した生活を営むことができるように、国や地方自治体などが主体となって行う方策の総称をいう。つまり、福祉政策は誰もが住みやすい社会の実現を目指して取り組む方策であり、その立案や推進は国や地方自治体などの公的機関が担っているのである。それゆえ、画一的・硬直的で手続きに時間がかかるといった側面を持ち、いわゆる「制度の狭間」の問題を生み出すことになる。この問題の解決には、行政主導ではない地域住民を中心とした活動が必要である。そこで、注目される支援方法にソーシャルアクションがある。

ソーシャルアクションとは、地域社会に生じるさまざまな問題に対し、当事者や地域住民が問題の解決や望ましい社会の実現を目的に、法制度、人びとの意識、慣習、文化などを含めた環境の変革を目指す活動である。平たく言えば、今の社会は「このままではいけない」から「こうしよう」という活動であり、誰もが住みやすい社会を作るための行動であるといえる。たとえば、貧困、格差、差別、障害、性的マイノリティ、犯罪や暴力の被害など、社会的に弱い立場に置かれ、充分な支援を受けられずにいる人たちを支える活動が挙げられる。こうした活動には、前に述べた「制度の狭間」の問題に対応することに加えて、①コンフリクトと闘うこと、②アウトリーチすること、③エンパワメントすること、④公民協働のネットワークづくりをすること、⑤地域（仕組み）づくりをすること、⑥総論賛成・各論賛成のまちづくりをすること、などが求められる。問題の当事者や家族、地域住民、そしてソーシャルワーカーなどが連帯し、人と人とのつながりを結びなおし、コミュニティの再生を志向すべきである。今こそ政策を超えた活動が求められている。

参考文献

- 木下大生・鴻巣麻里香編『ソーシャルアクション！あなたが社会を変えよう！—はじめの一歩を踏み出すための入門書』ミネルヴァ書房，2019.
- 勝部麗子『ひとりぼっちをつくらない—コミュニティソーシャルワーカーの仕事』全国社会福祉協議会，2016.

第6章 福祉政策の課題

社会の変化に応じて、私たちの日常生活に直接影響を及ぼす生活課題への柔軟な対応が社会福祉政策に求められる。本章では、共生社会・多文化共生の実現を目的として各自治体が整備を進めている地域包括ケアシステム、従来の福祉サービスの対象者としても重要な貧困者、高齢者、障害者、児童を対象とした福祉課題を概観する。

1

わが国の社会福祉法と各市町村が取り組む地域包括ケアシステムや共生社会・多文化共生を理解する。

2

わが国の福祉政策の課題として、近年その存在意義が見直されてきている貧困者の政策課題を理解する。

3

人口高齢化が進行するわが国の高齢者の政策課題を理解する。

4

障害者総合支援法の成立により、大きく制度が変わりつつあるわが国の障害者の政策課題を理解する。

5

少子化に伴い、変貌しつつあるわが国の児童関連の政策課題を理解する。

1. 社会包括ケアシステムと共生社会、多文化共生

A. 社会福祉法改正と地域包括ケアシステム

2018（平成 30）年、社会福祉法改正の施行により、新たに 106 条の 3 として、「地域住民等および支援関係機関によって、地域福祉の推進のための相互の協力が円滑に行われ、地域生活課題の解決に資する支援が包括的に提供される仕組みを整備するよう努める」という包括的な支援体制の整備に関する努力義務が市町村に求められるようになっている。具体的には、以下の 3 つの事業の実施が規定されている。

①地域住民等が地域福祉を推進するための環境整備

②地域住民等による生活課題に関する相談や支援関係機関への協力に関す

図 6-1-1　地域包括ケアシステム

- ○ 団塊の世代が 75 歳以上となる 2025 年を目途に、重度な要介護状態となっても住み慣れた地域で自分らしい暮らしを人生の最期まで続けることができるよう、**住まい・医療・介護・予防・生活支援が一体的に提供される地域包括ケアシステムの構築を実現**していきます。
- ○ 今後、認知症高齢者の増加が見込まれることから、認知症高齢者の地域での生活を支えるためにも、地域包括ケアシステムの構築が重要です。
- ○ 人口が横ばいで 75 歳以上人口が急増する大都市部、75 歳以上人口の増加は緩やかだが人口は減少する町村部等、**高齢化の進展状況には大きな地域差が生じ**ています。
  地域包括ケアシステムは、**保険者である市町村や都道府県が、地域の自主性や主体性に基づき、地域の特性に応じて作り上げていく**ことが必要です。

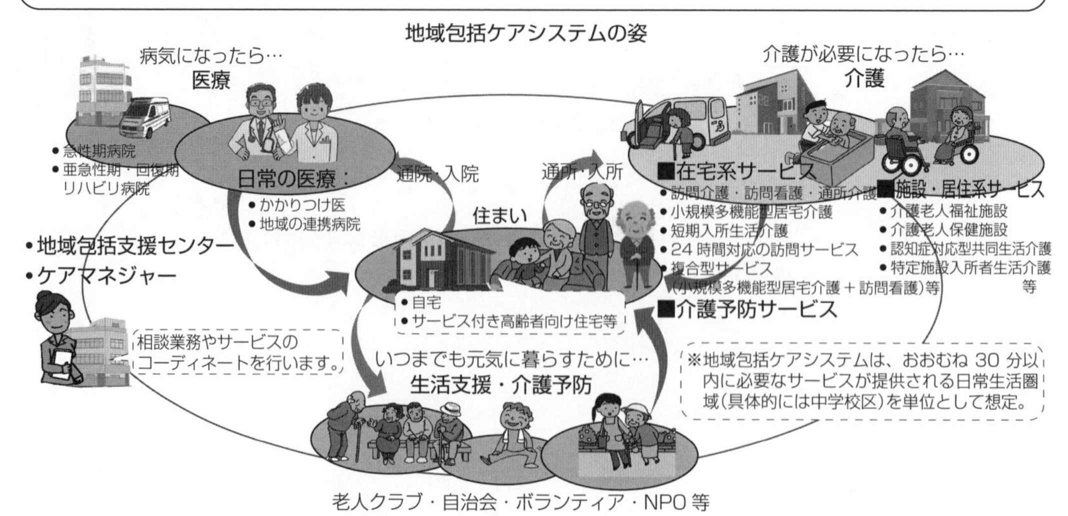

出典）厚生労働省ウェブサイト「地域包括ケアシステム」.

る体制づくり

③生活困窮者自立相談支援事業との連携等の体制整備

厚生労働省は、2025（令和 7）年を目途に、高齢者の尊厳の保持と自立生活の支援の目的のもとで、可能な限り住み慣れた地域で、自分らしい暮らしを人生の最期まで続けることができるよう、地域の包括的な支援・サービス提供体制である**地域包括ケアシステム**の構築を推進している。

地域包括ケアシステムは、地域の自主性や主体性に基づき、各都道府県や市町村の地域の特性に応じて作り上げていく必要がある（**図 6-1-1**）。

B. 共生社会と多文化共生

[1] 共生社会

共生社会の考え方は、「障害者基本計画（第 4 次計画）」（2018〔平成 30〕～ 2022〔令和 4〕年）において、障害の有無にかかわらず、国民誰もが相互に人格と個性を尊重し支え合う共生社会の実現を目指すものとして、

図 6-1-2　共生社会の実現に向けて

「地域共生社会」の実現に向けて（当面の改革工程）【概要】

「地域共生社会」とは

平成 29 年 2 月 7 日　厚生労働省「我が事・丸ごと」地域共生社会実現本部決定

◆制度・分野ごとの『縦割り』や「支え手」「受け手」という関係を超えて、地域住民や地域の多様な主体が『我が事』として参画し、人と人、人と資源が世代や分野を超えて『丸ごと』つながることで、住民一人ひとりの暮らしと生きがい、地域をともに創っていく社会

改革の背景と方向性

公的支援の『縦割り』から『丸ごと』への転換
○個人や世帯の抱える複合的課題などへの包括的な支援
○人口減少に対する、分野をまたがる総合的サービス提供の支援

『我が事』・『丸ごと』の地域づくりを育む仕組みへの転換
○住民の主体的な支え合いを育み、暮らしに安心感と生きがいを生み出す
○地域の資源を活かし、暮らしと地域社会に豊かさを生み出す

改革の骨格

地域課題の解決力の強化
●住民相互の支え合い機能を強化、公的支援と協働して、地域課題の解決を試みる体制を整備【29 年制度改正】
●複合課題に対応する包括的相談支援体制の構築【29 年制度改正】
●地域福祉計画の充実【29 年制度改正】

地域を基盤とする包括的支援の強化
●地域包括ケアの理念の普遍化：高齢者だけでなく、生活上の困難を抱える方への包括的支援体制の構築
●共生型サービスの創設【29 年制度改正・30 年報酬改定】
●市町村の地域保健の推進機能の強化、保健福祉横断的な包括的支援のあり方の検討

「地域共生社会」の実現

●多様な担い手の育成・参画、民間資金活用の推進、多様な就労・社会参加の場の整備
●社会保障の枠を超え、地域資源（耕作放棄地、環境保全など）と丸ごとつながることで地域に「循環」を生み出す、先進的取組を支援
地域丸ごとのつながりの強化

●対人支援を行う専門資格に共通の基礎課程創設の検討
●福祉系国家資格を持つ場合の保育士養成課程・試験科目の一部免除の検討
専門人材の機能強化・最大活用

実現に向けた工程

平成 29（2017）年：介護保険法・社会福祉法等の改正
◆市町村による包括的支援体制の制度化
◆共生型サービスの創設　など

平成 30（2018）年：
◆介護・障害報酬改定：共生型サービスの評価 など
◆生活困窮者自立支援制度の強化

平成 31（2019）年以降：
更なる制度見直し

2020 年代初頭：
全面展開

【検討課題】
①地域課題の解決力強化のための体制の全国的な整備のための支援方策（制度のあり方を含む）
②保健福祉行政横断的な包括的支援のあり方　　③共通基礎課程の創設　等

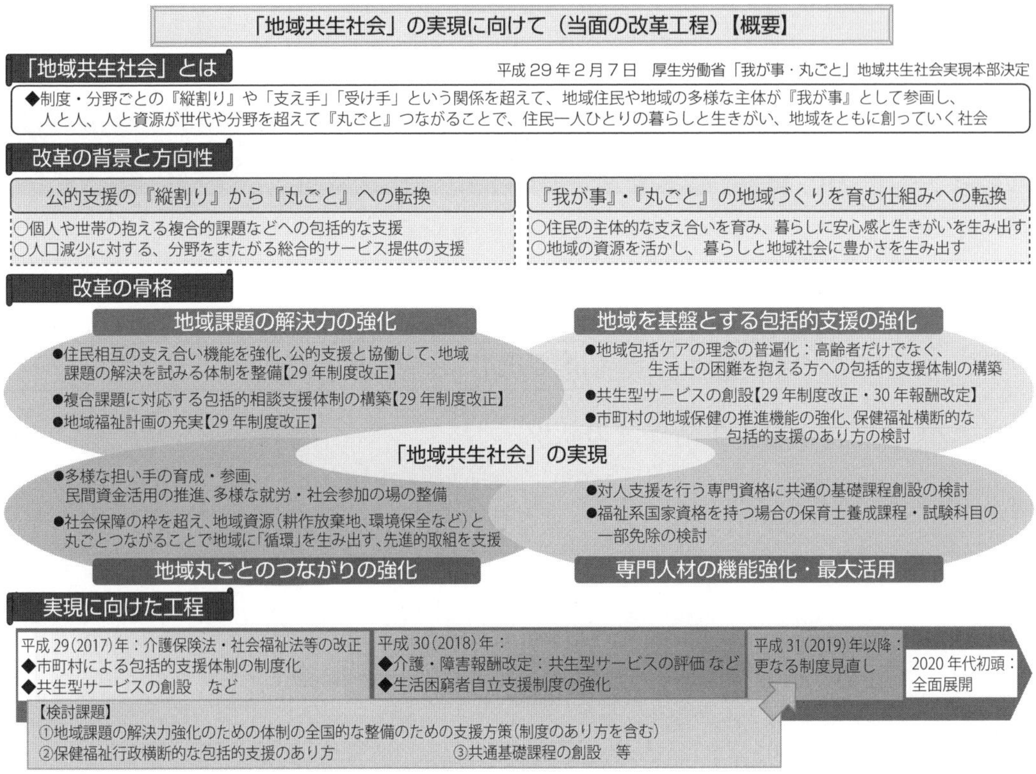

出典）厚生労働省ウェブサイト「『地域共生社会』の実現に向けて」.

「社会のバリアフリー化の推進」「利用者本位の支援」「障害の特性を踏まえた施策の展開」「総合的かつ効果的な施策の推進」等の政策目標とともに掲げられた。

厚生労働省は、2017（平成 29）年、「『地域共生社会』の実現に向けて（当面の改革工程）」を策定し、その具体化をすすめている（**図 6-1-2**）。

[2] 多文化共生

「**多文化共生**」とは、経済のグローバル化に伴う外国人登録人口の増加により、在住外国人に対する政策が注目されてきたことを象徴する概念であり、総務省では、「国籍や民族などの異なる人々が、互いの文化的な違いを認め、対等な関係を築こうとしながら、ともに生きていくこと」と表現している。

地域社会が外国人を受け入れ、理解することにより、外国人住民の人権保障や地域社会の活性化、ユニバーサルデザインのまちづくりの推進がすすめられる。

政策的な取組みはまだ始まったばかりだが、外国人労働者の雇用・労働環境の改善や居住の安定確保、子どもの教育、多言語化による情報提供、互いの文化尊重・理解促進のためのコミュニケーション支援、また、災害発生時での対応等、さまざまな分野での進展が期待されている。

2. 貧困者の政策課題

A. 生活保護制度の動向と課題

[1] 生活保護の状況

生活保護は、わが国の公的扶助の中核をなす制度であり、日本国憲法25条に規定された、健康で文化的な最低限度の生活を保障するという生存権について、具体的に対処する制度である。なおかつ、他法では救済できない最後の**セーフティネット**の手段として、経済的貧困に陥った人びとの救済手段として最も重要な制度であるといえる。

セーフティネット
safety net
安全網。何らかの危機に直面した場合の日常生活維持に必要な衣食住など、最低限必要な物資や生活環境維持のための施策やその集合体。

厚生労働省が発表した 2020（令和 2）年 10 月現在の生活保護受給者数は、204 万 9,746 人で、65 歳以上の高齢者世帯は 90 万 2,899 世帯であった。新型コロナウイルス感染拡大の影響による失業等により、今後も生活保護受給者が増えることが予想され、受給世帯の高齢化も進行している状況にある。

一般的に経済状況が好景気のときには**保護率**は下降し、不景気に転じたときには上昇する（**図 6-2-1**）。これは、景気変動の影響が少ない農林水産業などの第 1 次産業が中心の郡部と、景気の状況に左右される工業の第 2 次産業、サービス業である第 3 次産業が多い市部との格差がますます拡大していることを意味している。

被保護世帯数は、2018 年度で、163 万 7,422 世帯であり、単身者世帯が 80.8%、2 人世帯が 13.7% であり、被保護世帯の平均世帯人員は 1.30 である。このような世帯人員の減少が、被保護世帯数の増加傾向につながっているものと思われる。

世帯類型別では、高齢者世帯が 54.0% にものぼっていることが注目される。以下、傷病・障害者世帯が 25.3%、母子世帯 5.3% という順である（**表 6-2-1**）。

生活保護受給期間でも、10 年以上が 30.7%、5 年以上 10 年未満が 31.7 % と、受給期間が長期化する傾向にある。

（生活）保護率
その年の人口千人当たりの生活保護受給者の割合。

［2］生活保護運用の動向

生活保護の予算は、前述のように経済状況の悪化により、不景気と呼ばれる時代にあっては、保護率の上昇を余儀なくされる。これにより、生活保護にかかる経費についても上昇が見込まれるものの、近年の基礎構造改革および国家財政の緊縮化の方向性により、保護費の上昇を抑えるために、

図 6-2-1　扶助別被保護実人員の推移（1 ヵ月平均）

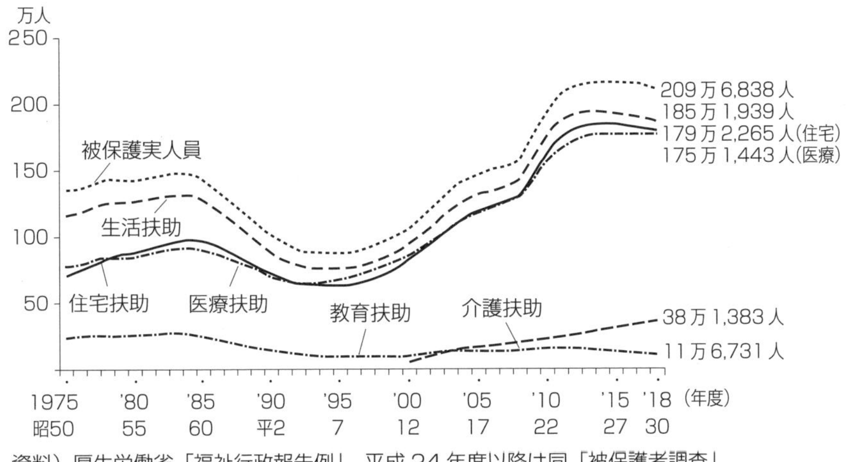

資料）厚生労働省「福祉行政報告例」、平成 24 年度以降は同「被保護者調査」。
出典）厚生労働統計協会編『国民の福祉と介護の動向 2020/2021 年』厚生労働統計協会，2020，p200.

表 6-2-1　世帯類型別にみた被保護世帯と一般世帯の推移

	総　数	高齢者	母　子	その他		
				総数	傷病・障害者	その他
被保護世帯（1ヵ月平均）構成割合（%）						
昭和 50 年　（'75）	100.0	34.3	9.5	56.3	46.1	10.2
60　（'85）	100.0	32.5	14.4	53.1	43.6	9.5
平成 7　（'95）	100.0	43.7	8.6	47.8	42.3	5.5
17 年度（'05）	100.0	43.5	8.7	47.8	37.5	10.3
27　（'15）	100.0	49.5	6.4	44.0	27.3	16.8
29　（'17）	100.0	53.0	5.7	41.4	25.7	15.7
30　（'18）	100.0	54.0	5.3	40.5	25.3	15.2
一般世帯構成割合（%）						
昭和 50 年　（'75）	100.0	4.9	1.1	93.9	…	…
60　（'85）	100.0	8.4	1.4	90.3	…	…
平成 7　（'95）	100.0	13.8	1.2	85.0	…	…
17　（'05）	100.0	17.7	1.5	80.8	…	…
27　（'15）	100.0	25.2	1.6	73.2	…	…
29　（'17）	100.0	26.2	1.5	72.3	…	…
30　（'18）	100.0	27.6	1.3	71.1	…	…
世帯保護率（‰）						
昭和 50 年　（'75）	2.07	14.41	17.35	1.24	…	…
60　（'85）	2.04	7.95	21.68	1.20	…	…
平成 7　（'95）	1.42	4.51	10.37	0.80	…	…
17 年度（'05）	2.21	5.41	13.10	1.31	…	…
27　（'15）	3.22	6.31	13.16	1.94	…	…
29　（'17）	3.24	6.54	12.06	1.85	…	…
30　（'18）	3.19	6,27	13.08	1.82	…	…

資料）厚生労働省「被保護者全国一斉調査」（平成 7 年以前）、「福祉行政報告例」（平成 17 年度）、「被保護者調査」（平成 27 年度以降）、「厚生行政基礎調査」（昭和 60 年以前）、「国民生活基礎調査」（平成 7 年以降）。

注）被保護世帯の世帯類型は平成 17 年度から、一般世帯の世帯類型は平成 9 年から、定義が変更されているが、本表の平成 7 年以前の数値は旧定義によっている。

出典）厚生労働統計協会編『国民の福祉と介護の動向 2020/2021』厚生労働統計協会, 2020, p.201.

保護の適正化が叫ばれるようになっている。近年は、保護率が上昇傾向にあるにもかかわらず、予算の伸びは抑制傾向にある（**表 6-2-2**）。

1981（昭和 56）年、当時の厚生省社会局保護課長通知として全国の福祉事務所を管轄する都道府県や市に出された「生活保護実施の適正化について」（いわゆる 123 号通知）では、当時暴力団などによる不正受給問題が多発したことから、生活保護受給の審査を厳正に行うことが求められた。しかしその後、1987（昭和 62）年の**札幌母親餓死事件**に代表されるように、全国で保護の申請の門前払いや保護受給の打ち切りなどにより、餓死者や自殺者を出す事態となっている。

札幌母親餓死事件
1987 年、札幌市内の市営アパートに住む母子家庭の母親がアルバイト就労を理由に生活保護を打ち切られ、その後体調不良で仕事に就けず、3 人の子どもを残して餓死した事件。

表 6-2-2　国の予算と生活保護費（当初予算）の年次推移

（単位：億円）

	年度	昭40	50	60	平7	17	27	29	30	令元	2
予算額	一般会計予算（A）	36,581	212,888	524,996	709,871	821,829	963,420	974,547	977,128	1,014,571	1,026,580
	一般歳出予算（B）	29,199	158,408	325,854	421,417	472,829	573,555	583,591	588,958	619,639	634,972
	社会保障関係費（C）	5,184	39,282	95,740	139,244	203,808	315,297	324,735	329,732	340,593	358,121
	厚生労働省予算（D）	4,787	39,067	95,028	140,115	208,178	299,146	306,873	311,262	320,358	330,336
	生活保護費（E）	1,059	5,347	10,815	10,532	19,230	29,042	29,211	29,046	28,917	28,640
予算に占める生活保護費の割合	対一般会計予算比（E/A）	% 2.9	% 2.5	% 2.1	% 1.5	% 2.3	% 3.0	% 3.0	% 3.0	% 2.9	% 2.8
	対一般歳出予算比（E/B）	3.6	3.4	3.3	2.5	4.1	5.1	5.0	5.0	4.7	4.5
	対社会保障関係予算比（E/C）	20.4	13.6	11.3	7.6	9.4	9.2	9.0	8.8	8.5	8.0
	対厚生労働省予算比（E/D）	22.1	13.7	11.4	7.5	9.2	9.7	9.5	9.3	9.0	8.7

出典）生活保護制度研究会編『保護のてびき（令和２年版）』第一法規，2020，p.50.

近年でも、半強制的な保護の打ち切りにより連続して餓死者を出した北九州市や、刑務所刑務官出身の職員を生活保護窓口に配置し、申請を制限していた高松市など、露骨な保護費抑制を図ろうとした自治体にも非難が集中した。また、芸能人の家族に対する保護の不正受給の疑いが、マスコミにより取り上げられ、話題となった。

これには、地方分権化の流れの中で、本来の国の業務である生活保護に関するさまざまな事務が、法定受託事務として都道府県と市の業務となっている一方、保護の相談については、都道府県などの自治事務として規定されているといったような行政面の複雑な構造が背景にある。

また、受給者の公平化を図るという視点から、2006（平成18）年度に老年加算廃止、2009（平成21）年度までで母子加算廃止という大胆な給付カットが行われている。

ニーズの増大と、国家財政の危機からくる負担の抑制という、二律背反的な命題を、生活保護制度は突きつけられている。

B. 生活保護制度運用の見直し

［1］生活保護基準の検証

生活保護における給付の基準については、特に生活扶助基準における一般国民の消費生活水準との均衡が図られるよう、５年に１度専門家による検証が行われることとなり、2007（平成19）年度に初めて「生活扶助基準に関する検討会」が開催された。

また、これまで明確な基準が示されていなかった本人の稼働能力については、2008（平成 20）年度からの生活保護制度運用の見直しによって、以下の 3 つの用件をもとに判断基準の基本的な事項が明記されている。

①稼働能力の有無

②稼働能力を活用する意思の有無

③稼働能力を活用する就労の場の取得の可能性

保護の申請時においても、福祉事務所の保護開始申請時の適切な対応方法が明記されるとともに、受給者から保護辞退の申し出があった場合の取扱いについても、その適切な取扱いが徹底されることとなった。

今後は、要保護者の生活状況などに応じた援助方針の策定や、被保護者の自立助長を支援するための関係機関との連携のあり方が模索されていくこととなる。

2011（平成 23）年に、社会保障審議会の下に「生活保護基準部会」が設置され、その検討結果をふまえた報告書が 2013（平成 25）年にまとめられた。それにより、3 年間にわたり生活扶助基準額等が段階的に引き下げられるとともに、各種基準の見直しが行われた。

[2] 就労支援対策との連携

被保護世帯の増加や、生活問題の多様化・複雑化に対処するため、2005（平成 17）年度から、経済的支援に加えて被保護世帯の自立と就労を支援する「**自立支援プログラム**」が導入されている。また、ハローワーク（公共職業安定所）と福祉事務所との連携によって被保護者の就労支援を行う「生活保護受給者等就労支援事業」も同年から実施された。なお、この事業は、2011（平成 23）年に「福祉から就労」支援事業と名称変更され、地方自治体（福祉事務所等）とハローワークが、就労に関する支援要請について協定を結ぶことにより、生活保護受給者等を対象とした自立の実現を目指す綿密な就労支援を行っている。

自立支援プログラム
福祉事務所などの生活保護実施機関が、管内の被保護世帯全体の状況を把握し、個々の状況や自立阻害要因を類型化し、それぞれに取り組むべき自立支援の具体的内容や手順などを定め、これにより組織的な支援を行うもの。

2008（平成 20）年度後半からは、100 年に 1 度とも言われる世界的な不況に見舞われ、非正規雇用労働者の多くが、契約を打ち切られるばかりではなく、社員寮などからの退去といった生活の場も失われた。

このような雇用の不安は、大手企業の正規職員にも広がっており、日常生活のリスクも増大していると言わざるを得ない。特に生活保護世帯に対しては、地域によってはいまだに偏見・差別の対象となっており、社会的排除に向かう感情が根強い。本来人間のもつ**ヴァルネラビリティ**の認識が、社会福祉の充実にどう関わるのか、わが国でも福祉国家としてのあり方が

ヴァルネラビリティ
vulnerability
人間が本来もつ脆弱性、傷つきやすさ。

問われる根本問題の１つであるといえる。社会的包含も、わが国では**地域包括支援（ソーシャル・インクルージョン）**の考え方が、高齢者や障害者福祉を中心に語られる機会が多く、貧困者に対する社会連帯の議論には至らない場合が多い。

北欧などの福祉先進諸国は、完全雇用が国の施策の中心に据えられており、わが国の雇用対策についても、狭い範囲の社会保障・社会福祉対策の検討ではなく、全国民的な緊急性の高い政治的問題でもある。その点からは、わが国の政治体制や民主主義のあり方が大いに注目されているといえる。

2013（平成25）年、「生活困窮者自立支援法」が制定された。この法律は、生活保護に至る前の段階での自立支援策の強化を図るもので、自立相談支援事業や住宅確保給付金の支給などが規定されている。

地域包括支援（ソーシャル・インクルージョン）
social inclusion
包含、包括と訳され、高齢者、障害者、要保護児童など、援助が必要な人びとが地域社会から差別されることなく、さまざまな支援対策に包み込まれ日常生活維持を実現するための援助の考え方とその実践。

C. 子どもの貧困対策

わが国の子どもの**相対的貧困率**は、OECD（経済協力開発機構）によると、加盟34ヵ国中10番目に高く、子どもがいる現役世代のうち大人が1人（ひとり親等）の世帯の相対的貧困率は、OECD加盟国の中で、最も高くなっている。このことは、母子世帯や父子世帯等の貧困問題の顕在化と、その対策の必要性を意味している。

2013（平成25）年、「**子どもの貧困対策推進法**」が成立し、翌年１月から施行されている。この法律は、子どもの将来がその生育環境に左右されることのないよう（いわゆる「貧困の連鎖」）、貧困の状態にある子どもが健やかに育成される環境を整備するとともに、教育の機会均等を図り、子どもの貧困対策を総合的に推進するものである。具体的には、経済支援、教育支援、生活支援、就労支援という４つの具体的な支援対策の有効な実施が求められている。

この法律により、内閣府、厚生労働省、文部科学省等の政府機関の連携・協力のもと、子どもの貧困対策を総合的に推進するために、子どもの貧困対策に関する大綱を定めるとともに、内閣府に内閣総理大臣を会長とする「子どもの貧困対策会議」を設置することとなっている。

2014（平成26）年８月、「子どもの貧困対策に関する大綱」が定められ、子どもの貧困対策に関する基本的方針、子どもの貧困に関する指標、指標の改善に向けた当面の重点施策等が明示されている。

相対的貧困率
世帯収入から子どもを含む国民一人ひとりの所得を仮に計算し、順番に並べたとき、真ん中の人の額（中央値）の半分（貧困線）に満たない人の割合。

子どもの貧困対策推進法
正式名称は「子どもの貧困対策の推進に関する法律」。

3. 高齢者の政策課題

A. 介護保険制度の見直し

[1] 介護保険制度の検証

1997（平成 9）年に「介護保険法」が制定され、2000（平成 12）年度より開始された介護保険制度も、20 年以上が経過し、当初は想定していなかったさまざまな問題が露呈する結果となっている。

まず、予想を超えた急激な高齢化により、65 歳以上の第 1 号被保険者は、2000 年 4 月に 2,165 万人だったものが、10 年後の 2010（平成 22）年 4 月には 2,895 万人と、730 万人増加している。要介護認定者の数も、同 10 年間で 218 万人から 487 万人と、ほぼ倍増し、2019（平成 31）年には、約 660 万人に達している（**表 6-3-1**）。また、介護保険によるサービスを受給した者も 10 年間で 149 万人から 403 万人と 2 倍以上の大幅な増加となっている。介護保険制度が目指した「介護の社会化」は、従来家族や近隣の助け合いといった相互扶助と、社会的入院など、医療に大きく依存していた状況に変化をもたらしたともいえる。

このような介護ニーズの増加は、サービス提供体制の拡充によってもたらされたともいえる。介護保険のサービス提供は、市場原理を積極的に取り入れ、規制緩和を推進した結果であり、従来の社会福祉法人に加えて、

表 6-3-1　要介護度別認定者数の推移

（単位　千人）　　各年 4 月末

	平成 12 年（'00）	22（'10）	27（'15）	31（'19）
総数	2,182	4,870	6,077	6,594
要支援	291	.	.	.
要支援 1	.	604	874	927
要支援 2	.	654	839	926
要介護 1	551	852	1,176	1,326
要介護 2	394	854	1,062	1,139
要介護 3	317	713	793	869
要介護 4	339	630	730	804
要介護 5	290	564	604	602

資料）厚生労働省「介護保険事業状況報告月報」。
出典）厚生労働統計協会編『国民の福祉と介護の動向 2020/2021』厚生労働統計協会，2020，p.163.

図 6-3-1　受給者数と保険給付額の状況

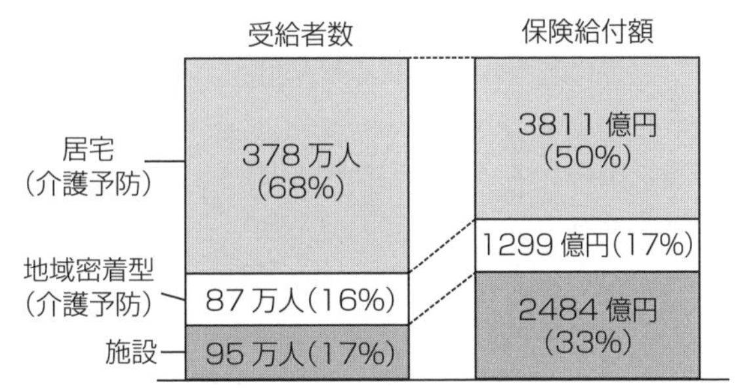

資料）厚生労働省「介護保険事業状況報告月報」。
注）四捨五入の関係で 100%とならない。
出典）厚生労働統計協会編『国民の福祉と介護の動向 2020/2021 年』厚生労働統計協会，2020，p.163.

シルバーサービスと呼ばれる民間営利企業や民間非営利団体（NPO）によるサービス事業者が急増した。

介護保険にかかる総費用は、2000 年の 3.6 兆円から、2010 年度では 7.8 兆円と、2 倍以上の伸びになっている。65 歳以上の第 1 号保険料も、3 年ごとに改正されているが、平成 12 ～ 14 年度の第 1 期から、平成 15 ～ 17 年度の第 2 期には 13%の値上げ、さらに平成 18 ～ 20 年の第 3 期には 24 %の値上げとなっている。平成 30 年からの第 7 期は、第 1 期から比べると、約 1.5 倍の伸びとなっている。

以上のような介護保険の財政は、ニーズの増大とサービスの拡大に伴い、国家財政や国民の負担にも大きな重圧となってのしかかっている。

介護保険のサービス別受給者では、居宅サービスが 2000 年 4 月に 97 万人の利用だったものが、19 年後の 2019 年 4 月には 378 万人と 4 倍近く増加、施設サービス利用も 52 万人から 95 万人の増加となっている。しかし、居宅サービス利用者が 68%、施設サービス利用者が 17%という現状に対し、保険給付額は居宅サービス 50%、施設サービス 33%というように、施設サービスへの保険給付額が受給者数に比して高い割合を示している（**図 6-3-1**）。この利用人数に比べた財政上のバランスをどう考えるかというのも、大きな検討課題である。

[2] 介護保険制度改革

3 年に 1 度の見直しが行われている介護保険制度であるが、2006（平成 18）年度から実施されている改革では、特に、認定者の多い要支援と要介護 1 段階の状態区分の見直しや、**地域包括支援センター**での一括した介護

地域包括支援センター
2005（平成 17）年の介護保険制度改正により規定された、人口 2 ～ 3 万人ごとに設置され、介護予防、総合相談、権利擁護、介護支援専門員（ケアマネジャー）の支援を行う市町村の機関。

予防支援計画（介護予防プラン）の作成などが規定された。この背景には、大手民間事業者による介護報酬の不正請求や基準違反などが続発し、以前から指摘されていた事業の透明性や公平性に関して、実態に即した規制を強めたものと思われる。

ただし、予防重視型のシステムへの変換とはいえ、事業所やサービス内容の地域格差も是正されておらず、リハビリテーション関連の居宅サービスでは新たに期限を切られるなど、真に利用者本位のサービス体系が確立されているとはいえない現状が指摘されてきた。

2011（平成 23）年 6 月、「介護サービスの基盤強化のための介護保険法等の一部を改正する法律」の成立を受けて、2012（平成 24）年度からの介護報酬の改定では、以下の点が盛り込まれている。

①医療と介護の連携等の強化：日常生活圏域ごとの介護保険事業の策定、24 時間対応の定期巡回・随時対応型訪問介護・看護サービスの創設、複数の居宅サービスや地域密着型サービスを組み合わせて提供する複合型事業所の創設、介護療養病床の転換期限の猶予

②介護人材の確保とサービスの質の向上：介護福祉士等によるたんの吸引、介護福祉士の資格取得方法の見直し、介護事業所における労働法規遵守の徹底、事業所指定の欠格要件・取消し要件への労働基準法違反者の追加

③高齢者の住まいの整備等：有料老人ホーム等の利用者保護規定の追加、サービス付き高齢者住宅の供給の促進

④認知症対策の推進：市民後見人の活用等、高齢者の権利擁護の推進

⑤保険料の上昇の緩和：安定財源化基金の取り崩しによる介護保険料軽減策等

2015（平成 27）年 4 月からの改正では、①予防給付と地域支援事業の再編、②通所介護の地域密着型への移行、③特別養護老人ホーム（介護老人福祉施設）への入所を原則要介護 3 以上にすること、などが盛り込まれた。

2018（平成 30）年からの改正では、利用者負担 2 割の負担者のうち、特に所得の高い層の負担割合を 3 割に引き上げたほか、全市町村の地域包括ケアシステムの深化・推進が行われている。

2021（令和 3）年実施の改正では、保険給付に関する施策等の包括的推進にあたって、国および地方公共団体に対し、参加、共生の地域社会実現に関する努力義務規定が設けられた。また、介護保険事業（支援）計画への高齢者向け住まい（有料老人ホームやサービス付き高齢者向け住宅）の設置状況や、介護人材確保や業務効率化の取組みが追加されている。

[3] 介護人材確保

仕事がきつい、汚い、給料が安いという、労働条件の悪さ、いわゆる「3K」職場の代名詞であった介護の現場では、「**ワーキングプア**」という、一生懸命働いても、一定の給与所得に達しないという状況を生み出していた。この背景には、民間の事業者の参入促進や、財源の負担を抑えるために、介護報酬が低い水準に抑えられていたことが指摘されている。

ワーキングプア
常勤的な労働に就いていても、その労働収入が同等な人の生活保護基準以下であるような状態。

慢性的に不足している介護現場における人材を確保するための政策の1つとして、協定を結んだ国から人材を受け入れ、研修の実施や資格取得の上で介護現場の労働力とする方向性が示されていたが、2008（平成20）年その第1陣として、インドネシアから400名あまりの看護師、介護福祉士の候補生が来日した。彼らは、語学や実務の研修を積み、4年以内に国家資格の所得を目指すのだが、もし国家試験に合格できなかった場合には、帰国を余儀なくされることとなっていた。

皮肉なことに、好景気のときには人材不足に陥る介護の現場でも、昨今の経済不況と雇用情勢の悪化により、介護の人材不足も解消される方向にあるという。しかし、好況・不況といった景気変動にかかわりなく、必要な介護サービスの提供のために欠くことのできない人材を確保することなしに高齢者福祉の充実はありえない。今後の介護保険の改正時に予定されている介護報酬の引き上げや、介護職員の労働条件の向上に関する具体策の効果が期待されている。

B. 高齢者虐待問題への対応

[1] 家庭における養護者からの虐待への対応

「**高齢者虐待防止法**」により、高齢者の生命または身体に重大な危険が生じている場合、虐待の発見者には市町村への通報義務が課せられている。市町村は、虐待に関し高齢者や養護者に対する相談、助言、指導を行うことになっており、必要に応じて事実確認、一時的な保護のための施設入所、必要な居室の確保などの措置をとる。

高齢者虐待防止法
正式名称は「高齢者虐待の防止、高齢者の養護者に対する支援等に関する法律」。

しかし、市町村が虐待の事実をどう把握し、どのような措置をとるかには、課題が多い。市町村に通報がありながら、必要な措置がとられる前に死亡したりする例もある。市町村や地域包括支援センターなどの相談職員でも判断に戸惑うケースが多い場合には、適切な判断、措置に結びつく支援体制が必要となる。日本弁護士連合会と公益社団法人日本社会福祉士会は、協力して都道府県単位で「**高齢者虐待対応（専門職）チーム**」の設置を進めている。法律の専門職とソーシャルワークの専門職が協力し、地域

高齢者虐待対応（専門職）チーム
高齢者の虐待の防止・発生予防から、発生時の迅速・適切な対応を目指し、地域の弁護士や社会福祉士が協力してチームを編成、市町村などの行政と連携をとる仕組み。

の虐待問題へ対処することで、大きな効果が期待されている。

[2] 施設職員などによる虐待への対応

施設などの職員は、勤務する施設での虐待を発見した場合や、高齢者の生命または身体に重大な危険が生じている場合に、市町村への通報義務がある。市町村は、その内容を都道府県に報告し、市町村長または都道府県知事は、介護保険法などによる監督権限を行使する。

前述の介護保険制度改革により、市町村長や都道府県知事の監督権限が強化されており、都道府県知事は毎年度、虐待の状況、とった措置、虐待を行った施設のサービス種別、虐待を行った従事者などの職種を公表する。この場合でも、虐待への適切な対応の内容が問われており、前述の高齢者虐待対応（専門職）チームなど、専門職との連携とともに、地域の社会資源の協力が求められる。

C. 高齢者医療制度

[1] 後期高齢者医療制度（長寿医療制度）

高齢者医療確保法
正式名称は「高齢者の医療の確保に関する法律」。

後期高齢者医療制度（長寿医療制度）
高齢者医療確保法により、75歳以上の後期高齢者を対象とし、各都道府県後期高齢者医療広域連合が運営する制度。自己負担は一般で1割、現役並み所得者は3割。

これまでの老人保健法が2008（平成20）年4月から題名改定され、「**高齢者医療確保法**」に変更され、新たに**後期高齢者医療制度（長寿医療制度）**が開始された。この制度は、75歳以上の後期高齢者を既存の医療保険制度から独立させ、新たに市町村が加入する都道府県単位の後期高齢者医療組合（広域連合）を組織し運用させるものである。

医療給付の内容は、療養の給付、入院時食事療養費の支給、入院時生活療養費の支給、保険外併用療養費の支給、訪問看護療養費の支給、特別療養費の支給、移送費の支給、高額療養費の支給等である。

また、高額介護合算療養費の支給という、1年間の医療保険の患者負担と介護保険の自己負担の合計額が高額になったとき、自己負担額に上限が設定される新たな仕組みも導入されている。

国民医療費の増加が政治課題となり、現実に高齢者医療が国民医療費全体の3割にも上ることから、その解決が、与野党間の政治のかけひきにも取りざたされている。

高齢者医療の安定した財源の確保のみならず、高齢者が利用しやすく、医療という生命にも重大な影響を与える制度の行方について、全国民的な議論が必要になるものと思われる。

[2] 保健・医療・福祉の連携

保健・医療・福祉の連携については、古くからその議論が行われてきたが、介護保険制度による居宅介護支援（ケアマネジメント）体制の確立により、利用手続きの統一性が図られることとなった。

しかし、居宅サービスの種類の中でも、医療系のサービスは、その利用にあたっても医師の指示が必要になったり、他のサービスと比べて費用単価が高い場合が多く、利用にも制限が多い場合があった。また、介護保険施設でも、療養病床が縮小され、他の施設への転換が促進されるなど、医療面でのニーズをサービスがカバーできるのか、地域の社会資源の整備も問題視されている。特に低所得層で、医療ニーズの高い高齢者のケアについては、質・量双方の面からの整備検討が急務である。

D. 認知症施策

[1] 認知症施策推進5か年計画（オレンジプラン）

認知症高齢者数は、2015（平成27）年に345万人と推計されており、65歳以上の全高齢者に対する比率は10.2%となっている。2025（令和7）年には470万、比率も12.8%に達すると予測されている。

このような認知症高齢者の増加に対応するため、厚生労働省内の認知症施策検討プロジェクトチームは、2012（平成24）年、「今後の認知症対策の方向性について」という報告書をまとめた。この内容は、認知症になっても、本人の意思が尊重され、できる限り住み慣れた地域のよい環境で暮らし続けることができる社会の実現を目指すものである。その具体策の1つとして、認知症の状態に応じた適切な医療や介護サービス提供の流れを表した「認知症ケアパス」を構築することが今後の認知症対策の基本目標とされた。

これらの動きを踏まえて、2012年に、2013（平成25）年度からの5年間の具体的な計画である「認知症施策推進5か年計画（オレンジプラン）」が策定された。

[2] 認知症施策推進総合戦略（新オレンジプラン）

2015（平成27）年、厚生労働省は、「認知症施策推進総合戦略〜認知症高齢者等にやさしい地域づくりに向けて〜（新オレンジプラン）」を策定した。

まず、認知症への理解を深めるための普及・啓発の推進が挙げられ、キャンペーンの実施、認知症サポーター養成と活動の支援、学校教育等における高齢者への理解の推進が規定されている。

中心的な施策として、認知症の容態に応じた適時・適切な医療・介護等の提供があり、医療・介護等の有機的な連携、認知症疾患医療センター等の整備や認知症初期集中支援チームの設置、認知症ケアパスの積極的活用、認知症地域支援推進員の配置が挙げられている。

その他、若年性認知症施策の強化、認知症の人の介護者への支援、認知症の人を含む高齢者にやさしい地域づくりの推進、認知症の予防法、診断法、治療法、リハビリテーションモデル、介護モデル等の研究開発およびその成果の普及の推進、認知症の人やその家族の視点の重視が規定されている。

2019（令和元）年6月、政府は「認知症施策推進大綱」を策定し、認知症に対する啓発活動や予防、介護サービスの充実、バリアフリーや社会参加支援の促進を規定している。

4. 障害者の政策課題

A. 障害者自立支援法の影響

[1] 障害者自立支援法の課題

障害者福祉分野の制度は、近年相次いで改定が行われている。2003（平成15）年度から、それまでの措置制度に代わり、障害者とサービス事業者が直接サービスの利用契約を結び、市町村が利用するサービスに応じた支援費を支給する制度が開始された。さらに、2005（平成17）年に制定された「障害者自立支援法」により、翌年度から以下のような制度改定が行われた。

①障害の種類にかかわらず、一元的にサービスを提供するしくみの創設
②障害種別ごとに規定されていた施設・事業体系の再編
③新たな就労支援事業の創設や、福祉と雇用の連携強化による就労支援策の強化
④支援の必要度に関する客観的な尺度である障害程度区分の導入
⑤利用者負担の見直しと国の費用負担の義務化により国民全体で支えるしくみへの見直し

「障害者自立支援法」における新体制への移行は、施行後5年以内とさ

れ、それまでの間は、「身体障害者福祉法」「知的障害者福祉法」「**精神保健福祉法**」という従来の3障害ごとの法体系によるサービスが残る結果となった。

給付の内容は、これまでの居宅サービス、施設サービスという従来の枠組みを超えて、障害者のニーズに応じた、「**介護給付**」「**訓練等給付**」「**地域生活支援事業**」といったサービスの内容に基づく分類に再編された。また、障害者福祉の種別により、都道府県と市町村といったように実施主体がまちまちであったものを、市町村に統一化し、国と都道府県は広域的な調整・支援を行うこととなった。

ここで課題として挙げられたのは、まず従来の3つの障害種別ごとに規定されていた施設サービスの対応である。施設では、具体的なサービス提供を昼間に行う「日中活動事業」と、夜間のサービスである「居住支援事業」に分類され、24時間生活の基盤として衣食住に関わるサービスを提供してきた施設でも、昼間の日中活動は選択できるようになり、障害の種類に関係なくサービスが受けられるようになっていた。しかし、現実的には異なった障害の種類の利用者を受け入れるための設備の更新や対応職員の確保など、法施行後の対応に大きな問題を抱えた状態での新体制への移行に戸惑った施設も少なくなかった。

2つめの課題は、新たな障害程度区分とサービスの受け方である。これは、介護保険制度と同様に、訪問調査とかかりつけ医の意見書をもとに市町村に学識経験者からなる障害区分認定審査会を設置し、これまでの障害者手帳制度などの区分とは別の基準で障害のレベルを認定するものである。介護的なサービスの必要度を測る客観的な尺度ということで規定されているものの、介護給付の必要性に関する認定がどうしても中心的な位置づけになっており、訓練等給付や地域生活支援事業との関係性がどうしても弱くなってしまう。そもそも、市町村により格差が大きい障害者サービス全体に対し、障害程度区分に応じたサービス提供ができているかどうかの検証が必要であった。

3つめの課題は、障害者の医療が再編された「**自立支援医療**」である。「障害者自立支援法」施行前までは、公費負担医療である主に身体障害者対象の「更生医療」と障害児対象の「育成医療」、精神障害者の「精神通院医療」が存在していた。これら障害児・者対象の医療制度も、原則1割負担の自立支援医療制度に統合されたため、医療の内容によっては、自己負担が増えて利用者の経済的な負担が増す結果となった。

精神保健福祉法
正式名称は「精神保健及び精神障害者福祉に関する法律」。

(障害者自立支援法の)介護給付
居宅介護（ホームヘルプ）、重度訪問介護、行動援護、療養介護、生活介護、児童デイサービス、短期入所（ショートステイ）、重度障害者等包括支援、共同生活介護（ケアホーム）、施設入所支援を規定。

訓練等給付
自律訓練、就労移行支援、就労継続支援、共同生活援助（グループホーム）を規定。

地域生活支援事業
市町村ごとに実施される、相談支援事業、コミュニケーション支援事業、日常生活用具給付等事業、移動支援事業、地域活動支援センター機能強化事業およびその他の事業を規定。

自立支援医療
2006（平成18）年度の障害者自立支援法の施行に伴い、児童福祉法上の育成医療、身体障害者福祉法上の更生医療、精神保健福祉法上の精神通院医療を統合し、一律患者自己負担1割を規定した医療制度。

[2] 障害者総合支援法の成立

2012（平成24）年6月、政府・与党の障がい者制度改革推進本部等における検討を踏まえた、「地域社会における共生の現実に向けて新たな障害者保健福祉政策を講ずるための関係法律の整備に関する法律」が成立した。これにより、「障害者自立支援法」は、「障害者総合支援法」に改められることとなった。

障害者総合支援法
正式名称は「障害者の日常生活及び社会生活を総合的に支援するための法律」。

この法律は、法に基づく日常生活・社会生活の支援が、共生社会を実現するための社会参加の機会の確保および地域社会における共生、社会的障壁の除去に資するよう、総合的かつ計画的に行われることを新たに基本理念に掲げている。

「障害者自立支援法」に比べ、以下の点が障害者に対する支援として新たに盛り込まれることとなった（**図6-4-1**）。

①重度訪問介護の対象拡大：重度の肢体不自由者等であって常時介護を要する障害者として厚生労働省令で定める者

②共同生活介護（ケアホーム）の共同生活援助（グループホーム）への一元化

③地域移行支援の対象拡大：地域における生活に移行するため重点的な支援を必要とする者であって厚生労働省令で定める者を追加

図6-4-1　障害者総合支援法における総合的なサービスの体系

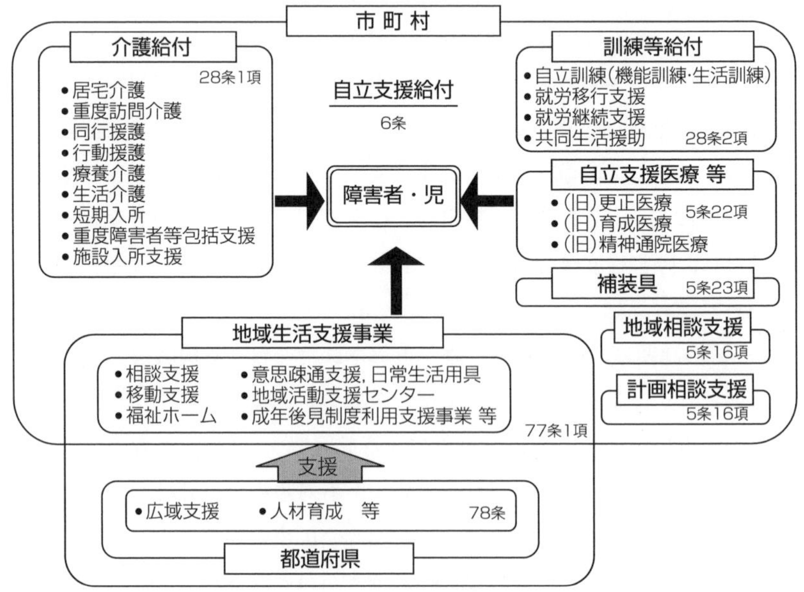

注）自立支援医療のうち旧育成医療と、旧精神通院医療の実施主体は都道府県等。
出典）厚生労働統計協会編『国民の福祉と介護の動向 2015/2016年』厚生労働統計協会，2015，p.123.

④地域生活支援事業の追加：障害者に対する理解を深めるための研修や啓発を行う事業、意思疎通支援を行う者を要請する事業等

[3] 障害者の就労支援の課題

「障害者自立支援法」以降、障害者の就労支援が強化されている。これは、養護学校（特別支援学校）を卒業しても福祉施設に入所する場合が多いという現状の他、就労の意欲や能力があったとしても、周囲の無理解・偏見や社会資源の少なさにより就労支援が難しいという、社会全体の障害者受け入れというノーマライゼーションの根本的な問題がある。

また、長期化する経済不況の影響により、健常者の場合でも非正規雇用の増加や労働契約打ち切りなどが、大きく社会問題として取り上げられるようになっている。障害者の雇用状況についても、景気の変動による影響が大きく、障害者の雇用創出への行政主導による対策が求められる。

B. 発達障害者支援の課題

[1] 発達障害者支援法の制定

2004（平成16）年、「発達障害者支援法」が制定され、翌年4月から施行されている。自閉症、**アスペルガー症候群**その他の**広汎性発達障害**、**学習障害**、**注意欠陥多動性障害**その他これに類する脳機能の障害などの発達障害児・者の対策については、「児童福祉法」「知的障害者福祉法」「精神保健福祉法」といった複数の法律により規定されていたものを統合し、一貫した支援体制を確立させることとなった。

アスペルガー症候群
asperger syndrome
自閉的傾向を示す広汎性発達障害。対人関係、意思伝達などの障害、社会的、職業的不適応などの状態がみられる。

学習障害
LD: learning disabilities
知能は正常範囲内だが、読み、書き、計算など、特定個別の学習能力に困難な状態。

注意欠陥多動性障害
ADHD: attension-deficit/hyperactivity disorder
落ち着きがない、注意散漫、衝動性、暴力性、学習障害などがみられる児童期の精神疾患。

[2] 発達障害者の社会参加の課題

発達障害者の生活支援の推進のために、各都道府県や政令市を中心に「**発達障害者支援センター**」が設立されており、乳幼児期から成人期に至るまでの相談支援、発達支援および就労支援などを実施することになっている。このセンターでは、地域の医療機関や教育機関、公共職業安定所（ハローワーク）、その他NPOなどの民間支援団体とのネットワークを形成し、保健・医療、教育、福祉など、各種サービスの総合的な連携を目指している。

このような取組みも、今後の実績の積み重ねが必要となる。

C. 難病患者等の課題

［1］難病患者の障害者福祉サービスの利用

難病等の患者は、医療の対象者であり、症状の診断にも不確定要素があることから、障害者からは除外されることが多く、福祉サービスの利用についても制限があった。「障害者自立支援法」から「障害者総合支援法」への移行により、障害者の定義に、新たに難病等が追加されたことにより、難病患者等にも障害者福祉サービスが提供されるようになった。

［2］難病法

難病法
正式名称は「難病の患者に対する医療等に関する法律」。

2014（平成26）年、「**難病法**」が制定され、翌年から施行されている。難病とは、同法1条に、「発病の機構が明らかでなく、かつ、治療方法が確立していない希少な疾病であって、当該疾病にかかることにより長期にわたり療養を必要とすることとなるものをいう」と定義されている。

この法律は、厚生労働大臣による難病にかかる医療や施策の総合的な推進のための基本的な方針を策定することや、難病にかかる新たな公平かつ安定的な医療費助成、難病の医療に関する調査および研究の推進、難病相談支援センターの設置など療養生活環境整備事業の実施が規定された。2019（令和元）年7月の時点で333の指定難病が定められており、今後追加されていく方向にある。

5. 児童関連の政策課題

A. 少子化対策の課題

［1］少子化対策

わが国人口の予想以上のスピードで進行している少子高齢化に対応するため、2003（平成15）年に「少子化社会対策基本法」が制定された。また、その翌年には「少子化社会対策大綱」（**図6-5-1**）を策定し、3つの視点に基づく4つの重点課題を明示している。その具体策として、「少子化社会対策大綱に基づく重点施策の具体的実施計画について」（子ども・子育て応援プラン）が策定されている。

図 6-5-1　少子化社会対策大綱

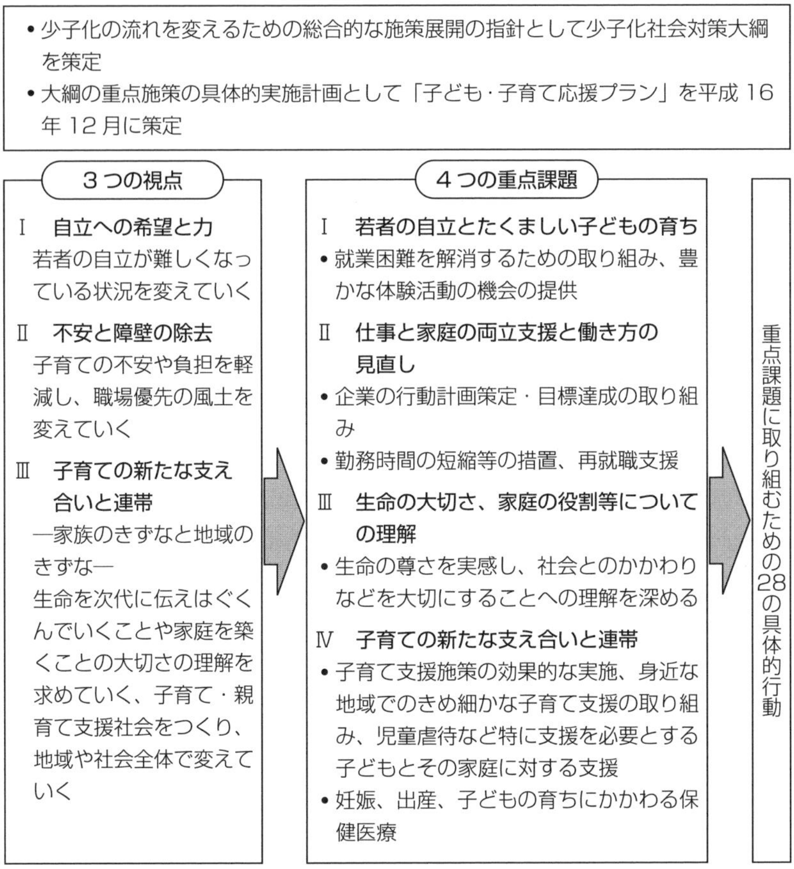

・少子化の流れを変えるための総合的な施策展開の指針として少子化社会対策大綱を策定
・大綱の重点施策の具体的実施計画として「子ども・子育て応援プラン」を平成 16 年 12 月に策定

3つの視点

Ⅰ　**自立への希望と力**
若者の自立が難しくなっている状況を変えていく

Ⅱ　**不安と障壁の除去**
子育ての不安や負担を軽減し、職場優先の風土を変えていく

Ⅲ　**子育ての新たな支え合いと連帯**
―家族のきずなと地域のきずな―
生命を次代に伝えはぐくんでいくことや家庭を築くことの大切さの理解を求めていく、子育て・親育て支援社会をつくり、地域や社会全体で変えていく

4つの重点課題

Ⅰ　**若者の自立とたくましい子どもの育ち**
・就業困難を解消するための取り組み、豊かな体験活動の機会の提供

Ⅱ　**仕事と家庭の両立支援と働き方の見直し**
・企業の行動計画策定・目標達成の取り組み
・勤務時間の短縮等の措置、再就職支援

Ⅲ　**生命の大切さ、家庭の役割等についての理解**
・生命の尊さを実感し、社会とのかかわりなどを大切にすることへの理解を深める

Ⅳ　**子育ての新たな支え合いと連帯**
・子育て支援施策の効果的な実施、身近な地域でのきめ細かな子育て支援の取り組み、児童虐待など特に支援を必要とする子どもとその家庭に対する支援
・妊娠、出産、子どもの育ちにかかわる保健医療

重点課題に取り組むための28の具体的行動

出典）厚生統計協会編『国民の福祉の動向 2008 年』厚生統計協会，2008，p.77.

2007（平成 19）年 2 月に閣僚と学識経験者により発足した「『子どもと家族を応援する日本』重点戦略検討会議」では、わが国社会の「就労」と「結婚・出産・子育ての二者択一」的な構造の問題点を指摘している。そこで、「働き方の見直しによる仕事と生活の調和の実現」と「仕事と子育ての両立と家庭における子育てを包括的に支援する仕組みの構築」を車の両輪として推進していく方向性を示している。

また、自民党から民主党への政権交代後の鳩山内閣時の 2010（平成 22）年 1 月、少子化対策基本法に基づく施策の大綱として、「子ども・子育てビジョン」が閣議決定されている（**図 6-5-2**）。その後、自民党に再び政権交代した後もこのビジョンの方向性が少子化対策に活かされている。

図 6-5-2　子ども・子育てビジョン

平成 22（'10）年 1 月 29 日閣議決定

子どもと子育てを応援する社会	家族や親が子育てを担う〈個人に過重な負担〉 ⇨ 社会全体で子育てを支える〈個人の希望の実現〉 •子どもが主人公（チルドレン・ファースト） •「少子化対策」から「子ども・子育て支援」へ •生活と仕事と子育ての調和
基本的考え方	**1　社会全体で子育てを支える** ○子どもを大切にする ○ライフサイクル全体を通じて社会的に支える ○地域のネットワークで支える **2 「希望」がかなえられる** ○生活、仕事、子育てを総合的に支える ○格差や貧困を解消する ○持続可能で活力ある経済社会が実現する
3 つの大切な姿勢	○生命（いのち）と育ちを大切にする ○困っている声に応える ○生活（くらし）を支える

目指すべき社会への政策 4 本柱と 12 の主要施策

1　子どもの育ちを支え、若者が安心して成長できる社会へ

(1) 子どもを社会全体で支えるとともに、教育機会の確保を
- 子ども手当の創設
- 高校の実質無償化、奨学金の充実等、学校の教育環境の整備

(2) 意欲を持って就業と自立に向かえるように
- 非正規雇用対策の推進、若者の就労支援（キャリア教育、ジョブ・カード等）

(3) 社会生活に必要なことを学ぶ機会を
- 学校・家庭・地域の取り組み、地域ぐるみで子どもの教育に取り組む環境整備

2　妊娠、出産、子育ての希望が実現できる社会へ

(4) 安心して妊娠・出産できるように
- 早期の妊娠届出の勧奨、妊婦健診の公費負担
- 相談支援体制の整備（妊娠・出産、人工妊娠中絶等）
- 不妊治療に関する相談や経済的負担の軽減

(5) 誰もが希望する幼児教育と保育サービスを受けられるように
- 潜在的な保育ニーズの充足も視野に入れた保育所待機児童の解消（余裕教室の活用等）
- 新たな次世代育成支援のための包括的・一元的な制度の構築に向けた検討
- 幼児教育と保育の総合的な提供（幼保一体化）
- 放課後子どもプランの推進、放課後児童クラブの充実

(6) 子どもの健康と安全を守り、安心して医療にかかれるように
- 小児医療の体制の確保

(7) ひとり親家庭の子どもが困らないように
- 児童扶養手当を父子家庭にも支給、生活保護の母子加算

(8) 特に支援が必要な子どもが健やかに育つように
- 障害のある子どもへのライフステージに応じた一貫した支援の強化
- 児童虐待の防止、家庭的養護の推進（ファミリーホームの拡充等）

3　多様なネットワークで子育て力のある地域社会へ

(9) 子育て支援の拠点やネットワークの充実が図られるように
- 乳児の全戸訪問等（こんにちは赤ちゃん事業等）
- 地域子育て支援拠点の設置促進
- ファミリー・サポート・センターの普及促進
- 商店街の空き店舗や学校の余裕教室・幼稚園の活用
- NPO 法人等の地域子育て活動の支援

(10) 子どもが住まいやまちの中で安全・安心にくらせるように
- 良質なファミリー向け賃貸住宅の供給促進
- 子育てバリアフリーの推進（段差の解消、子育て世帯にやさしいトイレの整備等）
- 交通安全教育等の推進（幼児二人同乗用自転車の安全利用の普及等）

4　男性も女性も仕事と生活が調和する社会へ（ワーク・ライフ・バランスの実現）

(11) 働き方の見直しを
- 「仕事と生活の調和（ワーク・ライフ・バランス）憲章」および「行動指針」に基づく取り組みの推進
- 長時間労働の抑制および年次有給休暇の取得促進
- テレワークの推進
- 男性の育児休業の取得促進（パパ・ママ育休プラス）

(12) 仕事と家庭が両立できる職場環境の実現を
- 育児休業や短時間勤務等の両立支援制度の定着
- 一般事業主行動計画（次世代育成支援対策推進法）の策定・公表の促進
- 次世代認定マーク（くるみん）の周知・取り組み促進
- 入札手続等における対応の検討

出典）厚生労働統計協会編『国民の福祉の動向 2011/2012 年』厚生労働統計協会，2011，p.50.

[2] 保育施策

保育施策は、特に子育てをしやすい環境整備のための重要な施策として少子化施策の中心的な課題となっている。女性の育児と労働の両立を実現されるためには、保育施策の質・量の充実は不可欠である。

子どもの数が減少している中、保育所を利用する児童数は増加してきており、特に低年齢児の増加が著しい（**表 6-5-1**、**表 6-5-2**）。

政治的には、保育所待機児童を解消することが優先的な課題とされ、保育所の定員要件の緩和（30 人以上から 20 人以上へ）や不動産の自己所有制限の緩和などにより認可保育所を作りやすくするほか、認可外保育施設への助成とともに指導監督を強化している。

また、既存の幼稚園、保育所の教育・保育の総合的な提供の試みとして、2006（平成 18）年に「**認定こども園法**」が制定され、幼児教育と保育を

認定こども園法
正式名称は「就学前の子どもに関する教育、保育等の総合的な提供の推進に関する法律」。

表 6-5-1　保育所数・定員・入所児童数の推移

各年 4 月 1 日現在

	保育所数	定員（人）	入所児童数（人）
昭和 60 年（'85）	22,899	2,080,451	1,770,430
平成 2（'90）	22,703	1,978,989	1,637,073
7（'95）	22,496	1,923,697	1,593,873
12（'00）	22,195	1,923,157	1,788,425
17（'05）	22,570	2,052,635	1,993,796
22（'10）	23,069	2,158,045	2,080,072
27（'15）	23,537	2,263,323	2,165,603
30（'18）	23,494	2,230,519	2,086,982
31（'19）*	23,548	2,214,064	2,057,350

資料）厚生労働省「福祉行政報告例」。
注 1）*は概数である。
注 2）平成 27 ～ 31 年の定員は、子ども・子育て支援法による利用定員である。
出典）厚生労働統計協会編『国民の福祉と介護の動向 2020/2021 年』厚生労働統計協会，2020，p.89.

表 6-5-2　保育所入所児童（0 歳児、1・2 歳児）数の推移

（単位　人）　各年 4 月 1 日現在

	平成 7 年（'95）	17（'05）	27（'15）	30（'18）	31*（'19）
0 歳児	52,364	78,755	113,612	118,040	116,089
1・2 歳児	370,527	553,322	713,069	707,582	695,632
低年齢児計	422,891	632,077	826,681	825,622	811,721

資料）厚生労働省「福祉行政報告例」。
注）*は概数である。
出典）厚生労働統計協会編『国民の福祉と介護の動向 2020/2021 年』厚生労働統計協会，2020，p.89.

総合的に提供し、地域の子育て支援機能を加えた都道府県知事の認定による「認定こども園」制度が創設された。なお、幼保一元化のいっそうの推進のため、2012（平成24）年に制定された「子ども・子育て関連3法」により、「認定こども園」の改善を目指す動きが具体化されている。

[3] 教育支援など

「学校教育法」の規定により、経済的理由で就学が困難な場合、市町村が学用品費や通学交通費等の支給を行う。特別支援学校や特別支援学級への就学についても、教科用図書購入費や給食費などの援助が行われている。

また、地方自治体により、地域の「ひきこもり」の状態にある若者を支援しているNPO法人などと連携をとり、就学援助や家族を支援するなどの具体的対策を行っているところもある。

2019（令和元）年10月から、就学前3年間（3～5歳児）のすべての子どもと、0～2歳児で住民税非課税世帯の子どもの幼稚園・保育所の利用料が無料化されている。

2020（令和2）年4月からは、私立高等学校授業料の実質無料化や、大学生への「給付型奨学金」や授業料の減免制度を拡充している。

B. 要援護児童施策の課題

[1] 児童養護施策

通常は家庭において、保護者から養育される児童が、保護者の事情により家庭における養育が困難な場合が起こり得る。わが国の児童福祉施策として児童養護は、通常の家庭に代わり、乳児院や児童養護施設といった施設型養護と、里親家庭への養育委託という2つの大きな流れによる対応がとられている。

乳児院、児童養護施設ともに、保護者からの虐待などによる入所理由が増加しており、施設によっては半数以上を何らかの虐待で入所を余儀なくされている児童が占めている場合がある。

わが国では、施設養護に比べて、**里親制度**に代表される家庭型養護の取組みが遅れている。欧米各国では、里親などの家庭型養護を補完するための施設という位置づけであるため、家庭型養護が児童養護対策の基本となっている。

そんな中、わが国でも2002（平成14）年から従来の里親制度の他、新たに「専門里親」と「親族里親」を加えた。専門里親は、虐待など専門的な対応が必要な児童を養育するために、研修を受けて認定された者である。

里親制度
保護者のない児童または保護者に監護させることが不適当であると認められる児童の養育を希望する者に委託する制度。養育里親、親族里親、短期里親、専門里親の4種類が厚生労働省令で規定されている。

一方の親族里親は、三親等内の親族に対し、養育費などの支弁を認めたものである。

今後は、あらゆる児童問題に専門的に対応できるような人材と機関の整備がなお一層求められていくものと思われる。

[2] 児童虐待対策

2000（平成12）年に「**児童虐待防止法**」が施行される前、1999（平成11）年度に全国の児童相談所に寄せられた児童虐待に関する相談件数は、1万1,631件であった。それが、19年後の2018（平成30）年度には15万9,838件と、約14倍の増加となっている（**図6-5-3、表6-5-3**）。同法は2007（平成19）年に制度改定され、児童の安全確認のための立入調査などの強化、保護者に対する面会・通信などの制限の強化、保護者に対する指導に従わない場合の措置の明確化が規定され、翌年度から実施されている。

児童虐待防止法
正式名称は「児童虐待の防止等に関する法律」。2000年に制定され、児童虐待の定義と禁止規定、国および地方公共団体の責務、児童虐待を発見した者の通告義務、児童福祉法上の措置等が規定されている。

現在の児童虐待の基本的な考え方は、以下のような点である。

①虐待の発生予防から被虐待児の自立に至るまでの一貫した対応

図6-5-3　児童虐待相談対応件数の推移

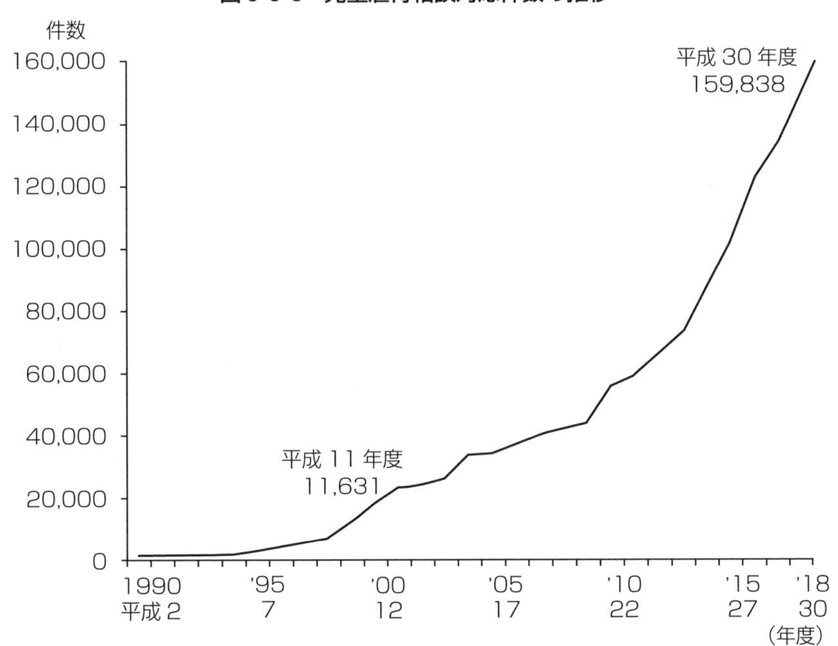

資料）厚生労働省「福祉行政報告例」。
注）平成22年度は、東日本大震災の影響により、福島県を除いて集計した数値である。
出典）厚生労働統計協会編『国民の福祉と介護の動向2020/2021年』厚生労働統計協会，2020，p.99.

表 6-5-3　虐待の内容別相談件数

	平成 12 年度 ('00)	17 ('05)	22* ('10)	27 ('15)	29 ('17)	30 ('18)
総数	17,725	34,472	56,384	103,286	133,778	159,838
身体的虐待	8,877	14,712	21,559	28,621	33,223	40,238
ネグレクト	6,318	12,911	18,352	24,444	26,821	29,479
心理的虐待	1,776	5,797	15,068	48,700	72,197	88,391
性的虐待	754	1,052	1,405	1,521	1,537	1,730

資料）厚生労働省「福祉行政報告例」。
注）＊は、東日本大震災の影響により、福島県を除いて集計した数値である。
出典）厚生統計協会編『国民の福祉の動向 2008 年』厚生統計協会，2008，p.60.
厚生労働統計協会編『国民の福祉と介護の動向 2020/2021』厚生労働統計協会，2020，p.99.

②虐待が危惧される家庭への積極的な支援
③家族の養育機能の見直しと親と子双方への支援
④市町村における要保護児童対策地域協議会の設置促進など

児童虐待への対応は、児童相談所における専門的な対応とあわせ、地域における発見から支援に至るまで、地方自治体や各種関連機関における発見・通報など初動的な対応から、地域社会の連携・協力支援のネットワーク構築が急務であるといえる。

［3］母子・父子および寡婦福祉対策

2015（平成 27）年に実施された国勢調査では、全世帯の 1.2％にあたる約 75 万 4,724 世帯が母子世帯であり、5 年前の調査から約 30％の減少となっている。一方、父子世帯は、約 8 万 4,000 世帯で、雇用状況の不安定さから、生活苦に直面している場合も多いものと思われる。

厚生労働省の調査によると、母子世帯となった理由は、約 8 割が離婚である。また、8 割以上の母親が就業しているものの、常勤雇用は約 4 割に留まり、平均年間収入も 243 万円と、一般世帯 550 万円の約 4 割である（**表 6-5-4**）。

母子世帯の母親は、子育てと家計の維持という二重の負担を 1 人で背負わなければならないため、各種の支援対策は重要である。子どもが成人した後の母親や、配偶者と死別・離別し養育する子がいない母親が「寡婦」であるが、生活の困難さは母子世帯と大きな差はないものと思われる。

一般的には、母子・父子世帯などのひとり親家庭については、日常生活の経済面や情緒面での不安定さから、児童に対する健全育成のための対策と、親に対する日常生活の安定のための対策が講じられてきた。今後もこのような母子世帯と寡婦の自立と生活の安定が大きな課題となる。

表 6-5-4　母子世帯と父子世帯の状況

平成 28('16)年度

	母子世帯	父子世帯
世帯数（推計値）（万世帯）	123.2（123.8）	18.7（22.3）
ひとり親世帯になった理由（%）離婚	79.5（80.8）	75.6（74.3）
死別	8.0（7.5）	19.0（16.8）
就業状況（%）	81.8（80.6）	85.4（91.3）
就業者のうち正規の職員・従業員	44.2（39.4）	68.2（67.2）
うち自営業	3.4（2.6）	18.2（15.6）
うちパート・アルバイト等	43.8（47.4）	6.4（8.0）
平均年間収入（万円）（母または父自身の収入）	243（223）	420（380）
平均年間就労収入（万円）（母または父自身の就労収入）	200（181）	398（360）
平均年間収入（万円）（同居親族を含む世帯全員の収入）	348（291）	573（455）

資料）厚生労働省「全国ひとり親世帯等調査」。
注）（　）内の値は、前回（平成 23 年度）の調査結果を表している。
「平均年間収入」および「平均年間就労収入」は、平成 27 年の 1 年間の収入である。
出典）厚生統計協会編『国民の福祉と介護の動向 2020/2021』厚生統計協会, 2020, p.106.

従来の「母子及び父子並びに寡婦福祉法」によるさまざまな支援対策や児童扶養手当制度、母子福祉資金貸付制度などに加えて、2003（平成 15）年度から、都道府県・指定都市・中核市などに**母子家庭等就業・自立支援センター**が設置されている。ここでは、母親の就業相談や、講習会の実施、就職情報の提供などのサービスが行われており、母子家庭の抱える問題に対して専門的な相談支援体制が整えられつつある。

母子家庭等就業・自立支援センター
母子家庭の母親に対する就業相談、就業支援講習、就業情報の提供といった一貫した就労支援サービスを提供する都道府県の事業。事業内容について、社会福祉法人や NPO 団体などへの委託実施が可能。

[4] 少年非行対策

警察庁発表の「令和元年中における少年の補導及び保護の概況」によると、2003（平成 15）年度の刑法犯少年は、14 万 4,404 人であったものが、2019（令和元）年には 1 万 9,914 人と減少している。不良行為少年についても、129 万 8,568 人から 37 万 4,982 人と減少している。特に複数回の少年法改正による刑事責任年齢の引き下げや厳罰化の傾向が強まったことが影響したものと考えられる。

児童福祉分野における少年非行への対応は、児童相談所での対応が中心となっている（**図 6-5-4**）。2018（平成 30）年度における児童相談所での非行関係相談は、1 万 3,333 件となっており、児童や保護者の訓戒、誓約書の提出や、児童福祉司による指導、里親委託や児童自立支援施設などへの入所、家庭裁判所への送致などの措置がとられる。1997（平成 9）年に児童福祉施設の教護院が児童自立支援施設と改められ、入所児童への対応のみならず、児童の家庭環境の対応や退所後のフォローアップなどの機能が強化されている。

少年非行への対応についても、早期発見から社会復帰教育へ至るまでの地域社会における一貫した支援体制が求められている。

図 6-5-4　非行傾向のある児童への福祉的対応

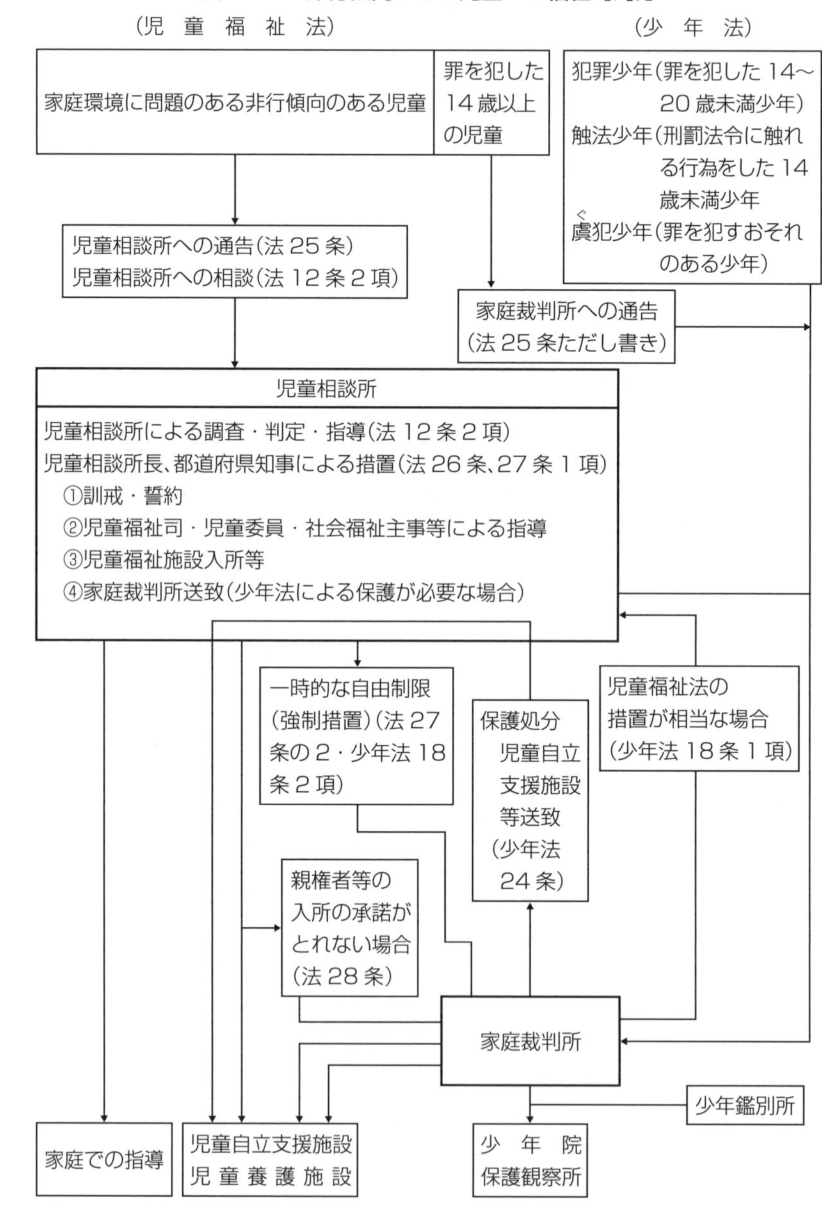

出典）厚生統計協会編『国民の福祉の動向2008年』厚生統計協会，2008，p.63.

[5] 医療的ケア児支援対策

2021（令和3）年6月、**医療的ケア児支援法**が制定され、同年9月から施行される。

この法律により、障害者総合支援法に規定されていた医療的ケアが必要な児童に対する支援が「努力義務」から「責務」に変わり、保育所、認定こども園、幼稚園から小中高等学校、放課後デイサービスや放課後児童クラブ等への医療的ケアの拡充が自治体に求められる。また、各都道府県には「医療的ケア児支援センター」が設立されることになり、医療的ケア児とその家族に対する相談支援体制が整備されることとなった。

医療的ケア児支援法
正式名称は「医療的ケア児及びその家族に対する支援に関する法律」。

引用参考文献

- 秋山博介編『臨床に必要な社会福祉』弘文堂，2006.
- 蟻塚昌克編『社会福祉原論』社会福祉選書1，建帛社，2001.
- 厚生統計協会編『国民の福祉の動向 2011／2012年』厚生統計協会，2011.
- 厚生労働省編『厚生労働白書（平成20年版）』ぎょうせい，2008.
- 財団法人長寿社会開発センター編『老人福祉のてびき（平成19年版）』2007.
- 内閣府編『高齢社会白書（平成20年版）』佐伯印刷，2008.
- 中央法規出版編『社会保障の手引（平成20年1月改訂）』中央法規出版，2008.
- 福祉士養成講座編集委員会編『新版社会福祉士養成講座1. 社会福祉原論（第4版）』中央法規出版，2006.
- 山縣文治・柏女霊峰編『社会福祉用語辞典（第6版）』ミネルヴァ書房，2008.

理解を深めるための参考文献

- **岩崎晋也『福祉原理―社会はなぜ他者を援助する仕組みを作ってきたのか』有斐閣，2018.**
  地縁や血縁等の特定の関係のない他者を援助する仕組みである「福祉」について、見知らぬ他者との共存、社会の構築が行われている現実を検証している。
- **上野谷加代子編『共生社会創造におけるソーシャルワークの役割―地域福祉実践の挑戦』ミネルヴァ書房，2020.**
  共生社会のあり方について、地域福祉の実践の視点から、共生社会の考え方、ソーシャルワーカーが地域社会の中でソーシャルワークを実践していく方法を考察している。
- **坂田周一『社会福祉政策―原理と展開』第4版，有斐閣アルマ，2020.**
  現代社会におけるさまざまな社会福祉関連の生活課題を、福祉サービス利用者である地域住民のニードから再検討し、さまざまな社会福祉政策の仕組みを整理したものである。
- **堀勝弘『社会保障・社会福祉の原理・法・政策』新・MINERVA 福祉ライブラリー，ミネルヴァ書房，2009.**
  わが国の平成中期までの年金、医療等の社会保障分野や、社会福祉分野で行われてきた制度改革を踏まえ、今後増え続ける国民のニーズに応える介護政策、育児支援政策、年金等の所得保障政策についてまとめられている。

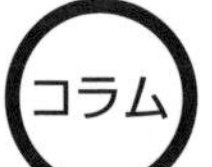

セーフティネットと社会福祉実践について

100年に1度といわれるような世界的な経済不況にたびたび見舞われている昨今、非正規雇用者の契約打ち切りが、大きな社会問題になっている。

年功序列や終身雇用といったわが国の労働慣行が、経済の自由化を妨げる要因の1つとして国際社会からも指摘されたことを受け、規制緩和の流れに乗ってわが国では人材派遣業者による派遣契約の労働者が増加した経緯がある。

しかし、人材派遣の業界最大手であった企業が法に触れる不正な契約や労働を課していたことがきっかけとなり、行政指導を受け、その後廃業したり、不安定な雇用で家賃も捻出できない状態から「ネットカフェ難民」という言葉が生まれ、また、常勤的な労働に対しても、生活保護水準以下の給与しか支払われない「ワーキングプア」という言葉も一般化した。

これら雇用情勢不安は、身近な貧困問題として、セーフティネットの不備が指摘されている。貧困対策としての生活保護制度は、まさに最後の救済手段となるのであるが、雇用支援から生活保護による救済に至るまでの福祉的対策が、意外にも少ない。ホームレスやネットカフェ難民を支援する活動の中心となっているものは、NPO団体やボランティアなどという印象が強い。さらに、食事の提供と寝る場所の確保という最低限の福祉の実践に対しても対応の遅れが指摘されている。公的対策の生活福祉資金貸付制度なども存在するものの、保証人や返済の問題もあって、思うように利用できない場合も見受けられる。

労使交渉関係でも、オランダやニュージーランドなどで実践されてきた、労働者相互に仕事を分かち合い、極力失業者を出さないというワークシェアリングが注目されている。この活動は、企業や地域で包括的に生活支援を行うというソーシャル・インクルージョンの考え方に通じる部分も多い。

このような現状からも、新たなセーフティネットの構築が急がれている。

第7章 福祉政策と関連政策

福祉政策は、人びとの生活に欠かせない医療、教育、住宅、労働といった政策とともに理解することが必要である。本章では、保健医療政策、教育政策、住宅政策、労働政策の概要について学び、各政策がどのような背景のもとに導入され、政策を実現するために策定された法律からどのように国民の生活の向上を図ろうとしているのかについて学ぶ。

1

わが国における保健医療政策の動向とそのような政策展開が図られている背景について学習する。2035 年を見据えた保健医療政策のビジョンについて理解する。

2

教育を受ける権利を理解した上で、特別支援教育制度、就学援助制度、スクールソーシャルワーカー配置政策、生涯学習等について学習する。社会福祉士の資格と関連が強いスクールソーシャルワーカー活用事業や動向については特に理解を深めてほしい。

3

福祉政策の中でも生活に必要不可欠な住宅関係の法律を中心に学習する。公営住宅法、住生活基本法、住宅セーフティネット法等の各法律の目的と概要について理解する。

4

就労と福祉に関連するワーク・ライフ・バランス、フレキシキュリティ、ワークフェア、アクティベーション、ベーシックインカムといった用語を理解した上で、労働・雇用・福祉政策に関する法律を学習する。職業安定法、雇用対策法、高年齢者雇用安定法、育児・介護休業法、最低賃金法の概要について把握する。

1. 保健医療政策

A. 日本における保健医療政策の動向

2025 年問題
第 1 次ベビーブーム（1947 ～ 1949 年）の時に生まれた団塊の世代が 75 歳以上の後期高齢者となり、医療や介護などの社会保障費の増大や不足が懸念される問題のことである。2025 年には団塊の世代が約 2,200 万人を超えると予想されており、国民の 4 人に 1 人が 75 歳以上という超高齢社会を迎える。

わが国における保健医療政策は、**2025 年問題**を見据えた検討がなされてきている。2025（令和 7）年は団塊の世代が 75 歳を超える後期高齢者となっていく時期であり、この年あたりから医療の需要がピークを迎えると予測されている。厚生労働省の推計によると、2025 年の医療費の保険給付金額は 54 兆円になると試算されており、現在のままの医療提供体制を続けると財源が大変厳しくなることが問題となっている。そのため、医療費を抑制しようというさまざまな施策が実施されている。また、医療や介護サービスの利用が急増する中、病院や医師の数は減少傾向にあることから、医師や看護師といった専門職の人手不足も深刻な状況である。

このような問題を背景に保険医療政策の大きな流れとしては、地域包括ケアシステムの実施、在宅医療への方向転換をはじめチーム医療の推進などによる効率的な保健医療政策の展開が図られている。

B. 保健医療 2035

2015（平成 27）年、身近に迫っている 2025 年問題のさらに 10 年後の団塊ジュニアの世代が 65 歳に到達し始める 2035（令和 17）年を見据えた**保健医療政策のビジョン**が示された。2015 年 2 月に発足した保健医療 2035 策定懇談会では、急激な少子高齢化や医療技術の進歩など医療を取り巻く環境が大きく変化する中で、2035 年を見据えた保健医療政策のビジョンとその道筋を示すため、国民の健康増進、保健医療システムの持続可能性の確保、保健医療分野における国際的な貢献、地域づくりなどの分野における戦略的な取組みに関する検討を行うことを目的として活動をし、これまでの議論を踏まえた提言書を同年 6 月に公表している。提言書では、医療の質の向上や効率化を促し、地域主体で保健医療を再編しより良い医療をより安く享受することなどを提示している。

2. 教育政策

A. 社会政策としての教育

[1] 教育を受ける権利

教育は、機会の平等を実現するための社会政策という側面を持っている。**世界人権宣言**や**国際人権規約**（社会権規約）では、教育を受ける権利について、次のように定めている。

世界人権宣言
人権および自由を尊重し、確保するために、すべての人民とすべての国とが達成すべき共通の基準を宣言したもの。1948年12月10日の第3回国連総会において採択された。

国際人権規約
1966年の国連総会において、世界人権宣言の内容を踏まえて、条約化したもの。人権諸条約の中で最も基本的かつ包括的なものである。社会権規約を国際人権A規約、自由権規約を国際人権B規約と呼ぶ。日本は1979（昭和54）年に批准した。

【世界人権宣言　第26条】
1　すべて人は、教育を受ける権利を有する。教育は、少なくとも初等の及び基礎的の段階においては、無償でなければならない。初等教育は、義務的でなければならない。技術教育及び職業教育は、一般に利用できるものでなければならず、また、高等教育は、能力に応じ、すべての者にひとしく開放されていなければならない。
2　教育は、人格の完全な発展並びに人権及び基本的自由の尊重の強化を目的としなければならない。教育は、すべての国又は人種的若しくは宗教的集団の相互間の理解、寛容及び友好関係を増進し、かつ、平和の維持のため、国際連合の活動を促進するものでなければならない。
3　親は、子に与える教育の種類を選択する優先的権利を有する。

【国際人権規約（社会権規約）第13条1】
この規約の締約国は、教育についてのすべての者の権利を認める。締約国は、教育が人格の完成及び人格の尊厳についての意識の十分な発達を指向し並びに人権及び基本的自由の尊重を強化すべきことに同意する。更に、締約国は、教育が、すべての者に対し、自由な社会に効果的に参加すること、諸国民の間及び人種的、種族的又は宗教的集団の間の理解、寛容及び友好を促進すること並びに平和の維持のための国際連合の活動を助長することを可能にすべきことに同意する。

これらの規定に基づき、世界では多くの国家が、すべての国民に対して、平等に基礎的教育を保障するため、国民の権利もしくは義務として公教育を制度化している。

わが国では、日本国憲法26条1項において、「すべて国民は、法律の定めるところにより、その能力に応じて、ひとしく教育を受ける権利を有する」とし、さらに2項にて、「すべて国民は、法律の定めるところにより、その保護する子女に普通教育を受けさせる義務を負ふ。義務教育は、これを無償とする」と謳っている。国の責務として、国民に「教育を受ける権利」「教育を受けさせる義務」「義務教育を無償とすること」を保障し、小学校・中学校における義務教育の無償を制度化している。この日本国憲法の精神にのっとって、1947（昭和22）年に「教育基本法」ならびに「学校教育法」が制定され、小学校6年間と中学校3年間の合計9年間における義務教育制度が発足し、現在に至っている。このように、社会政策としての教育は、身分や性別等で差別せず、基礎的教育の公教育、義務化を図り、教育機会の均等と平等を実現してきた。

[2] 教育の目的と教育の機会均等

1947（昭和22）年に「教育基本法」が制定された。「**教育基本法**」では、教育の目的と機会均等について次の通り定めている。

【教育基本法　第1条】
（教育の目的）
教育は、人格の完成を目指し、平和で民主的な国家及び社会の形成者として必要な資質を備えた心身ともに健康な国民の育成を期して行われなければならない。

【教育基本法　第4条】
（教育の機会均等）
第1項　すべて国民は、ひとしく、その能力に応じた教育を受ける機会を与えられなければならず、人種、信条、性別、社会的身分、経済的地位又は門地によって、教育上差別されない。
第2項　国及び地方公共団体は、障害のある者が、その障害の状態に応じ、十分な教育を受けられるよう、教育上必要な支援を講じなければならない。
第3項　国及び地方公共団体は、能力があるにもかかわらず、経済的理由によって修学が困難な者に対して、奨学の措置を講じなければならない。

「教育基本法」の中でも、教育が人としての成長・発達のために欠かせないものとして位置づけられ、わが国における教育政策は、障害や経済的理由によって、修学困難な者であっても、教育を受ける権利を保障していることが明らかである。

B. 特別支援教育制度

社会政策として教育の機会均等の確保ということを考えると、障害の有無による教育差別がない状態を作っていくことも重要な課題といえる。特別支援教育を推進することは、障害のある児童生徒と障害のない児童生徒がともに学ぶという**共生社会**の実現や子どもたちの豊かな心を育成するという視点からも重要である。

1947（昭和22）年に「教育基本法」と同時に公布された「**学校教育法**」

共生社会
これまで必ずしも十分に社会参加できるような環境になかった障害児や障害者等が、積極的に社会参加・社会貢献していくことができる社会をいう。誰もが相互に人格と個性を尊重し支え合い、人びとの多様なあり方を相互に認め合える全員参加型の社会のことである。

学校教育法
教育基本法に基づいて学校制度の根幹を定める法律である。学校を園、小学校、中学校、義務教育学校、高等学校、中等教育学校、特別支援学校、大学および高等専門学校と定めている。

によって、障害のある児童生徒を対象とした盲学校、聾学校、養護学校が制度化された。この時、視覚障害児は盲学校、聴覚障害児は聾学校への就学が義務づけられたが、養護学校に関しては義務化されず、重度障害児に対しては就学免除、就学猶予の措置がとられ、ほとんどの場合で就学が許可されなかった。重度障害児は、自宅や施設にいるという状況で、教育の機会から遠ざけられていたが、1979（昭和54）年に養護学校の義務化が行われ、都道府県に養護学校の設置義務、保護者に就学義務が課せられた。これによって、重度障害児や重複障害児も養護学校に就学することができるようになり、学校に通学することが困難な児童生徒には、教員が児童生徒の自宅に出向いて授業を行うなどの訪問型教育も始まった。

2007（平成19）年、障害児教育をより充実させるため、「学校教育法」の改正が行われた。これまでの特殊教育が「**特別支援教育**」に改められ、盲学校、聾学校、養護学校に区分されていた学校制度が「**特別支援学校**」に一本化された。特殊教育では、障害の種類や程度に応じて、特別な場で教育が行われていたが、特別支援教育では、知的な遅れのない発達障害も含めて、障害により特別な支援を必要とする児童生徒が在籍する幼稚園、小学校、中学校、高等学校、中等教育学校および特別支援学校のすべての学校において実施されることになった。

「学校教育法」72条では、特別支援学校について次の通り規定している。

【学校教育法　第72条】
特別支援学校は、視覚障害者、聴覚障害者、知的障害者、肢体不自由者又は病弱者（身体虚弱者を含む。以下同じ。）に対して、幼稚園、小学校、中学校又は高等学校に準ずる教育を施すとともに、障害による学習上又は生活上の困難を克服し自立を図るために必要な知識技能を授けることを目的とする。

特別支援教育を推進するためには、学級担任や教科担任が担うだけでなく、スクールカウンセラーやスクールソーシャルワーカーなど心理職、福祉職と連携した体制整備も求められており、子どもの最善の利益を念頭に多職種で連携しながら子どもを支えるチーム学校の構築が求められている。

特別支援教育
障害のある幼児児童生徒の自立や社会参加に向けた主体的な取組みを支援するという視点に立ち、幼児児童生徒一人ひとりの教育的ニーズを把握し、その持てる力を高め、生活や学習上の困難を改善または克服するため、適切な指導および必要な支援を行うもの。

特別支援学校
視覚障害、聴覚障害、知的障害、肢体不自由、病弱（身体虚弱を含む）やそれらをあわせもつ児童生徒のために設置された学校であり、専門的知識を有する教員が児童生徒のニーズに合わせて手厚い指導を行う。

C. 就学援助制度

日本国憲法26条2項では、義務教育の無償を規定し、また、国際人権規約（社会権規約）13条2においても「初等教育は、義務的なものとし、すべての者に対して無償のものとすること」と謳っている。世界的にも義務教育は無償とし、すべての人びとに教育の機会を保障することが求めら

表 7-2-1　就学援助制度の概要

実施主体	市町村
対象者	①要保護者（生活保護法第 6 条第 2 項に規定する要保護者） ②準要保護者（市町村教育委員会が生活保護法第 6 条第 2 項に規定する要保護者に準ずる程度に困窮していると認める者とされ、その認定基準は各市町村が規定する）
補助の対象品目	学用品費、体育実技用具費、新入学児童生徒学用品費等、通学用品費、通学費、修学旅行費、校外活動費、医療費、学校給食費、クラブ活動費、生徒会費、PTA 会費
費用負担	・市町村が就学援助事業として援助する。 ・要保護者に対する就学援助事業に対しては、国が 2 分の 1 補助する。 ・準要保護者に対する事業については、2005（平成 17）年度より国庫補助を廃止し、各市町村が単独で実施する。

れているのである。わが国の場合、小学校・中学校を義務教育とし、無償化している。しかしながら、実際に無償とされているものは授業料と教科書に限られている現状にあり、自宅から学校までの通学費や学校給食費などは各家庭での負担となっている。また、就学するために必要な制服、通学鞄、体操服や学習に必要なノート、筆記用具などの文房具に係る費用、修学旅行費、生徒会費、PTA 会費などの負担も必要となる。さらに、課外活動やクラブ活動をする場合には、それらの活動に係る費用についても必要になる。このように授業料と教科書以外に各家庭で負担すべき費用が必要となるが、保護者の経済的理由により就学に必要な費用を負担することが困難な場合、その家庭への支援として、**就学援助制度**を設けている。「学校教育法」19 条では、「経済的理由によつて、就学困難と認められる学齢児童又は学齢生徒の保護者に対しては、市町村は、必要な援助を与えなければならない」とされており、市町村の義務として、低所得世帯に対し、児童生徒の就学に必要な援助をしなければならない。就学援助制度の概要については、**表 7-2-1** を参照してほしい。

D. スクールソーシャルワーカーの配置とチーム学校

スクールソーシャルワーカー
学校教育法施行規則 65 条の 3 において、スクールソーシャルワーカーは、小学校における児童の福祉に関する支援に従事すると規定している。

文部科学省は 2008（平成 20）年からスクールソーシャルワーカー活用事業を開始し、現在も全国的に**スクールソーシャルワーカー**の配置が広がっている。このスクールソーシャルワーカー導入の背景にあったのは、貧困、いじめ、虐待、不登校、非行、親の精神疾患などを原因とする子どもや学校を取り巻く環境が多様化・複雑化し、学校の中だけでは対応しきれなくなってきたということ、および家庭や学校外の専門機関、地域と連携・協働して問題に取り組むことが求められてきたためである。子どもに対する働きかけでは解決することができない多様な問題に対して、子どもや保護者への働きかけはもちろんのこと、専門機関、地域との連携・協働を行っていくための専門家としてスクールソーシャルワーカーが配置された。また、複雑化・多様化した問題を解決していくにあたっては、学校の組織としてのあり方や学校の組織文化に基づく業務のあり方なども見直し、「**チームとしての学校**」を作り上げていくことが必要であるとして、中央教育審議会は2015（平成27）年にチームとしての学校の在り方と今後の改善方策について（答申）を示した。この中で「チームとしての学校」像を校長のリーダーシップの下、カリキュラム、日々の教育活動、学校の資源が一体的にマネジメントされ。教職員や学校内の多様な人材が、それぞれの専門性を活かして能力を発揮し、子どもたちに必要な資質・能力を確実に身につけさせることができる学校と指している。この「チームとしての学校」を実現するための一員として、福祉の専門家であるスクールソーシャルワーカーが子どもや家庭が抱える問題に対し、さまざまな専門機関や地域と連携しながら、解決に向けた支援を行っていくことを期待されている。

チームとしての学校
「チームとしての学校の在り方と今後の改善方策について（答申）」では、「チームとしての学校」を実現するための具体的な改善方策として、①専門性に基づくチーム体制の構築、②学校のマネジメント機能の強化、③教員一人ひとりが力を発揮できる環境の整備の3つが掲げられている。

E. 不登校児童生徒への支援

近年、学校を90日以上欠席している不登校児童生徒が増加している。国は不登校児童生徒への教育の機会の確保等をすべく、2017（平成29）年に「**教育機会確保法**」を公布した。そして、文部科学省は同法7条1項の規定に基づいて、「義務教育の段階における普通教育に相当する教育の機会の確保等に関する基本指針」（以下、基本指針）を示している。基本指針では、不登校は、取り巻く環境によって、どの児童生徒にも起こり得るものとして捉え、不登校というだけで問題行動であると受け取られないよう配慮することや不登校児童生徒への支援は当該児童生徒の意思を十分に尊重しつつ行うこととし、当該児童生徒や保護者を追い詰めることのないよう配慮することなどを基本的な考え方としている。そのうえで、不登校児童生徒等に対する教育機会の確保等に関する事項について具体的に記しており、個々の不登校児童生徒の状況に応じた支援の推進としては、個人のプライバシーの保護に配慮するとともに、原則として不登校児童生徒や保護者の意思を尊重しつつ、家庭への訪問による把握を含めた学校や教育委員会による状況把握をすること、不登校児童生徒に対しては、学校全体で支援を行うことが必要であり、校長のリーダーシップの下、学校や教員がスクールカウンセラーやスクールソーシャルワーカー等の専門スタッ

教育機会確保法
正式名称は「義務教育の段階における普通教育に相当する教育の機会の確保等に関する法律」。

フ等と不登校児童生徒に対する支援等について連携・分担する「チーム学校」体制の整備をすること、不登校児童生徒が自らの意思で登校してきた場合は、温かい雰囲気で迎え入れられるよう配慮するとともに、保健室、相談室や学校図書館等も活用しつつ、安心して学校生活を送ることができるよう児童生徒の個別の状況に応じた支援を行うことなどが挙げられている。

また、不登校児童生徒に対する多様で適切な教育機会の確保として、不登校児童生徒の実態に配慮した特色ある教育課程を編成して、教育を実施する学校（特例校）の設置促進について謳われている。

F. 生涯学習の振興とリカレント教育の推奨

[1] 生涯学習の振興

わが国の教育政策は、若年層だけでなく、中年層や高齢層も含め、生涯にわたって学習することができる社会の実現を目指している。「教育基本法」3条では、**生涯学習**の理念について定められており、教育を広く国民に保障しようとしていることが明らかである。

生涯学習
家庭教育、学校教育、社会教育、個人の自学自習など、人びとが生涯にわたって取り組む学習のことをいう。

【教育基本法　第3条】
（生涯学習の理念）
国民一人一人が、自己の人格を磨き、豊かな人生を送ることができるよう、その生涯にわたって、あらゆる機会に、あらゆる場所において学習することができ、その成果を適切に生かすことのできる社会の実現が図られなければならない。

1990（平成2）年、わが国で初めて生涯学習に関する法律が制定された。法律の名称は、「**生涯学習振興法**」である。国民が生涯にわたって学習する機会があまねく求められている状況にかんがみ、生涯学習の振興に資するための都道府県の事業に関しその推進体制の整備その他の必要な事項を定め、および特定の地区において生涯学習に係る機会の総合的な提供を促進するための措置について定めるとともに、都道府県生涯学習審議会の事務について定める等の措置を講ずることにより、生涯学習の振興のための施策の推進体制および地域における生涯学習に係る機会の整備を図り、もって生涯学習の振興に寄与することを目的としている（1条）。

生涯学習振興法
正式名称は「生涯学習振興のための施策の推進体制等の整備に関する法律」。

また、都道府県においては、地域における住民の生涯学習の振興に資するため、社会教育に係る学習（体育に係るものを含む）および文化活動その他の生涯学習に資する諸活動の多様な機会の総合的な提供を民間事業者の能力を活用しつつ行うことに関する**地域生涯学習振興基本構想**を作成できることを定めている。

[2] リカレント教育の推奨

リカレント教育は、めまぐるしく変化する現代社会において、教育は、すべての人びとにとって生涯にわたって必要であるという考え方を基礎としている。これは、生涯学習が示す理念と基本的に共通するものであるが、現在のわが国の教育政策の中では、生涯にわたって制度化された教育を継続的に提供することを保障するのは困難である。こうした前提に立った上で、長期的な視野の下での教育変革を通じて、個々人が必要なときに、必要なところで、必要に応じた学習の機会を得ることを目指すリカレント教育は、現実的な教育政策といえるだろう。

医学の進歩に伴い寿命が延びたことによって、人生が100年になり、多様な働き方が求められる現代社会においては、学校を卒業して就職し、同じ会社で一生を終えるというこれまで当たり前であったことが難しくなる。また、人口減少が進む中で、政府は、現在仕事をしていない女性や高齢者等を労働力として活用していきたいという意図もあり、働き方改革から派生した**人生100年時代構想会議**において、リカレント教育を推奨する方針を示し、人びとの再教育・再就職につなげていきたいと考えている。

リカレント教育
スウェーデンの経済学者レーン（Rehn, G.）によって最初に提唱された生涯教育の形態である。義務教育や基礎的教育を終えている者が、必要に応じて、生涯にわたり教育と就労を繰り返していく教育システムをいう。

人生100年時代構想会議
人生100年時代を見据えた経済・社会システムを創り上げるための政策のグランドデザインを検討する会議のことである。

3. 住宅政策

A. 公営住宅法

[1] 公営住宅の役割

住宅は人びとにとって重要な生活の基盤となるものである。何らかの理由で住宅に困窮する低額所得者の居住の安定を図ることは、公平な所得分配の達成や社会と経済の持続的発展の実現等の観点から、住宅政策の大きな柱として位置づけられ、公営の住宅供給というかたちで進められてきた。

公営住宅制度の始まりは、第2次世界大戦後にわが国が抱えた住宅量の全体的な不足の問題が背景となっている。わが国は、第2次世界大戦の影響によって国土が焦土と化し、戦後、全国において住宅不足が生じていた。戦後の住居不足を解消すべく、国は住宅政策に取り組むことになり、1951（昭和26）年、「**公営住宅法**」が制定された。国と地方公共団体は、この「公営住宅法」に基づいて、健康で文化的な生活を営むのに足りる住宅を住宅に困窮する者に供給し、住宅のセーフティネットとして、国民の住宅の安定に大きな役割を果たしている[1]。

[2] 公営住宅法の概要

「公営住宅法」1条では本法律の目的が示されており、国および地方公共団体（市町村および都道府県）が協力して、健康で文化的な生活を営むのに足りる住宅を整備し、これを住宅に困窮する低額所得者に対して低廉な家賃で賃貸し、または転貸することにより、国民生活の安定と社会福祉の増進に寄与することが定められている。ここで出てくる住宅に困窮する低額所得者は、最低居住水準の住宅を住宅市場において自力で確保することが困難な者と定義される。2条では、①地方公共団体、②**公営住宅**、③公営住宅の建設、④公営住宅の買取り、⑤公営住宅の建設等、⑥公営住宅の借上げ、⑦公営住宅の設備、⑧公営住宅の供給、⑨**共同施設**、⑩共同施設の建設、⑪共同施設の買取り、⑫共同施設の建設等、⑬共同施設の借上げ、⑭共同施設の整備、⑮公益住宅建替事業、⑯事業主体といった16種類の用語の定義がなされており、3条においては、地方公共団体は、常にその区域内の住宅事情に留意し、低額所得者の住宅不足を緩和するため必要があると認めるときは、公営住宅の供給を行わなければならないことが定められている。

日本国憲法25条では、すべての国民は、健康で文化的な最低限度の生活を営む権利を有することおよび国はすべての生活部面について、社会福祉、社会保障および公衆衛生の向上および往診に努めなければならないことを規定しているが、公営住宅法は、この生存権を最終目的として制定されたものである[2]。

公営住宅
公営住宅は、①地方公共団体が、建設、買取りまたは借上げを行って管理すること、②低額所得者に賃貸し、または転貸するための住宅およびその附帯施設であること、③この法律の規定による国の補助に係るものであること、といった3つの要件を満たす必要がある（附帯施設とは、住宅に附帯して設置する電気、ガス、給水その他住宅本来の機能を保持するために必要な施設をいう）。

共同施設
児童遊園、共同浴場、集会所その他公営住宅の入居者の共同の福祉のために必要な施設であり、国土交通省令で定めるものをいう。

B. 住生活基本法

2006（平成18）年、住宅政策における初めての基本法となる「**住生活基本法**」が施行された。この法律は、住生活の安定の確保および向上の促進に関する施策について、基本理念を定め、ならびに国および地方公共団体ならびに住宅関連事業者の責務を明らかにするとともに、基本理念の実現を図るための基本的施策、住生活基本計画その他の基本となる事項を定めることにより、住生活の安定の確保および向上の促進に関する施策を総合的かつ計画的に推進し、もって国民生活の安定向上と社会福祉の増進を図るとともに、国民経済の健全な発展に寄与することを目的としている（1条）。「住生活基本法」で掲げる基本理念ならびに基本理念を実現させるために進められなければならない基本的施策は次の通りである。

【基本理念】
①現在及び将来における国民の住生活の基盤となる良質な住宅の供給等（第3条）
②良好な居住環境の形成（第4条）
③居住のために住宅を購入する者等の利益の擁護及び増進（第5条）
④居住の安定の確保（第6条）

【基本的施策】
①住宅の品質又は性能の維持及び向上並びに住宅の管理の合理化又は適正化（第11条）
②地域における居住環境の維持及び向上（第12条）
③住宅の供給等に係る適正な取引の確保及び住宅の流通の円滑化のための環境の整備（第13条）
④居住の安定の確保のために必要な住宅の供給の促進等（第14条）

「住生活基本法」では、従来の住まいだけを考えるのではなく、住まいの周辺環境や購入の際の流通市場、安定供給なども含めた住環境の質の向上が盛り込まれており、中でも特徴的なものは、福祉や環境、まちづくり、防災などの対策の必要性について明示されていることである。

C. 住宅セーフティネット法

2007（平成19）年に「**住宅セーフティネット法**」が施行された。「住宅セーフティネット法」は、「住生活基本法」の基本理念にのっとり、**住宅確保要配慮者**に対する賃貸住宅の供給の促進に関し、国土交通大臣による基本方針の策定、都道府県および市町村による**賃貸住宅供給促進計画**の作成、住宅確保要配慮者の円滑な入居を促進するための賃貸住宅の登録制度等について定めることにより、住宅確保要配慮者に対する賃貸住宅の供給の促進に関する施策を総合的かつ効果的に推進し、もって国民生活の安定向上と社会福祉の増進に寄与することを目的としている（1条）。ここでいう住宅確保要配慮者とは、低額所得者、被災者、高齢者、障害者、子育て世帯、住宅の確保に特に配慮を要する者として国土交通省令に定める者とされている。

住宅セーフティネット法
正式名称は「住宅確保要配慮者に対する賃貸住宅の供給の促進に関する法律」。

2017（平成29）年4月、「**住宅確保要配慮者に対する賃貸住宅の供給促進に関する法律の一部を改正する法律**」が成立した。この法改正の背景には、住宅確保要配慮者の増加が大きく関係している。住宅セーフティネットの根幹は公営住宅であり、その供給は極めて重要なものであるが、今後加速する人口減少や厳しいわが国の財政状況から、大幅な増加は見込むことができない現状である。一方で、低額所得者、高齢者、障害者、ひとり親家庭等の要配慮者については、家賃の滞納、孤独死、騒音等のリスクがあることから、家主から入居を拒まれるケースがある。また、わが国の住宅ストック現状をみると、人口減少等を背景に、今後空き家・空き室は増加することが見込まれており、これらを有効活用していくことが求められている。こうしたわが国の住宅セーフティネットを取り巻く環境の変化から、民間の空き家・空き室を有効活用し、要配慮者の入居を拒まない賃貸住宅の登録制度を創設するなど、重層的な住宅セーフティネット機能の強化を図ることで、安心して生活することができる社会を実現しようとするものである(3)。この新たな住宅セーフティネット制度は、①住宅確保要配慮者向けの賃貸住宅の登録制度、②登録住宅の改修や入居への経済的支援、③住宅確保要配慮者に対する居住支援の大きく3つの柱から成り立っている（表 7-3-1）。

表 7-3-1　新しい住宅セーフティネット法の 3 つの柱

①住宅確保要配慮者向けの賃貸住宅の登録制度 賃貸住宅の賃貸人が、住宅確保要配慮者の入居を拒まない住宅として、都道府県（政令市および中核市の区域ではその市）にその賃貸住宅を登録し、都道府県は、その登録された賃貸住宅の情報を住宅確保要配慮者に提供し、賃貸人に入居を申し込むことができる仕組みを創設する。 ②登録住宅の改修や入居への経済的支援 登録住宅の改修を行う場合に一定の要件を満たすと補助金が交付される。独立行政法人住宅金融支援機構による融資を受けることも可能である。また、低額所得者については、地方公共団体の判断によって、家賃を低減するための補助や入居時の家賃債務保証料を低減するための補助が受けられる仕組みを創設する。 ③住宅確保要配慮者に対する居住支援 住宅確保要配慮者の居住支援や入居に対する賃貸人の負担の払拭を図る仕組みを創設する。都道府県が家賃債務保証等の居住支援活動を行う NPO 法人等を住宅確保要配慮者居住支援法人として指定することができる。住宅確保要配慮者居住支援法人や住宅確保要配慮者居住支援協議会が居住支援活動を行う場合には、一定の補助を受けることが可能である。

また、生活保護受給者の住宅扶助等が賃貸人に直接支払われる代理納付推進のための手続きが新たに設けられ、さらに、家賃債務保証の円滑な利用が進むよう適正な家賃債務保険業者の登録制度が創設された。

わが国のこれまでの住宅政策は、社会保障よりも産業活性化や経済成長と強く結びつけられ、すでに住宅を所有している人や住宅の購入を望む人のための政策が優先され、生活に困難を抱え、住まいを確保できない人に向けた政策は十分ではなかったが、「住宅セーフティネット法」の成立によって社会保障としての住宅政策が拡充されてきているといっていいだろう。

住宅確保要配慮者居住支援法人
住宅確保要配慮者の民間賃貸住宅への円滑な入居の促進を図るため、住宅確保要配慮者に対し家賃債務保証の提供、賃貸住宅への入居に係る住宅情報の提供・相談、見守りなどの生活支援等を実施する法人として都道府県が指定するものを指す。

住宅確保要配慮者居住支援協議会
地方公共団体、居住支援法人、宅地建物取引業者、賃貸住宅を管理する事業を行う者、住宅確保要配慮者の民間賃貸住宅への円滑な入居の促進に資する活動を行う者などが、住宅確保要配慮者または民間賃貸住宅の賃貸人に対する情報の提供その他の住宅確保要配慮者の民間賃貸住宅への円滑な入居の促進に関し必要な措置について、協議する組織のことである。

4. 労働政策

A. ワーク・ライフ・バランス

福祉政策と労働政策には、深いつながりがある。最近**ワーク・ライフ・バランス**という言葉を耳にする機会が増えてきたが、このワーク・ライフ・バランスは、仕事と生活の調和を保ち、多彩な人材が働きやすい環境作りを目指すことをいう。現代社会では、仕事と子育て、仕事と親の介護との両立の難しさで悩む人びとや長時間労働による心身の疲労で健康を害してしまうといった問題が発生し、仕事と生活の間で問題を抱える人が増加している。また、安定した仕事に就けず、経済的に自立できないといった問題もあり、多くの人がワーク・ライフ・バランスを実現できていない。このような問題を解決し、ワーク・ライフ・バランスを実現していくためには、生活を支援する福祉政策と多様な働き方を可能とする労働政策とを一緒に検討していくとともに人びとのライフスタイルや子育て期、親の介護などを行う中高年期といった人生の各段階におけるニーズにあわせて多様な生き方・働き方を選択できる社会を作っていくことが求められる。

また、わが国では、派遣労働者やパートタイム労働者などの非正規雇用が増えたことによる、正規雇用との格差についても社会問題化している。これらの問題を解決するために、近年、フレキシキュリティが注目されている。**フレキシキュリティ**とは、労働市場の柔軟性（flexibility）と生活の保障（security）を合わせた造語で、①柔軟で信頼性の高い労働契約、②包括的な生涯教育戦略、③効果的な積極的労働市場政策、④手厚い社会保障制度の4要素で構成されている政策体系である。所得保障を通じて、労働者の生活の安定を図った上で、個々人の能力の開発を支援して柔軟で活力ある雇用につなげるという、雇用政策と教育政策とが組み合わさっている。このフレキシキュリティ政策が成功している国として、オランダとデンマークが挙げられる。北欧諸国では、正規雇用の働き方を多様にし、非正規雇用と正規雇用との間の移動をしやすくすることによって、ワーク・ライフ・バランスの支援をし、労働者は失業しても生活が保障され、また新たな仕事に就くことができるように再教育や再訓練を受けることができる仕組みが作られているのである。こうしたフレキシキュリティ政策の前提になったのは、女性の就労支援から始まった労働者の生活と仕事との両立支援であり、多様な生活・働き方にある個々の労働者の平等を保障しようとする制度である[4]。

B. 就労と福祉政策

就労と福祉が関連する政策として代表的なものに、ワークフェア、アクティベーション、ベーシックインカムがある。

就労と福祉の連携を重視した**ワークフェア**は、「福祉（welfare）」と「就労（work）」を結びつけようとする考え方で、生活保護受給者に対して、一定の就労を義務づけ、給付を労働の対価とすることによって、自立を促すとともに、就労を通じて、経済的自立の基盤となる技術や技能を身につけさせようという就労義務を強調とするところに特徴がある。**アクティベーション**は、生活保護受給者の就労を促進させるために福祉を提供するという職業訓練や教育など職業能力の向上を目指す支援に重点が置かれていることが特徴である。ワークフェアが生活保護給付を受けるにあたっての就労および職業訓練を行うことが条件であるのに対し、アクティベーションは、まずは生活を安定させる支援を行い、それと並行しながら長期的な視点から就労能力を高め、就労につなげていく援助が成果をあげていくという考え方である。一方、就労と福祉を切り離した**ベーシックインカム**は、所得や就労の状況に関わりなく、すべての国民を対象として、一定の所得給付を行うという考え方であり、最低限度の生活に必要な所得を無条件に給付するところを特徴とする。ベーシックインカムがこれまでの公的扶助制度と大きく異なる点は、生活保護受給に伴う資力調査（ミーンズ・テスト）や所得調査（インカム・テスト）などを廃止し、市民権の有無だけを給付の条件とする、個人を対象とした制度ということである。近年の福祉政策に取って代わる新しいものとして重要視されているが、膨大な財政支出の財源をどうするかが問題となっている[5]。

C. 職業安定法

公共職業安定所（ハローワーク）
民間の職業紹介事業等では就職に結びつけることが難しい就職困難者を中心に、職業紹介、雇用保険、雇用対策などの業務を一体的に実施している国の機関である。

1947（昭和22）年に施行された「**職業安定法**」は、日本国憲法に規定された**勤労権**を保障するために定められた法律である。この法律は、「雇用対策法」とあいまって、公共に奉仕する**公共職業安定所（ハローワーク）**その他の職業安定機関が関係行政庁または関係団体の協力を得て職業紹介事業等を行うこと、職業安定機関以外の者の行う職業紹介事業等が労働力の需要供給の適正かつ円滑な調整に果たすべき役割にかんがみその適正な運営を確保すること等により、各人にその有する能力に適合する職業に就く機会を与え、および産業に必要な労働力を充足し、もって職業の安定を図るとともに、経済および社会の発展に寄与することを目的としている（1条）。2条では、何人も、公共の福祉に反しない限り、職業を自由に選択することができるとし、職業選択の自由が謳われており、3条においては、何人も、人種、国籍、信条、性別、社会的身分、門地、従前の職業、労働組合の組合員であること等を理由として、職業紹介、職業指導等について、差別的取扱いを受けることがない（ただし、労働組合法の規定によって、雇用主と労働組合との間に締結された労働協約に別段の定めのある場合は、この限りでない）と均等待遇について規定されている。

2017（平成29）年には、「職業安定法」の一部の改正を含む「雇用保険法等の一部を改正する法律」が成立した。この法改正の背景は、社会経済情勢の変化に伴う職業紹介事業や募集情報等提供事業者など、求職者や求人者が利用する事業の多様化が進む中、求職者等が不利益を被るなどの不適切な事案に対して的確に対応していくことや求職と求人のより適切かつ円滑なマッチングを進めていくことが求められていること等である。

改正の概要は**表7-4-1**の通りである。

表7-4-1　新しい職業安定法の概要

①・ハローワークや職業紹介事業者等の全ての求人を対象[※1]に、一定の労働関係法令違反を繰り返す求人者等の求人を受理しないことを可能とする。 ・職業紹介事業者に紹介実績等の情報提供を義務付ける。 ・ハローワークでも、職業紹介事業者に関する情報を提供する。
②求人者について、虚偽の求人申込みを罰則の対象とする。また、勧告（従わない場合は公表）など指導監督の規定を整備する。
③募集情報等提供事業[※2]について、募集情報の適正化等のために講ずべき措置を指針で定めることとするとともに、指導監督の規定を整備する。
④求人者・募集者について、採用時の条件があらかじめ示した条件と異なる場合等に、その内容を求職者に明示することを義務付ける。

注）※1 現行はハローワークにおける新卒者向け求人のみ。
※2 求人情報サイト、求人情報誌等。

D. 雇用対策法

1966（昭和41）年に「**雇用対策法**」が施行された。この法律の目的は、国が、少子高齢化による人口構造の変化等の経済社会情勢の変化に対応して、雇用に関し、その政策全般にわたり、必要な施策を総合的に講ずることにより、労働市場の機能が適切に発揮され、労働力の需給が質量両面にわたり均衡することを促進して、労働者がその有する能力を有効に発揮することができるようにし、これを通じて、労働者の職業の安定と経済的社会的地位の向上とを図るとともに、経済および社会の発展ならびに完全雇用の達成に資することである（1条1項）。また、この法律の運用に当たっては、労働者の職業選択の自由および事業主の雇用の管理についての自主性を尊重しなければならず、また、職業能力の開発および向上を図り、職業を通じて自立しようとする労働者の意欲を高め、かつ、労働者の職業を安定させるための事業主の努力を助長するように努めなければならないとしている（1条2項）。労働者は、その職業生活の設計が適切に行われ、ならびにその設計に即した能力の開発および向上ならびに転職に当たっての円滑な再就職の促進その他の措置が効果的に実施されることにより、職業生活の全期間を通じて、その職業の安定が図られるように配慮されることが基本的理念となっている（3条）。

E. 高年齢者雇用安定法

高年齢者雇用安定法
正式名称は「高年齢者等の雇用の安定等に関する法律」。

高年齢者
厚生労働省令で定める年齢55歳以上の者をいう。

1971（昭和46）年に制定された「**高年齢者雇用安定法**」は、定年の引上げ、継続雇用制度の導入等による高年齢者の安定した雇用の確保の促進、高年齢者等の再就職の促進、定年退職者その他の高年齢退職者に対する就業の機会の確保等の措置を総合的に講じ、もって高年齢者等の職業の安定その他福祉の増進を図るとともに、経済および社会の発展に寄与することを目的としている（1条）。わが国における急速な高齢化の進行に対応すべく、2013（平成25）年の法改正によって、65歳未満を定年に定めている場合は、定年以降の継続雇用を希望する者を原則として、少なくとも年金受給開始年齢までは意欲と能力に応じて雇用することを企業に義務づけた。なお、この改正は、定年について65歳への引上げを義務づけるものではない。

F. 育児・介護休業法

育児・介護休業法
正式名称は「育児休業、介護休業等育児又は家族介護を行う労働者の福祉に関する法律」。

1995（平成7）年、育児休業等に関する法律（育児休業法）が改正され、「**育児・介護休業法**」が制定された。持続可能で安心できる社会を作るにあたっては、育児や介護をしながら働く労働者が育児休業や介護休業などを取得しやすい就業環境の整備等を進めていかなければならないとして、仕事と家庭の両立支援を進めている。「育児・介護休業法」では、育児休業制度、介護休業制度、子の看護休暇制度、介護休暇制度等について定められている。育児休業制度、介護休業制度の概要については**表7-4-2**、子の看護休暇制度、介護休暇制度は**表 7-4-3** の通りである。

表 7-4-2　育児休業制度、介護休業制度の概要

	育児休業	介護休業
休業の定義	労働者が原則としてその１歳に満たない子を養育するためにする休業	労働者がその要介護状態にある対象家族を介護するためにする休業
対象となる家族の範囲	子	配偶者、父母、子、配偶者の父母、祖父母、兄弟姉妹および孫
回数	子１人につき原則として１回	対象家族１人につき３回
期間	原則として子が１歳に達するまでの連続した期間 ※理由によって１歳６ヵ月まで、最大２歳まで延長が可能。	対象家族１人につき通算 93 日まで

表 7-4-3　子の看護休暇制度、介護休暇制度の概要

	子の看護休暇	介護休暇
制度内容	小学校就学の始期に達するまでの子を養育する労働者は、１年に５日まで（当該子が２人以上の場合は 10 日まで）、病気・けがをした子の看護または子に予防接種・健康診断を受けさせるために、休暇が取得できる。	要介護状態にある対象家族の介護その他の世話を行う労働者は、１年に５日まで（対象家族が２人以上の場合は 10 日まで）、介護その他の世話を行うために、休暇が取得できる。

G. 最低賃金制度

最低賃金制度は、「**最低賃金法**」に基づき国が定めた最低賃金以上の賃金を使用者が労働者に支払わなければならないとする制度である。労働者、使用者双方の合意の上で最低賃金額より低い賃金を定めても、それは法律によって無効とされ、最低賃金額と同額の定めをしたものとされる。したがって、最低賃金未満の賃金しか支払わなかった場合には、最低賃金額との差額を支払わなくてはならない。また、最低賃金額以上の賃金額を支払わない場合には、最低賃金法に罰則が定められている。

最低賃金には、「**地域別最低賃金**」と「**特定最低賃金**」の２種類がある。「地域別最低賃金」は、産業や職種に関わりなく、都道府県内の事業場で働くすべての労働者とその使用者に対して適用される最低賃金として、各都道府県に１つずつ、全部で 47 件の最低賃金が定められている。わが国の地域最低賃金の水準は国際的にみても低いため、フルタイムで働く労働者が生活保護以下の収入となるワーキングプアが問題となっている。「特定最低賃金」は、特定の産業について設定されている最低賃金である。関係労使の申出に基づき最低賃金審議会の調査審議を経て、同審議会が地域別最低賃金よりも金額水準の高い最低賃金を定めることが必要と認めた産業について設定されている。なお、「地域別最低賃金」と「特定最低賃金」の両方が同時に適用される場合には、使用者は高い方の最低賃金額以

地域別最低賃金
地域別最低賃金は、①労働者の生計費、②労働者の賃金、③通常の事業の賃金支払能力を総合的に勘案して定めるものとされており、労働者の生計費を考慮するにあたっては、労働者が健康で文化的な最低限度の生活を営むことができるよう、生活保護に係る施策との整合性に配慮することとされている。

上の賃金を支払わなければならないことになっている。また、最低賃金法8条において、「最低賃金の適用を受ける使用者は、厚生労働省令で定めるところにより、当該最低賃金の概要を、常時作業場の見やすい場所に掲示し、又はその他の方法で、労働者に周知させるための措置をとらなければならない」として使用者への義務を定めている。

注)

(1) 大本圭野『「証言」日本の住宅政策』日本評論社, 1991.
(2) 公営住宅法令研究会編『逐条解説　公営住宅法（第二次改訂版）』ぎょうせい, 2018, p.5.
(3) 住宅セーフティネット法制研究会編『平成29年改正住宅セーフティネット法の解説Q & A』ぎょうせい, 2017, p.3.
(4) 宮本太郎「社会的包摂への三つのアプローチ―福祉国家と所得保障の再編」『月刊自治研』自治労サービス, 2004.
(5) 神吉知郁子「最低賃金と生活保護と『ベーシック・インカム』」濱口桂一郎編『福祉と労働・雇用』福祉＋α5, ミネルヴァ書房, 2013.

理解を深めるための参考文献

● **鈴木庸裕・新井英靖・佐々木千里編『多文化社会を生きる子どもとスクールソーシャルワーク』かもがわ出版, 2018.**
病気や障害のある子どもの特別支援教育と支援の実際やこれまで十分な支援がなされてこなかったLGBTの子どもや外国籍をもつ子どもたちなどへの心理的・社会的支援について述べられている。多文化社会の中で一人ひとりの子どもを主人公とした教育、支援の実現を考察した書籍である。

● **濱口桂一郎編『福祉と労働・雇用』 福祉＋α5, ミネルヴァ書房, 2013.**
わが国の正社員を基本とした雇用の下で成り立っていた政策を見直し、福祉・社会保障政策と雇用・労働政策の密接な連携を求めて、福祉と労働のはざまにおける、高齢者雇用、障害者雇用、女性雇用、労働時間、過労死・過労自殺等さまざまな政策問題について、検討がなされている。社会福祉士を目指す人に、ぜひ一度手にとって読んでもらいたい。

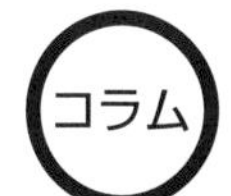

LGBTの子どもたちの生きづらさと支援

LGBT（性的少数者）という言葉を聞いたことがあるだろうか。近年、生まれながらの性別にとらわれない性別のあり方が見直され、世界中で同性間の結婚や結婚と同様の権利を認める動きが活発化している。わが国においても、東京都世田谷区や渋谷区を皮切りに三重県伊賀市、兵庫県宝塚市などで同性パートナーシップ制度の導入が始まり、現在も導入を検討している地方自治体は増えている現状にある。

このような動きが広まる一方、学校においては、LGBTの理解がなかなか進んでいない。多くのLGBTの子どもたちは、自身のセクシュアリティを隠して生活しており、時には、いじめや偏見、差別にさらされ、不登校となってしまうケースも少なくない。宝塚大学看護学部の日高庸晴教授が行った「LGBT当事者の意識調査（2016年）」によると、LGBTの子どもたちの学校生活におけるいじめは、全体の約6割が経験していることがわかった。2017（平成29）年3月、日本政府はいじめ防止基本方針の改定を行い、LGBTの児童生徒の保護の項目を初めて盛り込んだ。また、教職員向けにLGBT児童生徒への対応を記した手引きも発行しているが、実際はLGBTに対する差別やいじめがまだまだある現状である。社会福祉士は、このような現状を理解し、教育の機会均等ならびに多様性の尊重を意識化し、生きづらさを抱えて生活する子どもたちが自分らしく教育を受けることができるよう支援していかなければならない。また、社会福祉士養成教育においても、LGBTの知識やアプローチ方法をカリキュラム内で扱い、理解を深めていく取組みが早急に求められている。

第8章 福祉サービスの供給、利用とソーシャルワーク

今日の福祉サービスの供給は、民間部門が主な担い手になっており、福祉計画の策定主体である公的部門との連携を図りつつ、市場原理の導入などによるサービスの効率化や質の向上が図られてきているところである。その一方、福祉サービスの利用では、福祉サービス第三者評価事業や日常生活自立支援事業など利用者の利益の保護が重要となっている。

1

今日の福祉サービスの供給には、「福祉国家から福祉社会へ」「中央集権から地方分権へ」「依存から自立へ」「公助から自助・共助・公助へ」などの潮流がある。

2

福祉サービスの供給主体を理解するためには、政府や地方公共団体などの「公的部門」、営利・非営利の「民間部門」、その他「ボランタリー部門」「インフォーマル部門」の4部門についておさえることが重要である。

3

福祉サービスの供給過程については、「公私協働」や「地域共生社会」などの考え方とともにソーシャルワークについて理解することが重要である。

4

福祉サービスの利用過程については、「スティグマ」「情報の非対称性」「受給資格とシティズンシップ」などの理解が求められる。

1. 福祉サービスの供給主体と連携

A. 福祉サービス供給主体と福祉供給部門

1970 年代の 2 度のオイルショックによる世界同時不況は、経済のグローバル化を促進し、福祉国家と呼ばれた先進諸国においても、深刻な財政問題を引き起こした。それに伴い、中央政府が国家責任によって福祉政策を推進していく大きな政府としての福祉国家の実現から、**福祉多元主義**に基づいて、多様な主体が福祉を推進する福祉社会への転換が図られることとなった。そのため、地方政府への分権化やボランタリー活動の促進、企業の福祉サービスへの参入が促進されてきたのである。

第 2 次世界大戦後のわが国では、福祉サービスの供給主体は国、地方自治体などの公的部門と、社会福祉事業の運営を担う民間部門としての社会福祉法人が長らく中心であった。その後、少子高齢化と経済低成長時代に入ると、従来のサービス供給主体だけでは増大する福祉ニーズに対応できなくなる懸念が高まり、福祉供給主体についての議論が活発に行われるようになった。

そしてわが国は、福祉国家のもつ規制的手段を大幅に変更し、規制緩和を進め、社会全体で作り上げる福祉社会の道を選択した。そのため 1990 年代後半には、福祉サービス供給主体が従来の公的部門と一部の民間部門のみから、医療法人や生活協同組合、農業協同組合、そして多くの民間企業および NPO 法人などが参入することとなり、多元化してきた。

さらに 2000（平成 12）年の社会福祉法では、今後ますます増大する福祉ニーズに対応していくために、地域福祉の推進が明文化され、広く国民もその担い手として期待されることとなった。今日では、人口の流動化や世帯人口の縮小化などによって失われつつあったコミュニティの回復に向けて、全国各地で福祉のまちづくりが推進されるだけでなく、市民・事業者・行政の協働による「**新しい公共**」が掲げられている。

新しい公共
行政だけでなく、市民、NPO、企業等、地域のさまざまな主体が公共の担い手としての自覚と責任をもって「支え合いと活気がある社会」を作るという考え方。

B. 公的部門（政府・地方自治体）

中央政府である国は、第 2 次世界大戦後、全国一律で福祉政策を推し進めてきた。この福祉政策は、国が制度化し、その行政事務を**機関委任事務**

として地方自治体に任せ、その財源を国から地方自治体に渡すという方法で推進がなされてきた。これは、国家責任によって国民の生存権を保障するという国の役割がその基底にあったからである。

中央集権的な福祉政策の推進は、福祉六法を基本とする生存権保障体制や社会福祉制度や国民皆保険・皆年金制度の確立など、戦後のわが国において、高度経済成長とともに福祉国家体制の整備には不可欠のものであった。その一方で、国が制度化した福祉サービスの供給体制を、住民に最も身近な地方自治体としての市町村が実施する仕組みは、縦割り行政となって弊害も生じた。東京圏への人口の一極集中が加速化し、同時に少子高齢化が進展するわが国では、地方では過疎化や少子高齢化に伴う生活問題が深刻となり、中央集権的な福祉政策だけでは住民のニーズに対応することが難しくなってきた。

今日国は、これから推進していくべき福祉政策の方向性を示す役割を担い、住民に身近な地方自治体は、国との連携を図りつつ、地域の実情を踏まえながら、独自の福祉計画を立案し、推進する役割を担っている。

いずれにしても、国、地方自治体を含む公的部門は、主に低所得者福祉や児童・家庭福祉などについては以前と変わらず大きな役割を果たしているものの、高齢者介護や障害者支援などの直接的な福祉サービスの提供については縮小しており、福祉供給部門としての公的部門の役割は、従来から変容してきているといえる。

福祉六法
生活保護法、児童福祉法、身体障害者福祉法、知的障害者福祉法、老人福祉法、母子及び父子並びに寡婦福祉法の6つの法律の総称。

C.民間部門（営利・非営利）、ボランタリー部門、インフォーマル部門

地方分権によって、国税が減り地方税が増える財源の移譲が進められる一方、地方交付税と補助金が削減され、住民の最も身近な地方自治体である市町村は、福祉の推進に責任をもって取り組まなければならなくなった。そもそも地方自治は、団体自治と住民自治によって成り立つものであり、地方自治体のみが担うものではない。そのため、公私協働によって福祉社会の構築に向けた福祉の推進が強調され、国民もその役割を担うことが求められている。

福祉政策における国民の役割が意識されるようになったのは、地域福祉の推進によるところが大きい。社会福祉法4条1項では、「地域住民、社会福祉を目的とする事業を経営する者及び社会福祉に関する活動を行う者は、相互に協力し、福祉サービスを必要とする地域住民が地域社会を構成する一員として日常生活を営み、社会、経済、文化その他あらゆる分野の活動に参加する機会が与えられるように、地域福祉の推進に努めなければ

ならない」ことが規定されている。福祉サービスの供給だけでなく、ボランタリー活動などによる社会連帯の強化など、広く国民の関わりが期待されているのである。また同法4条2項では、「地域住民等は、地域福祉の推進にあたり、支援を必要とする住民（世帯）が抱える多様で複合的な地域生活課題について、住民や福祉関係者による把握、関係機関との連携等による解決を図るよう特に留意するもの」と明記されている。政策決定過程および推進過程における地域住民の参画は、福祉社会の実現に向けてますます重要になってきている。

[1] 民間部門

民間部門は、今日では主要な福祉サービスの供給主体となっているが、社会福祉基礎構造改革以降、従来の社会福祉法人だけでなく、医療法人、農業協同組合、生活協同組合などもその担い手となっている。加えて、高齢者福祉や障害者福祉などの分野を中心に、福祉サービスの供給主体として参入しているのが営利企業である。一般に民間部門は、市場における需要と供給のバランスによって成り立つものであるが、福祉サービスの場合、その財源には社会保険料や税金などが当てられ、サービス供給過程においてはサービス選択における競争原理を働かせようとしている。このような市場メカニズムを部分的に取り入れる仕組みは**準市場**、あるいは**疑似市場**と呼ばれている。

準市場（疑似市場）
quasi-market
ルグランが提唱した概念。公共サービスの提供で部分的に市場メカニズムを取り入れること。サービス供給主体を競争させることでサービスの質の向上につながるとされる。

[2] ボランタリー部門

ボランタリー部門は、地域住民のボランティア活動などその地域の実情に応じてさまざまに創意工夫しながら取り組んでいる実践が含まれ、地域住民間の互助や自発的な意思によるサービス提供がなされており、時には制度改善の運動を行ったりする。

[3] インフォーマル部門

インフォーマル部門は、福祉サービス利用者を最も身近で支える家族や親族、あるいは近隣住民が相互扶助として提供するインフォーマルサービスと位置づけることができる。これらの営みの中には、非営利組織を立ち上げて、福祉サービスの供給主体として活動を行うものもあり、さらにNPO法人となって福祉サービスを直接提供するフォーマルサービスの提供主体としての取組みを行っているものも少なくない。

D. 部門間の調整・連携・協働

福祉供給部門は、今日いずれの部門も福祉サービスの重要な担い手である。福祉サービスは、長らく公的部門である行政と非営利の民間部門である社会福祉法人が主な供給主体であった。しかし、1990年代以降、医療法人や農業協同組合、生活協同組合、営利企業などが参入するようになり、今日では民間部門が主要な供給主体となっている。その一方、身近な人に対する家族のケア、あるいは公的に制度化されていない近隣、地域での支援などが取り組まれてきたが、従来から変わらずインフォーマル部門が主な担い手である。地域によってはボランタリー部門による活発な活動や、社会福祉法人などの民間部門による社会貢献活動なども行われている。

福祉サービスの提供主体は、今後さらに増大する福祉ニーズに対して、限られた福祉サービス供給の中で、より部門間の調整・連携・協働が重要となってくる。ここでいう**調整**とは、何かしらの基準などに合わせるよう整えることである。また**連携**とは、互いに連絡を取り合って同じ目的に向かって取り組むことである。そして**協働**とは、互いに対等の立場で協力しながら同じ目的に向かってともに活動することである。

図8-1-1は、4つの福祉供給部門間の関係性を図で表したものであるが、部門間の調整・連携・協働には、さまざまなものがある。たとえば、市町村が事業主体である地域包括支援センターの運営を社会福祉法人や医療法人などへ委託することや、公立の福祉施設を指定管理者としてさまざまな法人に委ねることなどがある。地域では、各種のサロン活動の運営への社

地域包括支援センター
2006（平成18）年に創設された。同センターには、原則、保健師、社会福祉士、主任介護支援専門員が配置される。設置主体は市町村であるが、社会福祉法人や医療法人などに委託することもできる。

図8-1-1　4つの福祉供給部門間の調整・連携・協働

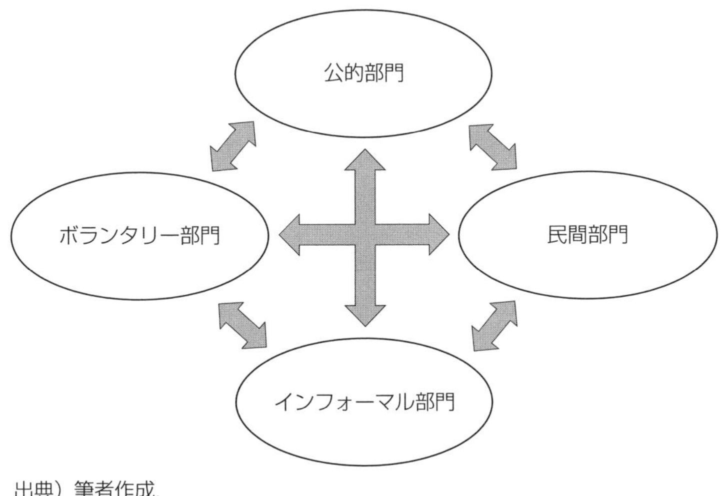

出典）筆者作成.

会福祉協議会の支援や、ボランティア団体と当事者家族らによる福祉イベントの共催などが行われている。また、4つの部門間での調整・連携・協働では、子ども・子育て支援法に基づく地域子ども・子育て支援事業や、介護保険法に基づく地域支援事業の推進などがある。

これらはほんの一例であるが、今後はさまざまな形式での部門間の調整・連携・協働が推進されていくことが必要といえる。そこにはサービスや支援、活動などに伴う人材や財源の確保などの課題がある。

[1] 地域支援事業

地域支援事業とは、地域住民が要支援・要介護の状態にならないよう支援するとともに、介護が必要になっても住み慣れた地域で自立した生活が営めるよう支援を行うために、市町村が主体となって実施する事業である。この事業は、介護保険法に規定されており、①介護予防・日常生活支援総合事業、②包括的支援事業、③任意事業、の3つに大別されている。

介護予防・日常生活支援総合事業は、さらに介護予防・生活支援サービス事業と一般介護予防事業に分かれており、前者には訪問型サービス、通所型サービス、生活支援サービス、介護予防ケアマネジメントなどが含まれる。後者には、介護予防把握事業、介護予防普及啓発事業、地域介護予防活動支援事業、一般介護予防事業評価事業、地域リハビリテーション活動支援事業などが含まれる。

包括的支援事業は、地域包括支援センターの運営と、社会保障の充実の2つに分けられる。地域包括支援センターは、地域住民の心身の健康の保持および生活の安定のために必要な援助を行うことにより、地域住民の保健医療の向上および福祉の増進を包括的に支援する目的で運営されている。地域包括支援センターの業務には、総合相談支援業務、権利擁護業務、包括的・継続的ケアマネジメント支援業務いわゆるネットワークづくりなどを担っており、実際には介護予防ケアマネジメントおよび地域ケア会議推進事業についても一体的に取り組んでいる。社会保障の充実については、在宅医療・介護連携推進事業、生活支援体制整備事業、認知症総合支援事業などが含まれる。

任意事業とは、市町村が地域の実情に応じて実施するもので、介護給付等費用適正化事業、家族介護支援事業、その他の事業の3事業がある。介護給付等費用適正化事業とは、認定調査状況チェックやケアプラン・住宅改修等の点検、介護給付費通知など、利用者に適切なサービスが提供される環境の整備、介護給付金の適正化がなされるものである。家族介護支援事業は、介護教室の開催、認知症高齢者見守り事業、家族介護継続支援事業がその内容である。その他の事業とは、成年後見制度利用支援事業、福祉用具・住宅改修支援事業、認知症サポーター等養成事業、地域自立生活支援事業などが含まれる。

[2] 地域子ども・子育て支援事業

地域子ども・子育て支援事業は、市町村が策定する子ども・子育て支援事業計画に基づいて取り組まれるものである。このうち、子育て支援事業などの情報提供や相談・助言などを行う利用者支援事業、放課後児童クラブを運営する放課後児童健全育成事業、ショートステイやトワイライトステイなどの子育て短期支援事業、生後4ヵ月までの乳児のいる家庭を訪問する乳児全戸訪問（こんにちは赤ちゃん）事業、要支援児童などへの相談・指導・助言を行う養育支援訪問事業、公共施設や福祉施設などで子育ての相談や情報提供を行う地域子育て支援拠点事業、その他に一時預かり事業、病児保育事業、子育て援助活動支援（ファミリー・サポート・センター）事業などは第2種社会福祉事業に位置づけられているものである。

これらの事業は、市町村などの公的部門や保育所などを運営する社会福祉法人、幼稚園などを運営する学校法人などだけで行っていくのではなく、地域の保健師・助産師・看護師・保育士などの専門職、乳幼児や児童の保護者、地域住民らが連携、協働して取り組んでいる。たとえば、放課後児童健全育成事業では、実施主体は市町村や社会福祉法人だけでなく、父母会や運営委員会、その他の者とされるなど、地域の多様な主体が担っている。

これら以外にも、保育所などでの延長保育事業や、世帯所得の状況によって特定教育・保育施設などに支払う日用品や行事への参加費などを助成する実費徴収に係る補足給付を行う事業、認定こども園の設置者に費用の補助を行う多様な事業者の参入促進・能力活用の事業、妊婦健康診査などがある。

[3] 社会的企業（ソーシャルエンタープライズ）

社会的企業（ソーシャルエンタープライズ）とは、市場や準市場に関わりながら社会的な問題解決を主目的とした事業体である。世界各国で取り組まれている。また、そのような事業を起こすことを社会的起業という。世界的に注目を集めた社会的起業家は、2006年にノーベル平和賞を受賞したバングラデシュのムハマド・ユヌスであり、貧しい人びとに資金を貸与する**グラミン銀行**の創設が有名である。社会的企業には、そこに社会性、事業性、革新性などが要件とされ、ビジネス的手法を用いることから収益

社会的企業（ソーシャルエンタープライズ）
social enterprise

グラミン銀行
貧困に苦しむ人びとに少額の資金を無担保で融資して自立を促すバングラデシュにある銀行。

事業という側面があるが、わが国では、営利企業だけでなく、農業協同組合や生活協同組合、NPO法人などが取り組んでいる事業などもある。

社会的企業と類似したものとしては、フィランソロピー、メセナ、コミュニティ・ビジネスなどがある。フィランソロピーとは、営利企業が自発的に行う社会奉仕活動であり、メセナとは営利企業による芸術文化活動の支援活動である。コミュニティ・ビジネスとは、地域課題を解決するためにビジネス的手法を用いて取り組む地域住民主体の事業を指す。

[4] 子ども食堂

子ども食堂とは、地域の人びとがさまざまな事情を抱えた子どもに無料または低額で食事を提供する取組みであり、子どもの貧困問題への対策だけでなく、居場所づくりもその目的としている。

子ども食堂は、2012（平成24）年東京都大田区の「気まぐれ八百屋だんだんこども食堂」が始まりとされ、現在では全国にその活動の輪が広がっている。必ずしも子ども食堂という名称ではないものでも、地域における子どもの居場所や食事の提供、あるいは学習支援と合わせて食事を出すなどの取組みや、高齢者の居場所を子どもや子育て家族にも開放して多世代交流がなされるなどの多様な取組みがみられる。

2. 福祉サービスの供給過程とソーシャルワーク

A. 公私（民）関係

日本国憲法89条は、「公金その他の公の財産は、宗教上の組織若しくは団体の使用、便益もしくは維持のため、又は公の支配に属しない慈善、教育若しくは博愛の事業に対し、これを支出し、又はその利用に供してはならない」と定めている。これは、公私分離の原則として、社会福祉事業においても適用され、公による私（民間社会福祉事業）への助成金・補助金は禁止され、委託という方法をとっている。つまり、受託した法人は、その事業に関しては委託した国・地方自治体の一機関としてその事務および福祉サービスを行うことになる。これら福祉サービスにおける公私関係は、法律に基づいて責任を有する公と、自発的に活動を行う私という、公と私の役割の違いを前提とした関係が長く続いてきた。

この公の私への業務委託については、2003（平成15）年に指定管理者制度が創設されたことによって、指定管理者による管理という新たな方法が導入され、社会福祉施設の管理を民間団体に委託する地方自治体が多くなっている。

さらに今日、ともに福祉供給主体である公と私は、**公私協働**といった関係性の変化がみられるようになっている。その例としては、プライベート・ファイナンス・イニシアティブ（PFI）がある。

公私協働
行政、民間企業、非営利組織など多様な主体同士が共通の目的を達成するため、それぞれが果たすべき役割と責任を自覚し、相互に主体性を持ちながら協力、補完すること。

[1] 指定管理者制度

指定管理者制度とは、地方自治体が公共施設の管理を条例によって民間の法人その他の団体に行わせることができる制度で、2003（平成15）年に創設された。この指定管理者制度によって委託された法人や団体は、第三者に再委託することはできない。さらに、社会福祉施設の設備や運営に関するさまざまな基準にも従わなければならない。

[2] プライベート・ファイナンス・イニシアティブ（PFI）

プライベート・ファイナンス・イニシアティブ
PFI: private finance initiative

プライベート・ファイナンス・イニシアティブ（以下、PFI）とは、公共施設などの建設、維持管理、運営などを民間の資金、経営能力、技術的能力を活用して行う手法である。1990年代前半にイギリスで始まった手法であり、民間の資金や能力を活用することにより、国や地方自治体などが直接実施するよりも効率的かつ効果的に公共サービスを提供できる事業に対して用いられている。このPFIは、事業コストの削減、より質の高い公共サービスの提供を目指していることから、福祉サービスにも導入されている。わが国では、1999（平成11）年に「民間資金等の活用による公共施設等の整備等の促進に関する法律」（PFI法）が制定されているが、2002（平成14）年にはケアハウスや保育所、学校などの整備に、PFIを活用するという政府方針が出されるなど、地方自治体を中心に活用されるようになっている。

B. 再分配と割当

福祉供給とは、福祉ニーズを満たすための財貨やサービスを何らかの手段で調達し、配分する機構である。その財源の調達手段は、基本的には税制あるいは社会保険制度などであり、社会保障制度を通じて必要な資源を分配することになる。その分配手段は、金銭によって購買力を提供するものと、生活支援サービスを直接提供するものに二分される。

一般の市場原理では、市場の価格メカニズムにより需給調整が行われるが、準市場である福祉供給においては、その価格メカニズムが有効に機能しないため、サービスの分配は**ラショニング（割当）**によって行われる。介護保険制度における要介護度に応じた支給限度基準額の設定やサービスメニューの制限などは、限られた資源をできるだけ必要な利用者に提供するラショニングの一例といえる。

ラショニング（割当）
rationing
必要量に対し資源が不足している時に、市場を通さずに資源供給を行う方法。ジャッジは、ラショニングを財政ラショニングとサービス・ラショニングの2つに分類している。

［1］社会保障の機能

社会保障制度とは、狭義には社会保険、公的扶助、社会福祉、公衆衛生、老人医療をいい、広義には恩給、戦争犠牲者援護を含める。さらに関連制度としては、住宅政策や雇用（失業）政策などの一部が位置づけられる。

これら社会保障には、水平的再分配、垂直的再分配、世代間再分配などの所得再分配の機能がある。水平的再分配とは、同水準の所得層内での再分配を指し、児童手当などがその例である。垂直的再分配とは、高所得者層から低所得者層への再分配を指し、生活保護などがその例といえる。また世代間再分配とは、現役世代から高齢世代への再分配などを指し、年金保険などがその例として挙げられる。その他に、社会保障には生活の安定・安心のための機能や経済安定の機能などがある。

［2］公共財と価値財

財やサービスは、一般的には市場を通じて供給される。福祉供給では、市場メカニズムだけでは所得の少ない人に供給されない事態が起こるなどのリスクも想定されることから、福祉サービスは非競合性・非排除性に特徴づけられる**公共財**として供給を行うことが多い。一方、消費者の意向にかかわらず、社会的に望ましい価値であると政府が判断して公共的に供給する財を**価値財**と呼ぶが、医療や教育などはその例といえる。

価値財
財政学者マスグレイブが提案した。それを消費することが望ましいと社会的に考えられるもの[2]。

C. 市場、準市場

［1］福祉サービスの効率化と市場原理の導入

社会福祉基礎構造改革は、社会福祉事業に市場原理を導入し、競争によるサービスの効率性およびサービスの質の向上を高めるねらいをもって取り組まれた。その背景には、今後ますます需要が増大する福祉サービスについて、従来の地方自治体や社会福祉法人だけでは不足する提供主体を多元化し、サービス供給を充実させなければいけないという側面だけでなく、市場原理の導入が経費削減につながるという側面があるためである。

この市場原理を公的部門に導入する手法としては、ニュー・パブリック・マネジメント（NPM）があり、イギリス、アメリカ、ニュージーランドなどで一定の成果を上げている。また民間でできることは民間に委ねる観点から導入された制度として、**市場化テスト**があるが、これは「競争の導入による公共サービスの改革に関する法律」に基づく施策である。その他、公共政策の手段の1つに**バウチャー**という方法があるが、この方法を導入することによって、供給者間の競争や品質の向上を促す効果が期待でき、利用者のニーズに合わないサービスは選択されにくくなる。

市場化テスト
国および地方自治体の公共サービスに関し、競争入札を行うことで、公共サービスの質の維持向上と経費削減を図る手続き。

バウチャー
voucher
金券や利用券など、個人を対象とした補助金を交付する方法。一定の選択権は付与されるものの、その使途や他者への譲渡を制限するといった特徴をもつ。

[2] ニュー・パブリック・マネジメント（NPM）

ニュー・パブリック・マネジメント（以下、NPM）は、行政運営に企業の経営手法を導入し、効率化を図るものである。このNPMは、規制とルールの適用から、計量的なアウトプットと業績目標へのシフト、政策決定とサービス供給の分割、さらに、非中央集権的なサービス供給者とサービス利用者の間の契約型関係や、公共サービス供給における民間企業へのアウトソーシング、競争性の優先などが含まれる。そのための高度な効率性の探求では、業績情報の一層の公開や、効率的な財政運営目標、可能な範囲での競争原理の導入、監査準備の強化などが公的なサービス供給主体に求められる。さらに、短期雇用契約や業績連動報酬制度などの人材管理政策、戦略的ビジネス・プランニング、内部調達、フラットな組織階層、顧客重視姿勢、コーポレート・ガバナンスなどの民間スタイルのマネジメント業務などが示されている(2)。

ニュー・パブリック・マネジメント
NPM: new public management

D. 福祉行財政とソーシャルワーク

福祉行政には、さまざまな社会福祉専門職が携わっている。地方自治体に設置される**福祉事務所**には、福祉六法に定める援護、育成または更生の措置に関する事務を行う社会福祉主事や、老人の福祉に関する相談・指導、福祉事務所の所員に対しての指導などを行う老人福祉指導主事、現業事務の指導監督を行う査察指導員、配偶者のいない者で現に児童を扶養している者および寡婦に関する相談・指導、情報提供、就労支援などを行う母子・父子自立支援員などが配置される。これらの配置は、それぞれ必置、任意が分かれており、市町村および都道府県によっても異なっている。

その他、**児童相談所**の児童福祉司、身体障害者更生相談所の身体障害者福祉司、知的障害者更生相談所の知的障害者福祉司などが配置されている。

福祉事務所
社会福祉法14条に規定されている「福祉に関する事務所」。福祉六法に定める援護、育成または更生の措置に関する事務を司る第一線の社会福祉行政機関。都道府県および市に設置され、町村でも設置することができる。

児童相談所
児童福祉法12条に規定されている児童福祉の専門機関。都道府県および政令指定都市に設置されるが、中核市でも設置できる。

地方分権一括法
正式名称は「地方分権の推進を図るための関係法律の整備等に関する法律」。

[1] 法定受託事務と自治事務

1999（平成11）年の**地方分権一括法**により、地方自治体の事務は**自治事務**とされ、一部、全国的な基準で行われるものに限って**法定受託事務**とされた[(1)]。

法定受託事務は、さらに国が本来果たすべきものを都道府県、市町村、特別区などの地方自治体の事務として行う第1号と、都道府県が本来果たすべきものを市町村、特別区などの地方自治体の事務として行う第2号とに分けられている。第1号法定受託事務には、生活保護の決定と実施に関する事務や、児童手当、児童扶養手当などの支給に関する事務、社会福祉法人の認可、一般旅券（パスポート）の発給などがある。第2号法定受託事務には、都道府県議会議員の選挙や知事選挙に関する事務などがある。

自治事務には、生活保護の助言・援助業務のほか、要介護認定や障害支援区分認定に関する事務、養護老人ホームに関わる入所措置、病院・薬局の開設許可、障害者の自立支援給付および就学に関する事務などがある。

[2] 福祉サービスと消費税

消費税は、それまで一律8.0％とされていたものが2019（令和元）年10月1日より標準税率10.0％、軽減税率8.0％となった。この消費税は、国税と都道府県税である地方消費税とに分かれており、それぞれ標準税率は国税7.8％、地方消費税2.2％、軽減税率は国税6.24％、地方消費税1.76％となっている。

福祉サービスにおいては、介護保険法の規定に基づく居宅・施設・地域密着型介護サービス費や、社会福祉法に規定する社会福祉事業、身体障害者に対する補装具などは消費税を課さない非課税扱いとなっている。

福祉財政的にみると、消費税率変更による増収分はすべて年金、医療、介護、子ども・子育て支援の社会保障4経費に充てられることとなっている。ただし、2014（平成26）年3月31日以前の5.0％分の消費税について上記のような使途の定めは入っていない。

E. 福祉計画とソーシャルワーク

地方自治体における福祉計画には、市町村の計画と都道府県の計画がある。市町村が策定主体となる各福祉計画を根拠法と合わせて列挙すると、社会福祉法に規定される**地域福祉計画**、老人福祉法に規定されている**老人福祉計画**、介護保険法における**介護保険事業計画**、さらには障害者基本法における**障害者計画**、障害者総合支援法における**障害福祉計画**、子ども・

子育て支援法における**子ども・子育て支援事業計画**などがある。その他、健康増進法に基づく健康増進計画や、次世代育成支援対策推進法に基づく次世代育成支援行動計画などさまざまな計画が策定されている。これら計画立案のプロセスには、医療・福祉等の専門職や地域住民などが参画しており、特に相談援助に携わる**社会福祉士**などは、当事者やその家族のニーズ、地域生活課題などを把握し、その対策を各種の福祉計画に反映させるような取組みが期待される。

[1] 地域福祉計画

地域福祉計画は、市町村地域福祉計画が地域福祉の推進に関する計画、都道府県地域福祉支援計画が市町村の地域福祉の支援に関する計画となっている。地域福祉計画の策定は、地方自治体の努力義務とされているが、社会福祉協議会や社会福祉法人などが計画の策定段階から積極的に参画することが期待されるとともに、地域住民や当事者団体、自治会や町内会などの地縁型組織、民間企業や民生委員・児童委員、福祉委員、ボランティアやNPO法人、保健・医療・福祉などの専門職、福祉関連の民間事業者なども計画策定に関われる機会の確保が求められている。

また、地域福祉を推進する施策については、可能な限り数値目標を示すことが望ましいとされ、それが難しい場合であっても、できるだけ具体的な目標の設定が求められる。地域福祉計画の計画期間は、おおむね5年とし、他の計画との調整の必要性から、3年で見直すことが適当であるとされている。

[2] 老人福祉計画と介護保険事業計画

老人福祉計画は、老人福祉事業の供給体制の確保に関する計画をいう。1990（平成2）年の老人福祉法および老人保健法の改正によって、市町村および都道府県に老人福祉計画と老人保健計画の策定義務化がなされ、この2つの計画をあわせて老人保健福祉計画として地方自治体が一斉に策定することとなったが、2008（平成20）年に老人保健法が**高齢者医療確保法**に改称されるとともに、老人保健計画の規定は削除された。市町村は、市町村老人福祉計画を市町村介護保険事業計画と一体のものとして策定しなければならないとされており、3年を1期とする市町村**介護保険事業計画**にあわせて老人福祉計画も見直されることとなっている。

高齢者医療確保法
正式名称は「高齢者の医療の確保に関する法律」。

また都道府県は、市町村老人福祉計画の達成に資するために、広域的な見地から老人福祉事業の供給体制の確保に関する都道府県老人福祉計画を策定することとなっている。この都道府県老人福祉計画は、都道府県介護保険事業支援計画と一体のものとして策定されなければならないため、3年を1期として見直しがなされている。

[3] 障害者計画

1993（平成5）年に施行された**障害者基本法**に基づき、国には**障害者基本計画**の策定が義務づけられた。障害者基本計画は、障害者の自立および社会参加の支援などのための施策の総合的かつ計画的な推進を図るための計画である。この計画の策定においては、内閣総理大臣が内閣府に設置されている障害者政策委員会の意見を聴いて、障害者基本計画の案を作成し、閣議の決定を求めなければならない。

また都道府県は、障害者計画を基本とするとともに、当該都道府県における障害者の状況などをふまえ、都道府県障害者計画を策定しなければならないとされている。加えて、市町村においても、障害者計画および都道府県障害者計画を基本とするとともに、当該市町村における障害者の状況などをふまえ、市町村障害者計画を策定しなければならない。

[4] 障害福祉計画

障害福祉計画は、厚生労働大臣が定める基本指針に即して、市町村、都道府県によって策定される計画である。この基本指針は、障害福祉サービスなどの提供体制を整備し、自立支援給付および地域生活支援事業の円滑な実施を確保するためのものであり、児童福祉法に規定する基本指針と一体のものとして作成することができると定められている。そのため、市町村および都道府県は、障害者総合支援法や児童福祉法の基本理念をふまえ、総合的な障害福祉計画および障害児福祉計画を作成することが必要とされている。

[5] 子ども・子育て支援事業計画

内閣総理大臣は、教育・保育および地域**子ども・子育て支援事業**の提供体制を整備し、子ども・子育て支援給付、子育て両立支援事業の円滑な実施の確保、その他子ども・子育て支援のための施策を総合的に推進するための基本指針を定めることとなっている。

そして市町村は、基本指針に即して、5年を1期とする市町村子ども・子育て支援事業計画を定めるものとされ、同様に都道府県においても都道府県子ども・子育て支援事業支援計画を定めるものとされている。

F. 福祉開発とソーシャルワーク

今日、公的部門や民間部門のみでは、地域住民が安心して生活を営めるような福祉サービスの提供は人材的にも財政的にも難しい。そのため、地域のボランタリー部門やインフォーマル部門への期待が大きくなっている。

福祉開発とは、一人ひとりが社会関係を保持し、生きがいをもって暮らしていけるよう、人びとが互いに支え合っていける地域社会を形成していくための福祉政策を指す。

2008（平成20）年に厚生労働省の「これからの地域福祉のあり方に関する研究会」が出した報告書では、地域住民のつながりの再構築と支え合う体制の実現のために共助の確立が強調され、その推進・整備方策として情報の共有や活動拠点の整備、地域福祉のコーディネーターや活動資金の必要性が提起された。特に、市町村が一定の圏域に整備する地域福祉のコーディネーターには、必要な事例への対応やネットワークづくり、地域に必要な資源の開発などの役割が期待されたのである。

そして2015（平成27）年には、厚生労働省の「新たな福祉サービスのシステム等のあり方検討プロジェクトチーム」で報告書がまとめられた。ここで強調されたのは、多様化複雑化する福祉ニーズへの対応のために、複数分野の機関の協働による新たな包括的相談支援システムの構築である。

さらに2017（平成29）年には、厚生労働省より「地域力強化検討会最終とりまとめ―地域共生社会の実現に向けた新しいステージへ」が公表され、地域共生社会の実現に向けて、地域の中で多機関協働による支援を行っていくことが示された。その支援の中核機関は、地域に応じて、地域で協議し、ふさわしい機関が担っていくこととされ、自立相談支援機関や、地域包括支援センター、基幹相談支援センター、社会福祉協議会、社会福祉法人、NPO法人、行政などが例示されている。

これらを受けて、2017年の社会福祉法の改正では、**地域共生社会**の実現に向けた取組みの推進が明記された。その他、福祉開発に関連することとしては、持続可能な開発目標（SDGs）などがある。

[1] 地域共生社会

地域共生社会とは、社会構造の変化や人びとの暮らしの変化を踏まえ、制度・分野ごとの「縦割り」や「支え手」「受け手」という関係を超えて、地域住民や地域の多様な主体が参画し、人と人、人と資源が世代や分野を超えつながることで、住民一人ひとりの暮らしと生きがい、地域をともに創っていく社会を目指すものである[(3)]。

[2] 持続可能な開発目標（SDGs）

持続可能な開発目標（SDGs）とは、2015年の国連サミットで採択された「持続可能な開発のための2030アジェンダ」に記載された国際目標である。持続可能で多様性と包摂性のある社会の実現のために17の国際目標が掲げられている[(4)]。

G. 福祉・介護人材の確保

福祉人材確保法
正式名称は「社会福祉事業法及び社会福祉施設職員退職手当共済法の一部を改正する法律」。

福祉人材センター
社会福祉従事者の資質向上および社会福祉人材の養成確保に関して、研修ならびに養成講座の企画および実施、就業の相談援助等の事業を行っている。

福祉人材の確保については、1992（平成4）年に**福祉人材確保法**が制定されて、中長期的視野に立った多様な人材確保の対策が進められることになった。

福祉人材確保法では、社会福祉事業従事者の確保を図るための措置として、基本方針を定め、福祉人材センターおよび福利厚生センターの創設、無料職業紹介事業や研修の実施、福利厚生の充実が図られてきたが、福祉・介護の分野では、高い離職率などによって常に求人募集がなされるなど、全国で人材不足が深刻化した。

そのような状況下で、2007（平成19）年に**福祉人材確保指針**が見直され、福祉・介護サービス分野が広く国民から選択される職業となるための方策として、①労働環境の整備の推進、②キャリアアップの仕組みの構築、③福祉・介護サービスの周知・理解、④潜在的有資格者などの参入の促進、⑤多様な人材の参入・参画の促進などが打ち出された。

福祉人材確保指針は、社会福祉事業従事者を対象としたものであったが、2016（平成28）年の社会福祉法改正により、社会福祉事業と密接に関連する介護サービス従事者にまで対象範囲が拡大された。また2017（平成29）年4月からは、離職した介護福祉士の届出制度や就業の促進、ハローワークとの連携強化、都道府県福祉人材センターの機能強化などが図られるなど、さまざまな取組みがなされてきているが、今後ますます増大する福祉・介護ニーズに対応するためには、さらなる対策が求められる。

厚生労働省の推計によれば、2025（令和7）年に必要とされる介護人材は約253万人であるのに対し、実際に確保できる人材は約215万人とされ、約38万人の人材不足が予測されている。厚生労働省は、多様な人材の参入促進、資質の向上および環境の改善などを図る観点から、2014（平成26）年には福祉人材確保対策検討委員会の開催を重ね、2015（平成27）年には社会保障審議会福祉部会で「2025年に向けた介護人材の確保―量と質の好循環の確立に向けて」とする報告書をまとめた。この報告書では、①持続的な人材確保サイクルの確立、②介護人材の構造転換（「まんじゅう型」から「富士山型」へ)、③地域のすべての関係主体が連携し、介護人材を育む体制の整備、④中長期的視点に立った計画の策定の4つの考え方に基づいて、福祉人材の量的・質的確保の同時達成に向けた取組みの提言が行われた。

3. 福祉サービスの利用過程

A. スティグマ

わが国は、福祉国家を形成する政策から、規制緩和など社会全体で福祉社会の構築を目指す政策へと変換した。社会福祉基礎構造改革では、福祉サービスの利用方法がそれまでの措置方式から契約方式へと大きく転換されることとなり、利用者だけでなく広く国民の福祉サービスに対する意識は変化した。

福祉サービスの利用は、介護保険制度のように広く国民で支え合う社会保険方式の仕組みであれば、利用への抵抗感はそれほど大きくないものの、生活保護制度などはマイナスイメージがあることから、必要な人であっても利用をためらってしまうなどの指摘がなされてきたところである。

イギリスにおける救貧法の歴史以来、救済を受けることは非人格的な待遇を受けることであった時代が長く続いた。貧困は、怠惰や不道徳な人格が招くものとみられていた。そのような歴史は、福祉サービスを受けることのイメージを悪くしてしまうとともに、福祉に対する社会の側の偏見となり、それを**スティグマ**と呼んだ。スティグマは、福祉サービスを受けることは恥ずかしいことだというイメージを作り、サービス利用を敬遠する要因ともなった。

スティグマ
stigma
烙印、焼印、汚名、恥辱などの意。公的扶助や福祉サービスを受けることは不名誉であると考えられ敬遠された。

福祉政策においては、生存権の保障や生活の質の確保などを目的に掲げて創設される制度であっても、その利用者にとっては劣等イメージを持ちやすくなるため、いかにスティグマに注意しながらサービス提供を行っていくべきかが検討されてきた。そのため、生活保護制度など利用にスティグマの影響があるところには、ソーシャルワーカーが配置され、利用者が人間の尊厳を保持し、社会の中で生活していけるような支援の仕組みが整えられてきた。

B. 情報の非対称性

福祉サービスは、必要としている人にサービスの情報が伝わらないことによって、利用が困難になってしまう場合がある。福祉ニーズをもつ人とサービス提供者のもつ情報が共通であれば、適切にあるいは対等に利用契約を結べる。しかし、それが大きく食い違って情報の非対称性があると、サービスとの不適合を起こす可能性が高まる。

そこで、ニーズを有する人びとに情報を伝えるための仕組みや、ケアマネジメントのように、代わりに社会資源の情報を収集し、利用しやすいように支援する仕組みなどが導入された。社会福祉法に規定されている利用者の援助や**福祉サービス第三者評価**、介護保険制度における**介護サービス情報の公表制度**、**福祉サービス利用援助事業**なども情報の非対称性を是正するものである。

情報の非対称性に関する説明責任の遂行、情報公開などを支援する方法としては、政策に関連する各種委員会への市民の参加や、市民を対象とした調査の実施、ウェブサイトなどによる情報開示などがあるが、いずれも政策・施策の実施主体である行政と市民との間で双方向の情報交換が行われることから、情報の非対称性の差を解消するための取組みともいえる[5]。

[1] 福祉サービス第三者評価事業

福祉サービス第三者評価事業は、厚生労働省の「福祉サービスにおける第三者評価事業に関する報告書」により、2001（平成13）年より各都道府県を実施主体として始まった。この事業の目的は、福祉サービスの質の向上と、利用者の適切なサービス選択に資するための情報となることとされている。各都道府県の福祉サービス第三者評価事業の推進組織は、都道府県、都道府県社会福祉協議会、公益法人などに設置されている。そしてこの事業は、「福祉サービス第三者評価基準ガイドライン」などに基づいて策定される第三者評価基準で実施がなされている。

第三者評価は、福祉サービス事業者等の職員による「自己評価」、福祉サービス利用者への「利用者調査による評価」、第三者評価機関による「訪問調査による評価」などがある。ただし、第三者評価の実施や評価結果の公表が法律で義務化されているわけではなく、評価を受けた事業所の同意を得て結果を公表することとなっている。

第三者評価機関には、都道府県推進組織に設置される第三者評価機関認証委員会から認証を受けることで、社会福祉法人やNPO法人、営利企業などさまざまな法人がなれる。第三者評価機関認証委員会に所属する評価調査者が「訪問調査による評価」を行うことになるが、評価調査者は、都道府県推進組織が実施する評価調査者養成研修を受講し、修了しなければならないとされている。

[2] 福祉サービス利用援助事業と運営適正化委員会

福祉サービス利用援助事業は、社会福祉法において第2種社会福祉事業として規定されている。当初は、地域福祉権利擁護事業として開始されたが、2007（平成19）年度より**日常生活自立支援事業**に名称変更がなされている。この事業は、判断能力の不十分な者が地域において自立した生活を送れるよう、利用者との契約に基づいて支援するもので、契約の内容についての判断能力を有していると認められる者を対象としているが、必要であれば成年被後見人制度との併用や、福祉施設の入所者や病院の入院患者でも利用可能である。実施主体は、都道府県社会福祉協議会または指定都市社会福祉協議会であり、事業の一部を市区町村社会福祉協議会、社会福祉法人などに委託することができる。この事業にあたる専門員は、原則として高齢者や障害者などへの援助経験のある社会福祉士、精神保健福祉士などで一定の研修を受けた者とされ、利用申請者の実態把握や支援計画の作成、生活支援員の指導・監督などを業務とする。福祉サービスの利用援助などを行う生活支援員は、資格等は不要である。

また福祉サービス利用援助事業の適正な運営を確保するとともに、福祉サービスに関する利用者などからの苦情を適切に解決するために、都道府県社会福祉協議会に第三者機関として**運営適正化委員会**が設置されている。運営適正化委員会は、利用者の処遇に不当な行為が行われているおそれがあると認める場合には都道府県知事に速やかに通知しなければならないとされている。

C. 受給資格とシティズンシップ

わが国では、福祉サービスの**受給資格**の大前提は日本国籍を有していることである。しかし国内には、歴史的に在日韓国・朝鮮人が多数居住し、外国人労働者として他の国の人びとも居住している。そうした人びとの**シティズンシップ（市民権）**を認めるか否かが問題となるケースは多い。

生活保護制度においては、在日韓国人は韓国籍のままで受給が認められている。それは、「出入国管理及び難民認定法」別表第二（永住者、日本人の配偶者等、永住者の配偶者等、定住者）の外国人について行政措置による保護を行っているからである。つまり、上記既定の範囲内で、他の外

受給資格
社会保険の受給にあたっての受給要件を満たした場合に発生する。生活保護では、資力調査などの保護の要否判定によって保護の受給が始まる。

シティズンシップ（市民権）
citizenship

国人も保護が認められる。

また、その法改正が2012（平成24）年に行われ、外国人登録制度は廃止され、「外国人登録者」は「在留外国人」に置き換わった。新しい在留管理制度は、在留資格をもってわが国に中長期間在留する外国人を対象として、その在留状況を継続的に把握し、外国人の適正な在留の確保に資する制度である。在留資格の種類は、入管法別表に定められている。

D. 福祉サービスの利用者の利益の保護

今日の福祉政策は、**福祉ミックス**という方法が導入され、公的サービスに民間企業や市民団体が参入することになった。公的部門としての行政は、一方ではサービス供給の役割を減じたが、他方では新たな役割を担うことになった。それは、民間企業などが運営する公的サービスが利用者にとって使いやすいものであるのかといった保障、あるいはサービスの量や質の確保、苦情が生じた場合の適切な対応など、利用者の利益を保護するための制度を推進する役割である。

福祉サービス利用者の利益を保護する制度としては、**日常生活自立支援事業**や第三者評価制度、苦情解決制度など利用者の権利擁護のための方策が制度化されている。

注）

ネット検索によるデータの取得日は，いずれも2020年12月16日.

(1) 坂田周一『社会福祉政策』第4版，有斐閣アルマ，2020，p.86，p.272.
(2) 角谷快彦『介護市場の経済学―ヒューマン・サービス市場とは何か』名古屋大学出版会，2016，p.38.
(3) 厚生労働省ウェブサイト「『地域共生社会』の実現に向けて」.
(4) 外務省ウェブサイト「SDGsとは」.
(5) 関田康慶・加藤由美「政策・施策評価システムの設計と評価方法」会計検査院編『会計検査研究』24，p.22.

理解を深めるための参考文献

- **南野奈津子・結城康博『地域で支える子どもの貧困―これからの地域連携の課題と実践』ぎょうせい，2020.**

この本は、第1部で格差社会のなかでの子どもの貧困対策における地方自治体の役割などがわかりやすく示されている。また第2部では、自治体と地域の連携について生活保護制度や社会手当、ひとり親世帯、保育所利用、教育現場、社会的養護退所後の支援､外国での子どもの貧困対策などのテーマ別に課題や実践などが記述されている。

- **大森充『1冊で分かる！ESG/SDGs入門』中央公論新社，2019.**

この本は、ESG（Environment〔環境〕、Social〔社会〕、Governance〔ガバナンス〕の頭文字をとった言葉）と、SDGsについて、わかりやすく解説している。また、企業の取組み事例などが紹介され、ESG/SDGsの理解を深めることができる。

第9章 福祉政策の課題と国際比較

福祉サービスの国際比較の視点から、欧米諸国、アジア諸国を概観して、福祉サービスの理解を深めていく。そして、各国の福祉政策の類型を比較検討することによって日本の福祉政策の課題について言及していく。特にエスピン-アンデルセンの「福祉レジーム」の相違について検証して、日本の現状について理解を深めていきたい。

1

福祉サービスの国際比較についてさまざまな視点から検証する。各国の歴史を紐解き、現在の福祉政策にどのような影響を及ぼしているのか理解を深める。

2

欧米諸国およびアジア諸国を概観し、現状を理解する。特にアジア諸国には搾取的労働に従事する子どもたちが数多く存在しており、事態は深刻である。ストリート・チルドレンの問題について理解を深める。

3

各国の福祉政策について、エスピン-アンデルセンの3つの「福祉レジーム」を比較検証しながら日本の現状について言及する。日本の現状の福祉システムについて理解を深めていきたい。

4

日本の福祉政策の課題と、各国の福祉政策の課題を比較検討することにより、現代社会における、日本の社会福祉の今後のあり方について検討していく。

1. 福祉サービスの国際比較の視点

A. 欧米諸国の動向

[1] ヨーロッパ各国の動向

イギリスでは、第2次世界大戦中から、戦後の福祉国家の構築を目指した1942年の「社会保険及び関連サービス」いわゆるベヴァリッジ委員会報告で指摘された「**5つの巨人悪**」の克服を基盤とした対策が講じられる。その具体策は、「家族手当法」「国民保険法」「国民保険サービス法」「国民扶助法」という4つの社会保険制度を基盤として、「ゆりかごから墓場まで」といわれる福祉国家構築の指標として掲げられてきた。

5つの巨人悪
1942年、ベヴァリッジ委員会報告で指摘された、5つの生活困難要因（five giant evils）で、
貧窮（want）、
疾病（disease）、
無知（ignorance）、
不潔（squalor）、
怠惰（idleness）
を指す。

しかし、1970年代の石油危機（オイルショック）を発端として、増え続ける社会保障関係費と経済の低成長という相反する事態に直面することとなり、「大きな政府」の見直しが、福祉国家の見直しにつながり、当時のサッチャー首相による「サッチャリズム」と呼ばれる政治・経済の改革が行われる。それと前後して、従来の施設ケア中心のサービス体系に代わり、地域社会におけるサービス提供を原則とする**コミュニティケア**が制度化されている。1990年の「国民保健サービス及びコミュニティケア法」では、ケアマネジメントシステムの導入、地方自治体によるコミュニティケア計画の策定、民間サービスの積極的な活用などが実施されている。

第2次世界大戦で戦場とならず、鉄鉱石の産出と独自の技術力で国民の生活水準を高め、福祉を推進してきたスウェーデンでは、1980年代に入ると人口高齢化に伴う費用負担の増大、医療や福祉従事者の人手不足に直面した。そこで、1992年に「**エーデル改革**」を実施、「社会サービス法」を制定し、県レベルから市レベルへの長期ケア施設や医療などに関する権限委譲が実施されている。この法律は、年齢に関係なくすべての者を対象としており、基礎自治体であるコミューンの介護ニーズ判定員が要介護度の判定やサービスのアセスメントを行い、必要なサービスを提供するものである。

エーデル改革
1992年、スウェーデンが行った高齢者・障害者福祉施策の改革。県単位で行われていたケアを基礎自治体（コミューン）に移管し、市場原理を導入、社会的入院の回避と在宅サービスの充実が図られた。

デンマークでも、国民の「完全雇用」を柱とし、子育てや疾病、障害、介護などのサービス提供に民間事業者の導入も踏まえながら、高水準の福祉サービスの維持に努めている。

ドイツでは、1994年以降介護保険制度を本格的に実施し、かつて**ビス**

ビスマルク
Bismarck, Otto von
1815～1898

マルクが創設した疾病金庫を元に、社会保険制度を基盤とした医療や福祉サービスを推進している。ただし、人口高齢化に伴う利用者増と財政の支出増加は、州政府の財源を圧迫しているのも事実である。

高水準の家族手当制度に代表されるフランスでも、2007年の大統領選挙の結果当選した経済推進優先派のサルコジ大統領による、社会保障制度の見直しによって給付水準の後退がほぼ決定的な状況となった。2017年に誕生したマクロン政権下でも経済の立て直しによる社会保障制度改革が模索されている。

[2] アメリカの動向

アメリカでは、1935年に「連邦社会保障法」が成立し、当時の世界恐慌をニューディール政策による積極的な経済支援により克服したものの、第2次世界大戦以降は、ヨーロッパ諸国に比べて、目立った福祉対策をとってこなかった。その中で、「メディケア」と呼ばれる連邦政府による高齢者・障害者の医療保険制度と、「メディケイド」と呼ばれる連邦および州政府の低所得者層向けの医療費助成制度の2つが福祉対策として実施されてきた。経済の低成長化に伴い、「大きな政府」の弊害を縮小するための政治・経済改革は、1980年代にレーガン大統領による、いわゆるレーガノミックスで大幅な福祉予算削減が断行されている。

低所得者対策として、スーパーマーケットなどで利用できるプリペイドカードであるフードスタンプ（Food Stamp）が支給されている（1人1ヵ月平均約130ドル）。

なお、1960年代の「貧困との戦い」キャンペーンの一部として実施されてきた「ヘッドスタート（Head Start）計画」により、低所得者層の子どもの健康な発育や教育の支援のためのプログラムが用意されている。

また、人口の高齢化はアメリカでも進行しており、1965年制定の「アメリカ高齢者法」と1976年の「社会保障法第20章（タイトルXX）」によるサービス提供が行われてきた。1980年代以降は、「PACEプロジェクト」と呼ばれる在宅高齢者を対象とした保健・医療・福祉の包括的なサービスが提供されている。

2010年3月、オバマ政権下で、「患者保護並びに医療費負担適正化法（いわゆるオバマケア）」が成立した。この制度は、低所得者に強制的に医療保険に加入させ、所得に応じた負担額の上限を設定し、上限を超えた部分を政府が負担するという仕組みである。

患者保護並びに医療費負担適正化法
Patient Protection and Affordable Care Act

2021年1月、バイデン氏が第46代米大統領に就任し、バイデン政権が発足した。トランプ前政権では、「オバマケア」は巨額の財政負担を強いるものであり、保険に加入するかしないか決定する個人の自由を侵害することとして公的医療保険加入要件を厳しくし、加入義務を事実上廃止した。日本の医療保険制度とは異なり、アメリカでは国民皆保険が導入されていない。国民は基本的に民間の保険に加入しているため、低所得者層の人びとは保険料が払えず、無保険の国民がおよそ3,000万人いるといわれている（高齢者を除く)。このような状況の中で新型コロナウイルスが蔓延しており、医療保険の重要性が指摘されている中、「オバマケア」を継続する立場から医療保険の加入要件を緩和する政策を打ち出した。医療保険制度を厳しく運用してきたトランプ前政権からの転換である。低所得者向けの公的医療保険である「メディケイド」の加入要件を緩め「オバマケア」を見直して医療保険の拡充を目指している。さらに中所得者層に対しては民間保険料の税額控除を拡充することにより医療負担軽減を図る方針としている。医療保険制度をめぐってはアメリカでは国民の関心が高く、また医療費と保険料の高騰については不満が多く、今後の動向が注目される。

なお、アメリカでは、いまだ人種差別などに起因する所得格差の問題が大きく存在していることに留意する必要がある。2017年に発足したトランプ政権下では、人種差別問題が再燃し、政権が代わった今でもその動向が注目されている。

B. アジア諸国の動向

アジア諸国では、経済成長と民主主義化の事情が国により異なり、人口の高齢化も先進諸国ほどには進行していない。その反面、経済的な貧困問題や所得の格差は根強く、児童や障害者に対する福祉制度も極めて貧弱である国が多い。

隣国韓国では、1960年代に「生活保護法」や「児童福祉法」をはじめ、医療保険や年金保険制度を整備し、1980年代に「老人福祉法」や「身体障害者福祉法」を制定、1998年に国民皆保険を達成している。国民からの民主化の要求と、経済成長を基盤とした福祉サービスの充実は、人口高齢化対策にも向けられ、2007年に「老人長期療養保険法」が制定された。これは韓国版介護保険制度として、65歳以上の高齢者を対象とした介護サービスの提供を規定したもので、2008年7月から実施されている。

フィリピンでは、1975年に「児童・青少年福祉法」を、1992年に「障害者マグナカルタ」、1993年に「高齢者法」を制定している。しかし、政情不安と極めて少ない予算措置のため、制度は形骸化しており、特に大都市におけるスラム街の拡大や、**ストリート・チルドレン**などの低所得者支援の問題が顕在化している。これらの課題については、ユネスコ、ユニセフなど国連各機関による援助も行われてはいるものの、NGOなどの民間団体の援助が大きな役割を占めているのが現状である。

タイは、1954年に「社会保障法」を制定しているが、未施行のまま1990年に新たな「社会保障法」が制定されている。1997年の憲法改正により、社会的弱者の権利保障が明文化されてはいるものの、福祉サービスは未整備のままである。特に農村部の慢性的な経済的貧困と、バンコクなど都市部の貧富の差の拡大については、まだまだ海外からの援助活動に頼らざるを得ない部分が多い。

経済のグローバル化の中で、アジア諸国には搾取的労働に従事する子どもたちが数多く存在する。

タイでは15歳以下の労働は、法律で禁止されている。18歳未満の年少者が従事することが許可されているのは、新聞配達や花・果物・日用品・非アルコール飲料の集配・販売などであり、10kg以上の荷物を運搬させたり、危険な作業につかせることも禁止されている。しかしながら、

- 子どもの教育へのアクセスがない
- 親の教育の欠如
- 子どもの地位が低い価値観や社会慣行
- 地域社会の労働慣行
- 地方から都市への移住
- 家庭の問題
- 不適切な法律の施行

などの理由により、児童労働は後を絶たない状況である。

さらに、児童労働の中でも、人身取引、債務奴隷、強制的な子ども兵士、その他の強制労働・買春・ポルノ、麻薬の製造・密売などの不正な活動、子どもの健康・安全・道徳を害し、心身の健全な成長を妨げる危険で有害な労働を「**最悪な形態の労働**」というが、たとえば、アジア諸国ではおよそ100万人以上の子どもたちが、性取引の犠牲者となっていると推測されている。インドネシア、マレーシア、フィリピン、タイなどの都市で多くみられ、そのうちタイでは、3～4万人の子どもが売春に関わっているといわれている。1997年からのアジア通貨危機によって各国の経済が混乱状態に陥り、経済は急激に悪化し、多くの失業者を排出することになった。それにより子どもたちが貧困に陥り、売春の道を選択せざるをえない状況があった。また、性産業の拡大により、**人身売買**が増加し、それに伴い子どもの人身売買も増加する。また、観光旅行の増加も性関連サービスの需要を加速させている。日本を含めた先進国観光客の性的欲求と強く結び付

いているのは周知の事実である。タイやフィリピンでは、子どもの商業的性的搾取を取り締まる法整備が進み、セックスツーリストが減少しているものの、法執行力の弱いカンボジアには、子どもの買春目当てに訪れる外国人観光客は増加傾向にあり、それと同時に、人身売買の被害も増加傾向にあり、カンボジアから性的搾取を目的に海外へ売られる子どもや女性の数は、毎月2,500人にものぼるといわれている。このような状況で働かされている子どもたちは、HIV/AIDSの脅威に絶えずさらされている。

子どもの権利条約
日本政府の公定訳では「児童の権利に関する条約」とされている。

国際的法律文書として、1989年に国連で採択された「**子どもの権利条約**」があり、インドネシア、マレーシア、フィリピン、タイの4ヵ国が、子どもに対する商業的性搾取に言及した34条について批准している。タイにも児童売春を禁じた法律は存在しているが、法の目をくぐっての買春ツアーの増加は防ぎきれていない状況にある。また、貧困や飢餓などにより家族とともに暮らすことができず、路上生活を余儀なくされているストリート・チルドレンの問題は、アジアの子どもに関する問題の中でも特に大きな問題である。発展途上の国では5人に1人がストリート・チルドレンであるといわれており、ユニセフや世界各国政府、**NGO**などの活動役割は大きく、特にNGOが今後ますます重要視されていくであろう。

NGO
non-governmental organization
非政府組織。開発、人権、環境、平和、社会福祉などの問題解決に取り組んでいる団体。

2. 各国の福祉政策の類型

エスピン-アンデルセン
Esping-Andersen, Gøsta
1947～
デンマーク出身の社会政策学者。
➡ p.217 キーワード集

エスピン-アンデルセンは、「**福祉レジーム**」の相違が、福祉国家の類型を決定するとしている。すなわち、「福祉が生産され、それが国家、市場、家族の間に配分される総合的なあり方」を比較するのである。社会保障を考えるにあたり、福祉を生産・供給する主体として国家（政府）のみに着目するのではなく、市場や共同体（家族や地域）も福祉の生産・供給主体であり、これら3つの主体を、それぞれの特徴や機能を踏まえながら、どのように組み合わせていくかという視点が重要である。つまり、福祉レジームとは、福祉が市場・国家・家族によりどのように配分されているかによって規定されるのである。

自由主義レジーム
アングロサクソン・モデルともいう。レジームとは体制や規範のこと。社会的・文化的な規範。

社会民主主義レジーム
北欧モデル（ノルディックモデル）ともいう。

保守主義レジーム
大陸ヨーロッパ・モデル（コンチネンタルモデル）ともいう。

エスピン-アンデルセンは先進諸国の特徴を区分し、具体的には、福祉レジームは、①**自由主義レジーム**（アメリカなどのアングロサクソン諸国）、②**社会民主主義レジーム**（スウェーデン、デンマークなどの北欧諸国）、③**保守主義レジーム**（ドイツ、フランスなどの大陸ヨーロッパ諸

表 9-2-1　3 つの福祉レジーム比較表

3 つのレジーム比較	自由主義レジーム	社会民主主義レジーム	保守主義レジーム
所得再分配	小さい（小さな政府）	大きい（大きな政府）	中から大規模
家族の位置づけ	個人主義	個人を社会の基本単位	家族を社会の基本単位
社会保障	困窮者向け	現役も高齢者世代も充実	高齢者世代向け
社会保障給付の性格	選別主義	普遍主義	社会保険は普遍主義、公的扶助は選別主義
労働市場	解雇規制が弱く、流動性が高い	流動性は高いが、積極的労働市場政策が充実	解雇規制が強く、硬直的な労働市場

出典）筆者作成.

国）の3つに類型化されるとした（**表 9-2-1**）。

自由主義レジームとは、アメリカ、カナダ、オーストラリアに代表されるアングロサクソン諸国のレジームである。このレジームの特徴は、市場の役割を重視した社会保障の仕組みを形成しており、市場に任せているため福祉国家は未成熟である。労働組合による賃金の規制も弱く、福祉部門は民間産業によって供給される。機会の平等や個人の自己責任が重視され、公的制度による社会保障は、貧困層などの必要最小限の限られた人に必要最小限の額を給付する傾向がある。社会保障給付（支出）は比較的低水準で限られた人に給付されるため、社会保障負担も比較的低水準となっている。多くの人は民間企業が提供する医療保険サービスに加入するなどの自助努力的な対応をとっており、その結果として個人サービスや社会サービスが発展する。労働市場は流動的であり、失業期間は比較的短く、失業率は景気動向により大きく変動する傾向にある。格差が激しい経済構造といえよう。

社会民主主義レジームとは、スウェーデン、デンマーク、ノルウェーなどのいわゆるスカンジナビア諸国のレジームである。このレジームの特徴は、福祉を公的部門として普遍的な福祉サービスを整備している**普遍主義**であり、福祉サービスの担い手は公務員である。リスクの包括的な社会化を志向していて、公務員としての賃金の保証はされており、格差の少ない経済構造であるが、社会保障給付（支出）の水準は高く、負担の水準も高いという、いわゆる高福祉高負担である。市民は同じ権利を持ち、同じ給付を受け、家族や市場が福祉に果たす役割は小さく、国家が中心的役割を担っている。現役世代への給付も手厚く、社会保障給付は現金給付よりもサービスの給付のいわゆる現物給付であり、雇用機会の確保は「積極的労働市場政策」を重視しているため、失業率は比較的低い。

普遍主義
社会民主主義レジーム諸国では、社会保障を受ける権利の基礎は個人の市民権（シティズンシップ）にあるという考え方から、社会保障制度の基本理念として普遍主義を採用している。

保守主義レジームとは、ドイツ、フランス、イタリアなどのいわゆる大陸ヨーロッパのレジームである。このレジームは、労働組合の産業別の規制力が強く、家計の維持者としての男性労働者の賃金の保護を特徴としている。福祉は家計の維持者としての男性中心であり、家族主義である。国家主義の考え方や、カトリック教会が社会サービスを主導的に担ってきた長い伝統があり、女性は専業主婦としての位置づけであり、男女の性別役割分業などの伝統的な家族主義や、ギルドに代表される封建的な職域を重視している。その影響から、社会サービスは国によっても民間によっても発展せず、社会保障制度は職域ごとの社会保険制度を中心に発展しており、職業的地位による格差が維持されている。社会保障給付（支出）と負担は、3つのレジームの中では中程度となっている。また、社会保障制度は、家族が扶養責任を果たせないときのために用意されており、社会保障給付はどちらかというと退職後の高齢者向けのものが多く、現物給付より現金給付が多い。また、雇用保護が強く解雇しにくい法制度になっているが、積極的労働市場政策への支出は低く、その結果、サービス産業は停滞し、雇用は停滞し、失業率は高くなる傾向にある。

では日本はどのレジームに属するのであろうか。日本では、1970年代までには、福祉は制度としては完備されてきた。男性中心の安定した雇用が確保され、その収入が家族構成員に行き渡り、社会の進展とともに家族の生産性は減少するも、消費は増大していった。「年功給与制」による家族賃金と終身雇用という雇用保障に力点を置いた生活保障は、結果として社会民主主義レジーム諸国と同様の低失業率を実現してきたといえる。しかしその一方で、専業主婦によって家族内で福祉を充足してきたため、社会サービスや個人サービスが拡大しなかった。少子化が進展する一方で高齢化率が高くなると、家族給付が少なかった結果、高齢者向けの社会保障給付が多くなっていった。「会社人間」と「専業主婦」という性別役割分業の点において家族主義の傾向が強く、保守主義レジームの要素を持っている。また、日本は医療給付がアメリカや英国とほぼ同規模で、子育て支援などの給付水準がヨーロッパ諸国をかなり下回っており、全体として見れば社会保障給付の支出の規模が小さい点で、自由主義レジームの要素も持っている。さらに、日本は社会保障制度の設計および適用が主に正規雇用を前提にしており、非正規雇用の労働者が労働市場から離れた場合の制度的支援が弱く、**ワーキングプア**の問題を生み出している。近年、経済のグローバル化が進む中で、2008（平成20）年には**リーマンショック**が生じ、世界同時不況となり、日本は先の見えない不況のトンネルをさまよっているといっても過言ではない。このような状況では、従来の雇用形態は音を立てて崩れ、「終身雇用」「年功給与制」は一変し、必要に応じて採用することができる、パート、アルバイト、派遣社員のような非正規の雇用形態

ワーキングプア
働く貧困層のこと。雇用に就きつつも貧困線以下で労働する人びとのこと。

リーマンショック
2008年にアメリカの投資銀行であるリーマンブラザーズが破たんし、世界的な金融危機に陥ったこと。

が常態化する。就職氷河期は職に就けない**フリーター**や**ニート**を生み出し、加えてリストラや企業倒産は大きな社会問題となり、われわれの生活に重くのしかかってくる。非正規雇用の労働者はますます増加し、特にその傾向は若年層の割合が高く、給与格差はますます開くばかりで、働いていても給与が低く、生活ができない状況を生み出している。

エスピン-アンデルセンは、日本の現状の福祉システムは、自由主義レジームと保守主義レジーム双方の主要要素を均等に組み合わせているが、いまだ発展途上であるといっている。日本の社会状況は、戦後から一転して、国民の生活水準も高くなり、それに加えて、高齢社会の到来、家族形態の変化、女性の高学歴化および社会進出、そして少子化傾向など国民の抱える問題は複雑化、多様化するようになった。**ニーズ**も経済的なニーズだけではなく生活の質の向上を求める傾向が強くなってきた。社会保障についても、従来の最低生活の保障だけではなく、従前の生活を維持できるような社会保障を求める傾向も強くなってきた。このようなことから、現代社会における社会福祉は、もはや一般市民の日常生活を支える重要な仕組みの一部となっているのである。

フリーター
フリーランスアルバイターを示す和製英語の略称。アルバイトやパートタイムで生計を立てる人を示す。

ニート
NEET: not in employment, education or training
学校に通学せず、独身で、収入を伴う仕事をしていない15～34歳の個人。

引用参考文献

- 星野正明ほか編『子ども家庭のウェルビーイング』金峰堂，2010.
- 秋山博介編『臨床に必要な社会福祉―社会福祉原論』福祉臨床シリーズ1，弘文堂，2006.
- 厚生労働省『厚生労働白書―社会保障を考える』平成24年版，2012.
- 産経新聞社会部『アジアの子供たちは、今』日本教育新聞社，1993.
- 萩原康生編『アジアの社会福祉』放送大学教育振興会，2006.
- 浅井春夫編『子ども家庭福祉　第2版』シードブック，建帛社，2007.

理解を深めるための参考文献

- **岩田正美『戦後社会福祉の展開と大都市最底辺』MINERVA社会福祉叢書1，ミネルヴァ書房，1995.**
  社会福祉の原点である「貧困」の問題に対し、第2次世界大戦後の東京を中心とした「不定住的貧困」の実態、いまで言うホームレスの問題を考察した著書。特に戦後社会の移り変わりと貧困者対策を整理し、貧困研究の課題を明確化している点では無二の力作である。
- **小坂善治郎『高齢社会福祉と地域計画―介護保険制度と新地域社会システム』中央法規出版，1998.**
  日本の高齢社会の現状と諸問題について、特に地域別人口密度と高齢化の分析を取り上げており、地域計画とリンクさせて問題の明確化を図っている点がユニークである。介護保険制度と地域計画の問題について、高齢社会に対応する新しい地域社会システムに関する提言を述べている。

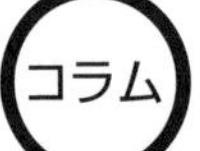

コロナ禍は私たちの生活に何をもたらすのか

労働力調査（詳細集計）令和2年4～6月期平均結果によると、2020（令和2）年平均の雇用者（役員を除く）5,579万人のうち、正規の職員・従業員は3,543万人と、1年前に比べ30万人増加しており、3期連続の増加となっている。これに対し、非正規の職員・従業員は2,036万人と、88万人減少しており、2期連続の減少となっている。非正規の職員・従業員数の全雇用者に占める割合は、36.5%となり2期連続で低下を示すことになった。しかしながら、令和2年平均の失業者は214万人のうち、失業期間が1年以上の失業者は55万人と、1年前に比べ4万人増加している。失業期間が「3ヵ月未満」の者は93万人と、10万人の増加である。離職した失業者は139万人と、1年前に比べ18万人の増加であり、これを前職の離職理由別にみると、「会社倒産・事業所閉鎖のため」とした者は14万人で、6万人の増加。「事業不振や先行き不安のため」とした者は9万人と、4万人の増加を示している。就業非希望者（就業を希望していない者）は3,810万人と、68万人の増加を示している。日本は、新型コロナウイルスの影響を受け、就業を希望していない者は今後ますます増加することが懸念される。非正規の職員・従業員は2,036万人と、88万人減少しており、2期連続の減少となっているが、これを2010（平成22）年のものと比べると、非正規の職員・従業員は1,755万人であったので、10年前に比べ確実に増加していることになる。就業時間が週35時間未満に減少した人が急拡大していることは新型コロナウイルスの影響を大きく受けていることは明らかであり、また働き方改革の残業削減はメリットもあるが、残業削減は家計を圧迫しており、大学などの学費の支払いができなくなり、退学を余儀なくされるケースなども出てきている。2021（令和3）年4月現在、コロナの感染拡大の終息はまだ見えず、長期化が予想される中において、今までにない大規模な支援策と思い切った政策が期待されている。人類は新型コロナウイルスとどう闘い、そしてどう共存していくのか。いまこの状況の中、人間の悪い部分がコロナによってあぶりだされている気がしてならない。どのような状況になっても人間の尊厳を忘れてはならない。

キーワード集

ICA（国際協同組合同盟）の声明
〔International Co-operative Alliance〕
ICAは1895年にイギリスで設立。その定義として、「協同組合は、共同で所有し、民主的に管理する事業体を通じ、共通の経済的・社会的・文化的ニーズと願いを満たすために自発的に手を結んだ人々の自治的な組織である」としている。協同組合は、自助・自己責任・民主主義・平等・公正・連帯の価値を基礎とし、コミュニティへの関与や組合員の経済的参加・民主的管理などを含め、7つの原則に従うとされる。わが国では、生協や農協、漁協、森林組合などがICAに加盟し、同じ「原則」に基づいて活動している。

朝日訴訟
人間裁判とも称され1957（昭和32）年に結核患者であった朝日茂氏によって提起された訴訟。当時の長期入院患者の保護基準が憲法25条の「健康で文化的な」最低生活を保障するものではないとして当時の厚生大臣を相手に起こした裁判。

医学モデル／生活モデル
〔medical model/life model〕
「医学モデル」とは障害を個人的な問題として捉えている。疾病・外傷から直接的に生じるものとしている。一方、「生活モデル」とは個人の心身状況と環境状況が相互に影響し合って生じるものとしている。ソーシャルワーカーは、診断や問題発見に重点を置く「医学モデル」を参考にしつつ、「生活モデル」の視点に立って支援する。

育児・介護休業法
正式名称は「育児休業、介護休業等育児又は家族介護を行う労働者の福祉に関する法律」。育児や介護をする必要がある労働者に対して、労働時間を柔軟に調整したり、休暇を取りやすくしたりする内容が示されている。2019（令和元）年12月27日に「改正育児・介護休業法施行規則及び改正指針」が公布・告示され、この改正により、2021（令和3）年1月1日より育児や介護を行う労働者が、子どもの看護休暇や親の介護休暇などを時間単位で取得できるようになった。育児休業制度とは、原則として1歳に満たない子を養育するためにする休業のことであり、介護休業制度は、要介護状態にある対象家族を介護するために休業するときの制度。介護休業は、2週間以上の常時介護を必要とする状態にある家族を介護するためのものである。

石井十次
〔1865-1914〕
宮崎県に生まれる。19歳のときに洗礼を受ける。熱心なキリスト教信者。22歳のときに岡山孤児院を設立。ピーク時には1,200名の孤児を救済し、生涯を通して孤児救済に尽力した。また1909（明治42）年、当時のスラム街である大阪名護町に愛染橋保育所を開設した。

石井亮一
〔1867-1937〕
佐賀県に生まれる。1891（明治24）年の濃尾大地震の際に石井十次の要望で孤児を引き取り、それが契機となって東京都に孤女学院を設立。のちの滝乃川学園となる。わが国最初の知的障害児施設、日本精神薄弱児愛護協会（現・日本知的障害者福祉協会）を結成するなど、知的障害児問題に一生を捧げた。

いじめの防止等のための基本的な方針（2017〔平成29〕年改定）

「いじめ防止対策推進法」（平成25年法律第71号）11条1項の規定に基づき、いじめの防止等（いじめの防止、いじめの早期発見およびいじめへの対処をいう。）のための対策を総合的かつ効果的に推進するために文部科学大臣が策定したもの。改定ではいじめの定義の見直しや、いじめ事案の対処のあり方、定期的なアンケートの実施、スクールソーシャルワーカーなどの積極的な活用が示されている。また性同一性障害や性的指向・性自認に係る児童生徒に対するいじめを防止するため、性同一性障害や性的指向・性自認について、教職員への正しい理解の促進や、学校として必要な対応について周知するなど、性的指向・性自認に係る児童生徒への対応が盛り込まれている。

糸賀一雄

〔1914–1968〕

鳥取県に生まれる。半生を障害者教育に捧げた。京都大学を卒業し、滋賀県経済統制課長などを経て、戦災孤児や知的障害児の教育の場として近江学園を創設。日本の知的障害の父とも呼ばれる。主著に『この子らを世の光に』（1965）、『福祉の思想』（1968）がある。

医療保護法

1941（昭和16）年成立。医療または助産を受けることのできない生活困難者を対象。市町村や済生会などの医療保護事業者は政府から割り当てられた医療券等を発行。戦後の「（旧）生活保護法」成立により廃止。

岩永マキ

〔1848–1920〕

長崎県に生まれる。キリスト教信者。ド・ロ神父とともに児童養護施設「浦上養育院」を創設する。浦上養育院は1891（明治24）年に当時の内務省から初めて助成金が支給され、わが国の社会福祉事業の先駆けとなった。

岩橋武夫

〔1898–1954〕

大阪市に生まれる。早稲田大学在学中に失明し、その苦悩を乗り越え、関西学院を経てエディンバラ大学を卒業。その後盲人社会福祉事業に尽力し、1935（昭和10）年に世界で13番目の盲人福祉施設ライトハウスを大阪に建設。わが国およびアジアの盲人福祉において数多くの業績を残す。ヘレン・ケラー女史とともにわが国の「身体障害者福祉法」制定（1949〔昭和24〕年）に貢献する。

インクリメンタリズム（漸増主義、増分主義）

〔incrementalism〕

当面の課題は一挙に解決しない漸進的解決や現状の政策を肯定し、限定的な選択肢の中から最適なものを選ぶという特徴がある。政府の予算編成において、合理主義的な予算編成の原理が作用している場合と比較した場合、行政分野ごとの予算額の構成比の変化が少なくなる傾向がある。

ヴァルネラビリティ

〔vulnerability〕

傷つけられやすいこと、脆弱性。攻撃誘発性などと訳される。たとえば社会的弱者といわれる人びとは、偏見→差別→社会的排除→差別という構造に陥りやすい。差異が差別を生むのではなく差別が差異を生み出していく。精神障害者や生活保護世帯、ハンセン病回復者、エイズ患者などはヴァルネラビリティが形成されやすい。

AFDC（要扶養児童家庭扶助）

〔Aid to Families with Dependent Children〕

アメリカで行われていた、扶養を要する18歳以下の子どもをもつ貧困家庭を対象とするプログラムのこと。アメリカ連邦政府が州に補助金を交付し、各州がそれぞれの基準によって運営する。扶助の内容としては、各州の基準に基づく現金給付、就職奨励プログラム、就職斡旋サービス、保育がある。ひとり親家庭、または両親がいても失業者か、どちらかの親が重度の心身障害者であればその対象となる。

SDGs

Sustainable Development Goals（持続可能な開発目標）のこと。2015年9月の国連サミットで採択された「持続可能な開発のための2030アジェンダ」にて記載された2030年までに持続可能でよりよい世界を目指す国際目標である。17のゴール・169のターゲットから構成され、地球上の「誰一人取り残さない（leave no one behind)」ことを誓っている。その中では、貧困に終止符を打つとともに、気候変動や環境保護への取組みも求めている。

エスピン-アンデルセン

〔Esping-Andersen, Gøsta 1947- 〕

1947年デンマークに生まれる。スペインのポンペウ・ファブラ大学政治社会学部教授。『福祉資本主義の三つの世界』（2001）で注目を集める。「脱家族化」という概念を提唱し、福祉レジームを分析し、福祉国家は社会的階層化のパターン形成に重要な役割を演じる、とした。

エーデル改革

スウェーデンにおいて1992年から行われた改革のこと。ナーシングホームなどの運営が県から市に移り、この結果、医師を除く他の看護職員5万人余りが市の職員になった。社会的入院者の費用を市が県に払う制度ができたため、社会的入院者は激減することとなった。エーデルとは高齢者のこと。高齢者の保健医療は広域自治体、介護サービスはコミューンが実施責任を負う。

NGO（非政府組織）

〔non-governmental organization〕

政府から自立した組織として、一般市民が国境と国籍の違いを乗り越え自発的に参加・運営する国際協力団体のことをいう。現在において500団体以上が、教育、保健医療、農村の開発、環境保全、子どもや女性を対象にした事業を中心に、さまざまな国で協力活動を行っている。

NPO法人（特定非営利活動法人）

〔non-profit organization〕

利潤追求とは異なる公共の福祉向上を使命とする民間組織のこと。その特徴として、①組織化されていること、②民間であること、③利益分配をしないこと、④自己統治・自己決定していること、⑤自発的であること、⑥非宗教的であること、⑦非政治的であること、が挙げられる。1998（平成10）年に「特定非営利活動促進法」（NPO法）が成立し、ボランティア団体などの任意団体は、法人格を比較的容易に取得できるようになり、社会的な権利が認められるようになった。

エリザベス救貧法

イギリス絶対王政期のエリザベスⅠ世の統治のもとにおいて1601年に成立。貧困者を労働能力の有無を基準に、①有能貧民、②無能力貧民、③児童、の3種類に分類し、就労の強制や浮浪者の整理が行われた。1834年に改正。そのため改正された「救貧法」に対し「旧救貧法」といわれている。

エンゼルプラン（今後の子育て支援のための施策の基本的方向について）

当時の文部・厚生・労働・建設4大臣合意によって1994（平成6）年に策定された子育て支援政策。①子育てと仕事の両立支援、②家庭における子育て支援、③子育てのための住宅および生活環境の整備、④ゆとりのある教育の実現と健全育成の推進、⑤子育てコストの削減、という方向が示された。

エンパワメント

〔empowerment〕

ソーシャルワーク実践において、心理的・社会的に不利な状況に置かれたクライエントがその問題状況に対して自ら改善するためのパワーを高め、行動していくための援助を行うこと。

応益負担

社会福祉サービスの利用負担をそのサービスの受益に応じて負担すること。資源の配分効果が強いといわれている。

応能負担

社会福祉サービスの利用負担を各人の支払い能力に応じて負担すること。所得再分配の効果が強いといわれている。

大河内一男

〔1905–1984〕

東京市に生まれる。社会政策学者。社会事業を「経済秩序外的存在」である貧困者に対する施策と位置づけ、同時に社会政策の強化・補強策を規定した。『社会政策（各論）』（1950）など多数の著書がある。

岡村重夫

〔1906–2001〕

大阪市に生まれる。地域福祉の3構成要素である「コミュニティケア」「地域組織化」「予防的社会福祉」を提唱し、それにより長期的な社会福祉計画において地域福祉サービスを展開できるとしたことで有名。また福祉国家は選別的処遇ではなく国民すべてを対象とする普遍的処遇に特徴があると述べている。

恩給

公務員の退職、死亡後の生活の支えとなるもので、いわゆる国家補償の性格を有するもの。①公務員が相当年勤務して退職した場合、②公務によるけがや病気で退職した場合、③公務のために死亡した場合において、国が公務員またはその遺族に給付するもの。共済組合制度に移行する前に公務員を退職した人やその遺族、旧軍人やその遺族に支給される。恩給および戦争犠牲者援護は社会保障本来の目的とは異なる国家補償制度であるが、生存権尊重の社会保障的効果を上げているために広義の社会保障制度とされている。

オンブズマン

〔ombudsman〕

「苦情処理人」や「権利擁護者」としての役割を担う。硬直的構造に陥りやすい社会福祉施設や苦情が顕在化しにくい福祉サービスに対して、第三者的な立場から公平な判断をすることが期待されている。オンブズパーソン（ombuds person）ともいう。

介護保険法

1997（平成9）年に制定された介護を必要とする高齢者等に必要な保険給付を行うことを規定した法律であり、2000（平成12）年4月から施行されている。その後、2005（平成17）年の改正において、要介護状態となった高齢者等の「尊厳の保持」が明確に謳われた他、①予防重視型システムへの転換、②利用者負担の見直し、③新たなサービス体系の確立、④サービスの質の確保・向上、⑤制度運営・保険料の見直し、などが図られた。なお、市町村に対し、市町村介護保険事業計画を策定または変更しようとするときは、あらかじめ都道府県の意見を聴くことを義務づけている。

片山潜

〔1859–1933〕

現在の岡山県に生まれる。わが国におけるセツルメント（隣保事業ともいう）のパイオニアである。1897（明治30）年、わが国初の隣保館である「キングスレー館」を東京神田三崎町に設立した。

貨幣的ニーズ

人間がもつさまざまなニーズのうち金銭の給付によって充たすことができるものを指す。したがって、その充足は貧困や低所得に起因する生存のために必要な生活基盤を作ることを目指すものとなる。

ギデンズ

〔Giddens, Anthony 1938– 〕

イギリスの社会学者。『社会学』『親密性の変容』などでジェンダー論を展開。『第三の道』において、旧来の社民主義の「大きな政府」路線でも、サッチャー流の市場原理主義路線でもないもう1つの道（第三の道）を提唱し、ブレア労働政権に影響を与えたことで有名である。

義務教育の段階における普通教育に相当する教育の機会の確保等に関する基本指針

「義務教育の段階における普通教育に相当する教育の機会の確保等に関する法律」が平成28年12月14日法律第105号として公布され、2017（平成29）年3月に教育機会の確保等に関する施策を総合的に推進するための基本的な指針として文部科学大臣が定めた指針。その中で、不登校児童生徒の意思を十分に尊重し、その状況によっては休養が必要な場合があることに留意することや不登校児童生徒の実態に配慮した教育を実施する「特例校」の設置を促進していくことなどが示された。

救護法（きゅうごほう）

第1次世界大戦末期には、物価高騰による生活苦を背景に米騒動や労働運動が勃発し、これらの社会不安を受けて政府は社会事業対策を打ち出していく。そして、1874（明治7）年に制定された「恤救規則」ではますます深刻化する国民の救貧対策に対応できなくなり、それに代わるものとして「救護法」が1929（昭和4）年に制定されたが、財源難から3年遅れて実施された。対象者は、65歳以上の老人、13歳以下の幼者、妊産婦、病人であり、労働能力のある者はその対象とされなかった。なお、救護施設は、孤児院、養老院、病院その他救護を目的とする施設である。

救貧法に関する王立委員会報告（きゅうひんほうにかんするおうりついいんかいほうこく）

イギリスにおいて1905年に任命され、救貧法制度のあり方について検討を行った委員会。1909年に多数派・少数派の2つの報告書を提出した。前者は救貧法制度の存続・拡張・強化を目指したのに対し、後者は救貧法制度を解体してより普遍的な方策が必要であると主張した。

業績測定（ぎょうせきそくてい）

計画に基づき、政策目標の達成度を示す業績指標を用いて政策評価を行うこと。その達成度を評価すること。2002（平成14）年の「行政機関が行う政策の評価に関する法律」（政策評価法）により、全省庁に政策評価の導入と公表が義務づけられた。

苦情解決（くじょうかいけつ）

社会福祉制度の仕組みが措置から契約へと進む中で、事前に聞いていた内容、または契約した内容と違っていたり、今受けているサービスに疑問や不満を感じていることに対して解決すること。「社会福祉法」82条では社会福祉事業の経営者は、常に、その提供する福祉サービスについて、利用者などからの苦情の適切な解決に努めなければならないとしている。

ケイパビリティ・アプローチ

〔capability approach〕

潜在能力アプローチのこと。セン（Sen, A.）によれば、個人が実際に実現できる機能は、財の利用パターンを反映する利用関数と財ベクトルの選択に依存する。人間の福祉は、どのような財をもっているかではなくて、何をすることができるかという人間の機能の集合によって決まる。社会環境のあり方が、人びとのケイパビリティを制約することがある。またセンは『財と潜在能力』（1985）において、人間のニード充足を財の消費からもたらされる効用によって定義する学説を批判して、達成できる機能の集合である潜在能力（capabilities）によって評価すべき、豊かな社会の中で貧しいことは、潜在能力の障害となる、とする理論を提唱した。

公営住宅法（こうえいじゅうたくほう）

国および地方公共団体が協力して、健康で文化的な生活を営むに足りる住宅を整備し、これを住宅に困窮する低額所得者に対して低廉な家賃で賃貸し、または転貸することにより、国民生活の安定と社会福祉の増進に寄与することを目的とした法律。1951（昭和26）年6月制定。

孝橋正一（こうはししょういち）

〔1912–1999〕

兵庫県に生まれる。社会政策が資本主義の基本問題である社会問題を対象とするのに対して、社会事業は「関係的・派生的な社会的問題」を対象とするという前提に立って理論を形成した。著作に『全訂・社会事業の基本問題』『現代資本主義と社会事業』など多数ある。

国際緊急援助隊（こくさいきんきゅうえんじょたい）

海外の特に開発途上にある地域で大規模災害が発生した際に、政府が派遣する救助チーム、医療チーム、専門家チーム、自衛隊の部隊の4種類の援助隊をいう。2004（平成16）年12月に発生したインドネシアのスマトラ島沖の地震およびそれに伴う津波による被災国に対して、国際緊急援助隊として過去最大規模の派遣を行った。

国際人権規約（A規約、B規約）

〔International Covenant on Economic, Social and Cultural Rights〕
1966年に国連総会において採択。「経済的、社会的及び文化的権利に関する国際規約（A規約、または社会権的規約）」と「市民的及び政治的権利に関する国際規約（B規約、または自由権的規約）」「市民的及び政治的権利に関する国際規約の選定議定書（選定議定書）」の総称。

国際生活機能分類（ICF）

〔International Classification of Functioning, Disability and Health〕
2001年に世界保健機関（WHO）総会において採択された、国際障害分類（ICIDH）を改訂した生活機能分類。ICFの「生活機能と障害」は、心身機能・身体構造、活動、参加の3つの次元に分類され、環境因子・個人因子という観点を加えている。

国際ボランティア貯金

1991（平成3）年より郵便局での通常貯金や通常貯蓄貯金の利子の一定割合を寄付金とする国際ボランティア貯金が開始された。海外の開発途上国で援助活動している非政府組織（NGO）に配分され、開発途上国の福祉向上に役立てられている。

国民保健サービス及びコミュニティケア法

〔National Health Service and Community Care Act〕
イギリスにおいて1991年から1993年にかけて段階的に行われた社会福祉制度改革。地域医療や在宅看護等が促進された。サービスの購入者（財政）と提供者を分離し、民間のサービスを積極的に活用することが盛り込まれた。

個人情報保護法（個人情報の保護に関する法律）

個人情報の適正な取扱に関する基本理念や、国および地方公共団体の責務、取扱事業者の義務等を定めた基本法（平17・4・1施行）。個人情報とは、氏名や生年月日等により特定の個人を識別可能な生存する個人に関する情報をいう。同法における個人の人格尊重の理念と情報公開制度の相克が問題となる。

雇用調整助成金

雇用維持に努力する企業を支援するため、国が休業手当等の一部を助成すること。この制度は、1981（昭和56）年に設けられ、近年では支給要件が緩和されてきており、2008（平成20）年12月からは中小企業を支援するための「中小企業緊急雇用安定助成金」が創設された。また、支給対象となるのは、雇用保険の適用事業主、雇用保険の被保険者である労働者である。

ゴールドプラン（高齢者保健福祉推進10か年戦略）

1989（平成元）年に策定された1999（平成11）年度までの整備構想。サービス供給量目標は、訪問介護員10万人、日帰り介護1万カ所、短期入所生活介護5万床、在宅介護支援センター1万カ所、特別養護老人ホーム24万床、老人保健施設28万床、ケアハウス10万人、高齢者生活福祉センター400カ所。消費税導入を社会的背景とする。

ゴールドプラン21（今後5か年間の高齢者保健福祉施策の方向）

新ゴールドプランに続き、1999（平成11）年に策定された2004（平成16）年度までの整備構想。サービス供給量目標は、訪問介護225百万時間（35万人）、訪問介護／訪問介護ステーション44百万時間（9900カ所）、通所介護／通所リハビリ105百万回（2.6万カ所）、短期入所生活介護／短期入所療養介護4785千週（9.6万人分）、介護老人福祉施設36万人分等。

今後の社会福祉のあり方について

福祉関係三審議会（中央社会福祉審議会、中央児童福祉審議会、身体障害者福祉審議会合同企画分科会）が、「21世紀にふさわしい社会福祉のあり方」について1989（平成元）年にまとめたもの。①ノーマライゼーションの理念の浸透、②福祉サービスの一般化・普遍化、施策の総合化・体系化の促進、③サービス利用の選択幅の拡大等に注意して、新たな社会福祉を展開していくことが重要であるとしたものである。

最低賃金

「最低賃金法」により労働者に支払うことが義務づけられている賃金の最低額。原則として、雇用形態に関係なく、すべての労働者に適用される。労働能力が著しく低い者、試用期間の者、労働時間が特に短かかったり、断続的労働に従事する者などについては、使用者が都道府県労働局長の許可を受けることを条件に最低賃金の適用除外が認められる。最低賃金の適用を受ける使用者は、労働者にその概要を周知しなければならない。

真田是

〔1928-2005〕

静岡県に生まれる。元 立命館大学名誉教授。社会福祉の問題を社会構成体的に理解し、対象と政策主体と運動の三次元的な力動関係において捉え、そこから「福祉労働」を提起した。著作に『現代社会学と社会問題』、『地域福祉と社会福祉協議会』など多数ある。

サービス付き高齢者向け住宅

高齢者の居住の安定を確保することを目的として、バリアフリー構造等を有し、介護・医療と連携し高齢者を支援するサービスを提供するもの。都道府県知事への登録制度を国土交通省・厚生労働省の共管制度として創設したもので、登録基準、事業者の義務、入居契約に係る措置、指導監督等が定められている。根拠法は「高齢者の居住の安定確保に関する法律」。

産業民主制論

1897年にウェッブ夫妻（Webb, Sidney & Webb, Beatrice）は最低生活以下の低賃金の産業を「寄生的産業」と捉え、産業効率の向上の視点からナショナル・ミニマムを提唱し、その目的は産業上の寄生の弊害に対して社会を保護することにあると展開した。すなわち、「団結の自由」を基礎にする「新組合主義」は新しい産業社会の進歩を促すということ。

ジェンダー

〔gender〕

男女を区別し、性別を意味する言葉。セックスが男女の生物学的・解剖学的な差異を示すのに対して、ジェンダーは社会的・文化的性格をもつ性別を表す概念である。

四箇院

593年、聖徳太子が四天王寺に建立した施設であり、悲田院、敬田院、施薬院、療病院からなる。聖徳太子は仏教的な精神である仏の慈悲愛憐という実践を、国の政事として位置づけ、慈善救済事業を行ったとされている。また光明皇后も四箇院の設置に尽力した。

自殺対策基本法

2006（平成18）年公布、施行。自殺者数が高い水準で推移している状況を踏まえ、国・地方公共団体等の責務を明らかにし、自殺対策を総合的に推進して、自殺の防止と遺族等に対する支援の充実を図り、国民が健康で生きがいを持って暮らすことのできる社会の実現に寄与することを目的とする。自殺が個人的な問題としてのみ捉えられるべきものではなく、その背景にさまざまな社会的な要因があることを踏まえ、社会的な取組みとして実施することを基本理念としている。また、自殺対策を、生きることへの包括的な支援として捉えている。

慈善組織協会（COS）

〔Charity Organization Society〕

1869年、ロンドンに設立された。無差別による慈善的な救済の乱立の弊害をなくすために設立され、慈善団体の連絡、調整、組織化および救済の適正化を図ることを目的とした。のちにアメリカやわが国に多大な影響を及ぼし、今日のケースワークやコミュニティ・オーガニゼーションの先駆をなした。

自治事務

地方公共団体の事務で、法定受託事務以外のもの。具体的には、都市計画の決定や病院・薬局開設への許可、就学に関する事務等で、国は地域の特性に合った事務処理ができるように配慮しなければならない。1999（平成 11）年に団体委任事務が廃止され、これに再編成された。

市町村地域福祉計画

「社会福祉法」4 条において地域福祉の推進が示され、その具体的な方策として同法 107 条に市町村地域福祉計画が規定されている。107 条において、市町村は、地域福祉の推進に関する事項として、①地域における福祉サービスの適切な利用に関する事項、②地域における社会福祉を目的とする事業の健全な発達に関する事項、③地域福祉に関する活動への住民の参加の促進に関する事項を一体的に定める計画（市町村地域福祉計画）を策定し、または変更しようとするときは、あらかじめ、住民、社会福祉を目的とする事業を経営する者その他社会福祉に関する活動を行う者の意見を反映させるために必要な措置を講ずるとともに、その内容を公表するものとされている。

シティズンシップ

〔citizenship〕
市民としての資格を意味し、その資格に基づいて市民としての諸権利が付与されること。その中でも生存権などの社会的権利が重要であり、今日の福祉国家の理論的基礎ともなっている。マーシャル（Marshall, T. H.）が提唱し、シティズンシップを「市民的権利」「政治的権利」「社会的権利」の 3 つに分けて論じた。市民的権利とは、自由な職業選択や法的な契約をする権利で、産業資本主義の基礎となる権利のこと。政治的権利とは、選挙権や被選挙権で、代議制民主主義の基礎のこと。社会的権利は、最低限の所得保障を要求したり教育を受ける権利で、福祉国家の要件となる権利のことであり、社会的権利の獲得によりイギリスは福祉国家となった。福祉国家は、市民的権利や政治的権利とならび、社会的権利を重視する国家ということになる。

児童福祉司

児童相談所で中核的な役割を果たす任用資格である。当該区域において、児童の保護その他の児童の福祉に関する事項について、相談に応じ、専門的技術に基づいて必要な指導を行う等児童の福祉増進に努めることを職務とする。なお、医師や社会福祉士であることなど、いくつかの任用条件が定められている。

児童福祉法

児童保護だけにとどまらず、児童における「福祉」を助長しなければならないとして、1947（昭和 22）年 12 月に制定・公布され、翌年実施された。それまでの児童保護に関する立法である「児童虐待防止法」や「少年保護法」などを吸収した総合立法である。2008（平成 20）年の改正により、子育て支援事業および家庭的保育事業を法律上に位置づけ、里親制度の改正や小規模住居型児童養育事業の創設などが定められた。2016（平成 28）年には、「子どもの権利条約」を基本理念とした大幅な改正が行われた。

シーボーム報告

1968 年、イギリスにおいて社会福祉制度の改革を打ち出した報告。関連する各部門に関わるソーシャルワーカーが、別個ではなく、統合された 1 つの部門の所属になり活動することが示され、パーソナル・ソーシャル・サービスの社会的諸問題全般にわたって責任を負うべきであると主張している。

社会事業法

日中戦争下の 1938（昭和 13）年に厚生省が設置され、制定された法律。この法律により、不況で困窮者が増大したことで財源が破綻しかかっていた民間の社会事業団体に補助金を与える制度が発足したが、同時に私設社会事業への届出義務、改善命令、監督・指示などの社会事業分野に対する政府の規制が強化されることにもなった。

社会福祉基礎構造改革

急速な少子高齢化、核家族化の進展、障害者の自立と社会参加の進展などによる社会福祉へのニーズ拡大、多様化に対応した、社会福祉の共通基盤の見直し。福祉サービスの提供が契約制度に変更、民間営利企業の参入、費用負担を応能負担から応益負担へ変更、権利擁護制度を導入するなど、21 世紀の社会福祉の制度を利用者本位の視点で整備していくことを目的として、福祉サービス利用者と提供者の対等な関係を確立し、国民の福祉需要に応え、社会福祉法人や社会福祉事業を充実させ活性化させるための改革。

社会福祉士

1987（昭和 62）年に「社会福祉士及び介護福祉士法」が成立し、これにより社会福祉士はソーシャルワークにおける専門職としての明確な位置づけができたといえる。2 条 1 項において社会福祉士とは「第 28 条の登録を受け、社会福祉士の名称を用いて、専門的知識及び技術をもつて、身体上若しくは精神上の障害があること又は環境上の理由により日常生活を営むのに支障がある者の福祉に関する相談に応じ、助言、指導、福祉サービスを提供する者又は医師その他の保健医療サービスを提供する者その他の関係者（47 条において「福祉サービス関係者等」という。）との連絡及び調整その他の援助を行うこと（7 条及び 47 条の 2 において「相談援助」という。）を業とする者をいう」となっている。2007（平成 19）年 12 月改正。

社会福祉主事

年齢が 20 歳以上の地方公共団体の事務吏員または技術吏員であって、人格が高潔で、思慮が円熟し、社会福祉の増進に熱意があり、かつ、次のいずれかに該当するものとされる（社会福祉法 19 条）資格である。具体的には、①学校教育法に基づく大学、短期大学等において、厚生労働大臣の指定する社会福祉に関する科目を修めて卒業した者、②厚生労働大臣の指定する養成機関または講習会の課程を修了した者、③厚生労働大臣の指定する社会福祉事業従事者試験に合格した者、④社会福祉士、精神保健福祉士等は任用可能である。大学等において資格を有した社会福祉主事を俗に 3 科目主事という。

社会福祉法

社会福祉基礎構造改革の中で、社会福祉の再編成が強調され、「社会福祉事業法」の題名が改められたものである。従来の措置制度から利用（契約）制度に転換するという社会福祉のパラダイム転換が図られることになった。福祉はサービスであり、市場原理を導入し、利用する側が選択でき、サービスの質の向上を図るという大改革を進めていくというものである。このような状況を踏まえて、1951（昭和 26）年に制定された「社会福祉事業法」が、2000（平成 12）年 6 月、半世紀ぶりに大改正され、「社会福祉法」となった。たとえばこの法律では、社会福祉事業の経営者に対して、自らその提供する福祉サービスの質を評価することなどによって、良質で適切な福祉サービスを提供するよう努めるべきことを定めている。また、国および地方公共団体は、社会福祉を目的とする事業を経営する者と協力して、福祉サービスの供給体制の確保および適切な利用の推進に関する施策その他の必要な措置を講じなければならない、としている。また、共同募金についても都道府県を単位として毎年 1 回実施されるとしている。わが国における社会福祉に関する事項の共通基礎概念を定めた法律である。

社会福祉法人

「社会福祉法」に定められた、社会福祉事業を行うことを目的とするために設立された法人。社会福祉事業に支障がない限り、公益事業または収益事業ができる。必ず、理事、監事を置かなければならず、必要に応じて評議委員会を設置することができる。社会福祉法人は介護サービス事業を実施する上で、特定非営利活動法人（NPO 法人）に比べ、法人税の取扱いが優遇されている。

社会保障審議会

厚生労働大臣や各機関大臣の諮問に応じて社会保障や人口問題などの重要事項を調査審議し、関係行政機関に意見を述べることができる他、「児童福祉法」「身体障害者福祉法」「医療法」等の規定による厚生労働大臣からの諮問に対する意見提出を行う審議会である。医療保険福祉審議会、身体障害者福祉審議会、中央社会福祉審議会、中央児童福祉審議会、年金審議会等が 2001（平成 13）年の省庁再編に伴い統合し、再編成された。

社会保障制度改革国民会議報告書―確かな社会保障を将来世代に伝えるための道筋

「社会保障制度改革推進法」に基づいて 2012（平成 24）年 11 月に内閣に設置された会議において 2013（平成 25）年 8 月にまとめられた報告書である。第 1 部では全体像について、第 2 部では少子化対策、医療・介護、年金の各分野の改革が描かれている。全世代型の「21世紀（2025年）日本モデル」の制度へ改革することが喫緊の課題であり、切れ目のない「全世代型の社会保障」を提案した。

社会連帯

人びとが参加し助け合う概念のこと。社会保障制度審議会勧告（1995〔平成7〕年）では「社会連帯とは頼りもたれあうことではなく、自分や家族の生活に対する責任を果たすと同じように自分以外の人と共に生き、手を差し伸べること」としている。

ジャーメイン

〔Germain, Carel Bailey 1916-1995〕
アメリカの心理学者。ギッターマン（Gitterman, A.）とともに『ソーシャルワーク実践における生活モデル』（1980）を刊行し、ソーシャルワークに生態学的視点を導入し、実践モデルを体系化した。ジャーメインらによって提唱された人と環境との関係や利用者の生活実態に合わせたケースワークを「生活モデル」という。

就学援助制度

「学校教育法」では、「経済的理由によつて、就学困難と認められる学齢児童又は学齢生徒の保護者に対しては、市町村は、必要な援助を与えなければならない。」（同法19条）とされている。就学援助の対象者は要保護者（生活保護法6条2項に規定する要保護者）、準要保護者（市町村教育委員会が生活保護法6条2項に規定する要保護者に準ずる程度に困窮していると認める者）である。

住生活基本法

国民の豊かな住生活の実現を図るため、住生活の安定の確保および向上の促進に関する施策について、その基本理念、国等の責務、住生活基本計画の策定その他の基本となる事項について定めた法律。2006（平成18）年6月制定。

住宅セーフティネット法（住宅確保要配慮者に対する賃貸住宅の供給の促進に関する法律）

「住生活基本法」の基本理念にのっとり、低額所得者、被災者、高齢者、障害者、子どもを育成する家庭その他住宅の確保に特に配慮を要する者に対する賃貸住宅の供給の促進に関して、基本方針の策定、賃貸住宅の供給の促進に関する施策の基本となる事項等を定めることにより、住宅確保要配慮者に対する賃貸住宅の供給の促進を図り、もって国民生活の安定向上と社会福祉の増進に寄与することを目的とする法律。なお、住宅確保要配慮者には、子育て世帯が含まれる。2007（平成19）年7月制定。

恤救規則

1874（明治7）年に一般的救貧対策として公布された、わが国最初の国家的救貧事業である。しかしながら「無告の窮民」に限る、「人民相互の情誼」といったことが象徴しているように内容的には非常に貧相なものであった。

障害者基本法

1993（平成5）年12月に「心身障害者対策基本法」が一部改正され「障害者基本法」になり、「完全参加と平等」を目指すことが明らかにされた。わが国における障害者のための施策に関する基本的事項を定めたもの。2004（平成16）年に一部を改正する法律が公布され差別の禁止等が基本理念として明記された。2010（平成22）年にも改正され、ノーマライゼーション理念がより強調されている。2011（平成23）年8月の改正では障害者の定義に発達障害が含まれ、「障害及び社会的障壁により継続的に日常生活、社会生活に相当の制限を受ける状態にあるもの」とされた。

障害者差別解消法

正式名称は「障害を理由とする差別の解消の推進に関する法律」。2013（平成25）年6月に制定され、2016（平成28）年4月1日から施行された。「障害者基本法」の基本的な理念にのっとり、「障害者基本法」4条の「差別の禁止」の規定を具体化するものとして位置づけられている。7条には、行政機関等および事業者による社会的障壁の除去について謳われており、障害者から社会的障壁の除去を必要とする旨の意思の表明があった場合、その実施に伴う負担が過重でないときは、配慮が求められる。2021（令和3）年5月の法改正では、民間事業者の合理的配慮の提供が義務化された。

障害者プラン（ノーマライゼーション7か年戦略）

1995（平成7）年、リハビリテーションとノーマライゼーションを基本理念とし、障害者対策推進本部によって策定された計画。1996（平成8）年度から2002（平成14）年度の7か年の計画期間における、数値目標等の具体的な施策目標を明記した。障害のある人びとが社会の構成員として地域の中でともに生活が送れることを目標としている。

女子差別撤廃条約

〔Convention on the Elimination of All Forms of Discrimination against Women 1979〕

1975年の国際婦人年をきっかけに、女子に対する差別が権利の平等の原則および人間の尊重の原則に反し、社会と家族の繁栄の増進を阻害するものであるとの考えから、女子に対するあらゆる差別を撤廃することを基本理念とした女子差別撤廃条約が1979年に採択され、日本は1985（昭和60）年に批准している。

自立生活運動（IL運動）

〔independent living movement〕

1960年代、カリフォルニア大学バークレイ校の重度の障害学生が、他の学生と同じような大学生活の保障を求めて展開し、全米にひろがった運動。障害者が全面的な介助を受けていても、自己決定と選択が最大限に尊重されていれば人格的には自立しているとする「自己決定の自立」を主張。

資力調査（ミーンズ・テスト）

〔means test〕

公的扶助の受給に際して、供給者である行政が申請者の資産等をはかるために行う調査のこと。生活保護費支給のため「生活保護法」に定められた調査の1つである。

新エンゼルプラン（重点的に推進すべき少子化対策の具体的実施計画について）

エンゼルプランは、より一層補強整備されて、総合的な実施計画として1999（平成11）年に「新エンゼルプラン」（「重点的に推進すべき少子化対策の具体的実施計画について」）となった。主な内容として、①保育サービス等子育て支援サービスの充実、②仕事と子育ての両立のための雇用環境の整備、③働き方についての固定的な性別役割分業や職場優先の企業風土の是正、④母子保健医療体制の整備、⑤地域で子どもを育てる教育環境の整備、⑥子どもたちがのびのび育つ教育環境の実現、⑦教育に伴う経済的負担の軽減、⑧住まいづくりやまちづくりによる子育ての支援、である。

新救貧法（改正救貧法）

1834年、イギリスで制定。救済基準を全国均一にし、有能貧民の居宅保護を廃止し、救済をワークハウス（労役場）への収容に限定した。また劣等処遇の原則を採用した。「救貧否定の救貧法」とも別称される。

新経済社会7カ年計画

1979（昭和54）年に発表。欧米の福祉先進国の追随ではなく、個人の自助努力、家族・地域社会などの相互扶助を重視した日本型福祉社会の創造が求められているということが示された。

新ゴールドプラン（高齢者保健福祉推進10か年戦略の見直しについて）

1989（平成元）年に策定されたゴールドプランを見直したもの。整備目標値は、訪問介護員17万人、日帰り介護1.7万カ所、短期入所生活介護6万人分、在宅介護支援センター1万カ所、特別養護老人ホーム29万床、老人保健施設28万床等。ケアハウス10万人分、高齢者生活福祉センター400カ所。利用者本位・自立支援が基本理念の1つである。

新自由主義

政府などによる規制の最小化と、自由競争を重んじる考え方のこと。規制や過度な社会保障・福祉・富の再分配は政府の肥大化をまねき、企業や個人の自由な経済活動を妨げるため、政府の過度な民間介入を批判して、個人の自由と責任に基づく競争と市場原理を重視する考え。20世紀の小さな政府論のこと。

新障害者プラン（重点施策実施5か年計画）

2002（平成14）年に策定された障害者基本計画の

前期5年間において、重点的に実施する施策やその達成目標、計画の推進方策を定めたプラン。具体的には、活動し参加する力の向上のための施策、地域基盤の整備、精神障害者施策の充実、雇用・就業の確保などの項目に基づき、達成目標を掲げている。

身体障害者福祉法（しんたいしょうがいしゃふくしほう）

1949（昭和24）年に制定。身体障害者の自立と社会経済活動への参加を促進するため、身体障害者を援助し、および必要に応じて保護し、もって身体障害者の福祉の増進を図ることを目的としている。また、身体障害者は、自ら進んでその障害を克服し、その有する能力を活用することにより、社会経済活動に参加することができるように努めなければならないことを理念とし、さらに社会を構成する一員として社会、経済、文化その他あらゆる分野の活動に参加する機会を与えられるものとすることが明記されている。成立の背景にはヘレン・ケラー女史や岩橋武夫の功績が大きい。

スティグマ

〔stigma〕

もともとの意味は奴隷や犯罪者の体に刻まれた徴である。多数派集団において正統とされる文化や規範を欠く少数派集団に対しては、その属性から否定的なレッテルが貼られ、その集団に属する者は正常から逸脱した者とみなされ、他人の軽視と不信をかう。それは被差別的な地位のシンボルという意味で汚点（スティグマ）となり社会的な差別を発生させるとされる。

ステークホルダー理論（りろん）

〔stakeholder theory〕

ステークホルダーとは利害関係者のこと。企業はすべてのステークホルダーの利益を考慮して経営するべきであるという経営学の理論である。ステークホルダーには株主、経営者、従業員、消費者、取引企業、自治体、地域社会、金融機関、研究機関、国際社会までが挙げられる。

生活の質（QOL）（せいかつのしつ（キューオーエル））

〔quality of life〕

「生命の質」「生活の質」「人生の質」などと訳される。さまざまな生活場面を質的に捉える概念である。わが国では1970年代以降、「心の貧困」が指摘され「心の豊かさ」が強調されるようになり、福祉分野においてQOLを重視する必要性が語られている。

生活保護法（せいかつほごほう）

生活保護について規定した法律。太平洋戦争終結後、GHQ（連合国軍総司令部）は日本政府に対し、救済についての①無差別平等の原則、②国家責任の原則、③公私分離の原則、④救済費非制限の原則の4原則を示した。政府はこの4原則に基づき従来の「救護法」を廃止し、1946（昭和21）年に「(旧)生活保護法」を制定した。しかし、その後に制定された日本国憲法の下では生存権や国の社会保障義務が不十分な点が指摘され、1951（昭和26）年に全面改正され現行法となる。この法律は①無差別平等、②最低生活、③補足性という3つの原理と、①申請保護、②基準および程度、③必要即応、④世帯単位という4つの原則からなる。

生存権（せいぞんけん）

国民に健康で文化的な最低限度の生活を保障し、国に社会福祉、社会保障、公衆衛生の向上・増進を図る義務を課す社会権の中核となる権利（憲法25条）。生存権は、当初はプログラム規定（国の政治的指針）説が有力だったが（食糧管理法違反事件：最大判昭23・9・29）、朝日訴訟以降、具体的権利とまではされなかったものの裁判基準となっている。

聖ヒルダ養老院（せいヒルダようろういん）

1895（明治28）年、ソーントン（Thornton, E.）が東京市芝区に設立した。これはソーントンが、生活に困っていた高齢者を個人的に保護したことから始まったといわれている。わが国における養老院の先駆けである。

世界人権宣言（せかいじんけんせんげん）

〔Universal Declaration of Human Rights〕

人権および自由を尊重し確保するために、「すべての人民とすべての国とが達成すべき共通の基準」を宣言したもの。1948年12月10日の第3回国連総会において採択。1950年の第5回国連総会において、毎年12月10日を「人権デー」として、世界中で記念行事を行うことが決議された。

セツルメント運動

知識と人格を兼備する有産階級の人びとがスラム地域に住み込み、スラム地域の人たちとの知的および人格的接触を通じて、福祉の向上を図ろうとするもの。バーネット夫妻（Barnett, S. & Barnett, H.）を中心とするトインビー・ホール（1884年）の設立によって本格化した。

選別主義

社会福祉サービスの利用において、利用者を一定の階層に限定し供給すること。サービスに対する応益負担が可能な者を対象とする考え方ではないので注意が必要。普遍主義に比べて、利用者の資産調査を行うことで利用者に対してスティグマを与えやすい。

相対的貧困率

国や地域における大多数よりも貧しい相対的貧困者の全人口に占める比率のこと。OECDでは、等価可処分所得（世帯の可処分所得を世帯人数の平方根で割って算出）が全人口の中央値の半分未満の世帯員を相対的貧困者としている。相対的貧困率は、国内の所得格差に注目する指標であるため、日本など比較的豊かな先進国でも高い割合が示される。2009（平成21）年における日本の相対的貧困率は、2006（平成18）年の前回調査時と比べ0.3ポイントあがり16.0%となり、過去最悪を記録した。なお、タウンゼント（Townsent, P.）は相対的剥奪指標を用いて、相対的貧困を分析した。

ソーシャル・インクルージョン（社会的包摂）

〔social inclusion〕

すべての人びとを、その属性（性別、年齢、身体的・精神的状況、宗教的・文化的背景、経済状況等）にかかわらず、孤立、孤独、排除、摩擦などから守り、社会の構成員として包み込み、支えあう理念をいう。なお、この理念は、日本社会福祉士会の倫理綱領（2005年）で、「社会に対する倫理責任」の1つとして唱えられている。

ソーシャルワーク専門職である社会福祉士に求められる役割等について

社会保障審議会福祉部会に設置された福祉人材確保専門委員会の報告書。2017（平成29）年3月に公表された。その中で、社会福祉士には、地域課題の解決の拠点となる場づくり、ネットワーキングなどを通じて、地域住民の活動支援を行うことが求められている。社会福祉士の養成としては「養成カリキュラムの内容の充実」および「実習及び演習の充実」が整理され、地域全体での社会福祉士育成のための取組みや社会福祉士の役割等に関する理解の促進についてなどが示されている。

第一種社会福祉事業

社会福祉事業のうち、公共性の特に高い事業のこと。具体的には入所施設など個人の人格の尊重に重大な関係をもつ事業。「社会福祉法」62条の2では「国、都道府県、市町村及び社会福祉法人以外の者は、社会福祉施設を設置して、第一種社会福祉事業を経営しようとするときは、その事業の開始前に、その施設を設置しようとする地の都道府県知事の許可を受けなければならない」となっている。

第二種社会福祉事業

第一種社会福祉事業以外の福祉の増進に貢献する社会福祉事業である。「社会福祉法」69条では「国及び都道府県以外の者は、第二種社会福祉事業を開始したときは、事業開始の日から一月以内に、事業経営地の都道府県知事に第67条第1項各号に掲げる事項を届け出なければならない」となっている。

竹内愛二

〔1895-1980〕

長崎県に生まれる。わが国において初めてケースワークを科学的社会事業の一方法として紹介した。人間関係を基盤に駆使される専門的な援助技術の体系を、特に「専門社会事業」と呼び、社会事業概念の中軸に位置づけた。主著に『ケースウォークの理論と実際』『専門社会事業研究』がある。

脱家族化

女性の経済的独立を最大化すること。すなわち、子ども、高齢者、身体障害者のためのケアや家庭管理といった伝統的な無給の家事労働を外部化することで女性の自立を促進し、核家族を解体するという考え。福祉国家類型論から福祉レジーム類型論へと研究を進化させ、福祉国家からの給付または市場からの供給により、家族の福祉やケアに関する責任が緩和される度合を指標とすることである。

男女共同参画社会基本法

男女共同参画社会の実現を21世紀のわが国の社会を決定する最重要課題と位置づけ、社会のあらゆる分野において、男女共同参画社会の形成の促進に関する施策の推進を図る目的で、1999（平成11）年に制定された。男女が、お互いにその人権を尊重しながら責任も分かち合い、性別にかかわりなく、その個性と能力を十分に発揮できる社会の実現が求められている。なお、第3次男女共同参画基本計画（2010〔平成22〕年）は貧困など生活上の困難に直面する男女への支援、生涯を通じた女性の健康支援、女性に対するあらゆる暴力の根絶など、広範な分野での男女共同参画の推進を掲げている。

地域包括支援センター

2005（平成17）年の「介護保険法」改正により創設された、高齢者の生活を総合的に支える拠点としての機関。総合的な相談窓口／権利擁護、介護予防マネジメント、包括的・継続的マネジメントの支援（地域の介護支援専門員の資質向上のための、事例検討会や研修の実施、制度や施策等に関する情報提供等）がその役割。社会福祉士、主任介護支援専門員、保健師等が配置される。

地方分権一括法（地方分権の推進を図るための関係法律の整備等に関する法律）

地方分権の柱として1999（平成11）年に成立し、2000（平成12）年4月から施行された法律。住民にとって身近な行政をできるだけ地方が行うこととしている。また、地方公共団体の自主性と自立性を高め、個性豊かで活力に満ちた地域社会の実現を目的としている。

地方分権改革推進法

地方分権改革を総合的かつ計画的に推進することを目的とした法律。国が地方分権の推進のために、地方公共団体に対する国の負担金、補助金等の支出金、地方交付税、国と地方公共団体の税源配分等の財政上の措置のあり方について検討を行うものとする（6条）となっている。2006（平成18）年公布。

中央社会事業協会

1908（明治41）年設立の「中央慈善協会」が前身であり、1921（大正10）年に「社会事業協会」に改称。1924（大正13）年に「（財）中央社会事業協会」となる。現在の「全国社会福祉協議会」と改称されたのは1955（昭和30）年のことである。

TANF（貧困家庭一時扶助）

〔Temporary Assistance for Needy Families〕

アメリカにおいて、1996年8月に福祉改革の新法「個人責任と就労機会調停法（PRWORA）」がクリントン大統領公約の実現として成立し、それによりAFDC（要扶養児童家庭扶助）は廃止され、代わりに「貧困家庭への一時扶助（TANF）」が創設された。貧困家庭が勤労・職業訓練へ参加しなければ給付を受けることができず、受給期間が5年間とされたことなど、制限的なプログラムである。

ティトマス

〔Titmuss, Richard Morris 1907–1973〕

ロンドン大学の社会政策の創始者。社会福祉・社会保障の分野で国際的にも広い影響を及ぼした。普遍主義に基づくサービスを基盤にしながら強いニーズをもつ集団や地域を、スティグマを与えることなく積極的に選別し、権利としてサービスが供給されることが必要であると主張した。主な著書に『福祉国家の理想と現実』（1958）、『社会福祉と社会保障』（1968）がある。

DV防止法（配偶者からの暴力の防止及び被害者の保護に関する法律）

2001（平成13）年10月施行。配偶者からの不法な暴力の防止のための国や地方公共団体の責務を明記している。また都道府県に配偶者暴力相談支援センターの設置を定めている。2004（平成16）年に改正され、保護命令の対象範囲が拡大された。さらに2007（平成19）年および2013（平成25）年の一部改正では、保護命令制度の拡充が図られた。

トインビー・ホール

〔Toynbee Hall〕

1884年、ロンドン郊外のイースト・エンドに建てられた世界最初のセツルメントハウスである。運動に身を投じ31歳の若さで亡くなったトインビー（Toynbee, A.）を記念して、その運動を引き継いだバーネット（Barnett, S.）の指導のもとで設立された貧困者・高齢者などの社会的弱者の施設をいう。

独立行政法人福祉医療機構

〔Welfare and Medical Service Agency〕

特殊法人等改革により、社会福祉・医療事業団の事業を継承して、2003（平成15）年に福祉の増進と医療の普及向上を目的として設立された。社会福祉事業施設および病院、診療所等の設置等に必要な資金の融通ならびにこれらの施設に関する経営指導、社会福祉事業に関する必要な助成、社会福祉施設職員等退職手当共済制度の運営、心身障害者扶養保険事業等を行い、もって福祉の増進ならびに医療の普及および向上を図ることを目的としている。

都道府県地域福祉支援計画

広域的な見地から、各市町村の地域福祉計画の達成を支援するために、一定的に定める都道府県地域福祉計画を策定することになっている。「社会福祉法」108条に規定。なお、策定にあたっては努力義務である。

ナショナル・ミニマム

〔national minimum〕

国家によって国民全員に保障されるべき最低限の公共サービスの水準のこと。イギリスのウェッブ夫妻（Webb, S. J. & Webb, B.）が『産業民主論』（1897）の中で提唱した。1942年のイギリスのベヴァリッジ報告では「最低生活保障の原則」が示された。

ナショナル・ミニマム研究会

政府が保障すべき最低限度の生活水準（ナショナルミニマム・国が憲法25条に基づき全国民に対し保障する「健康で文化的な最低限度の生活」水準のこと）について検討する会議のこと。国民生活を多面的・複合的に捉える中で、ナショナルミニマムを確定していく必要があることから厚生労働省にて発足し、2009（平成21）年12月に第1回『ナショナルミニマム研究会』が開催された。

難民条約

1954年に発効した「難民の地位に関する条約」、およびその適用範囲を広げた1967年発効の「難民の地位に関する議定書」をまとめて「難民条約」と呼んでいる。

ニィリエ

〔Nirje, Bengt 1924–2006〕

スウェーデンのモタラに生まれる。ノーマライゼーションの原理を、「社会生活の通常の環境や方法にできる限り近づけるような生活のパターンや日々の暮らしの条件を与えられるようにすること」とし、①1日のノーマルなリズム、②1週間のノーマルなリズム、③1年間のノーマルなリズム、④ライフサイクルにおけるノーマルな発達的生活経験、⑤ノーマルな個人の尊厳と自己決定権、⑥その文化におけるノーマルな性的関係、⑦その社会における経済的水準とそれを得る権利、⑧その地域におけるノーマルな環境の形態とその水準を提示し、その8つの原理を確立し、ノーマライゼーションの理念を発展させた。ニルジェと読むこともある。

21世紀に向けての社会保障

社会保障構造のあり方について考える有識者会議「21世紀に向けての社会保障」（2000年）は、給付と負担のバランスをとるために、①増加する負担を担う支え手を増やすこと、②高齢者も能力に応じ負担を分かち合うこと、③給付のあり方を見直し効率化することにより給付全体の増加をできる限り抑えることが重要であると指摘した。

ニーズの4類型

ブラッドショウ（Bradshaw, J.）によるニーズの類型がよく知られている。①規範的ニーズ（normative needs）とは、専門家、行政官、社会科学者が、「望ましい」基準との対比においてニーズがあると判断した場合。②感得されたニーズ（felt needs）とは、ニーズがあることを本人が自覚している場合。③表明されたニーズ（expressed needs）とは、「感得されたニーズ」が、サービス利用の申請といった行動に転化した場合。④比較ニーズ（comparative needs）とは、サービスを利用している人と同じ特性を持ちながらサービスを利用していない人がいる場合。個人レベルの他、地域レベルで比較を行う場合がある。なお、サービス供給体制の整備に伴い、潜在的な福祉ニードが顕在化することがある。

2015年の高齢者介護（にせんじゅうごねんのこうれいしゃかいご）

2003（平成15）年に高齢者介護研究会が発表した報告書。急速な高齢化が進むことを踏まえて、中長期的な視野で高齢者介護のあり方を捉える必要があることから、わが国の高齢化にとって大きな意味をもつ『団塊の世代』が65歳以上になる10年後までに実現すべきことを念頭に置き、求められる高齢者介護の姿を描いたもの。

日常生活自立支援事業（にちじょうせいかつじりつしえんじぎょう）

認知症高齢者や知的障害者、精神障害者等、判断能力が十分でない人の地域自立生活を支えるための事業。「社会福祉法」によって規定された福祉サービス利用援助事業の1つで、都道府県・指定都市社会福祉協議会によって運営される。2007（平成19）年4月より、「地域福祉権利擁護事業」の名称を変更し、「日常生活自立支援事業」となった。

ニッポン一億総活躍プラン（2016〔平成28〕年6月2日閣議決定）（いちおくそうかつやく）

女性も男性も、お年寄りも若者も、一度失敗を経験した方も、障害や難病のある方も、家庭で、職場で、地域で、あらゆる場で、誰もが活躍できる、いわば全員参加型の一億総活躍社会を実現することを目標としている。第3次安倍晋三改造内閣の目玉プラン。「一億総活躍社会」を目指すと宣言した。その1つに、地方は少子高齢化や過疎化の最前線であり、地方創生は、一億総活躍社会を実現する上で最も緊急度の高い取組みの1つであるとしている。

日本社会福祉士会（にほんしゃかいふくししかい）

社会福祉士の職能団体。1993（平成5）年に任意団体として設立され、1996（平成8）年に社団法人となる。全国47都道府県に支部があり、3万名を超える社会福祉士が会員となっている。「社会福祉士の倫理綱領」や「社会福祉士の行動規範」があり、「社会福祉士の行動規範」は、「社会福祉士の倫理綱領」に基づき、社会福祉士が社会福祉実践において従うべき行動を示したものである。

ニュー・パブリック・マネジメント（NPM）

〔new public management〕

政府や行政部門に、民間の企業経営手法を応用した運営方法のこと。無駄な支出を抑え、利便性の高い行政サービスを提供するために、コスト削減や顧客サービスの向上を目的とした行政運営を推進すること。

野口幽香（のぐちゆか）

〔1866–1950〕

兵庫県に生まれる。1900（明治33）年、日本で最初の託児所となる「貧民幼稚園」（二葉幼稚園）を設立した。また1922（大正11）年、「母の家」を付設し、母子ホームの先駆となった。

ノーマライゼーション

〔normalization〕

高齢や障害があっても差別されず、地域において普通の生活を営むことが当たり前であるという社会を作る基本理念をいう。1950年代にデンマークにおいて障害児をもつ親の会から草の根運動的に広がり、バンク-ミケルセン（Bank-Mikkelsen, N. E.）を中心に展開された。その後スウェーデンのニィリエ（Nirje, B.）や北米のヴォルフェンスベルガー（Wolfensberger, W.）らによって広められた。わが国では1981年の国際障害者年を皮切りに、ノーマライゼーションが展開されている。

ハイエク

〔Hayek, Friedrich August von 1899–1992〕

オーストリア出身の経済学者。自由主義経済の優位性を提唱し、計画経済、社会主義、共産主義などを集散主義として批判した。主著に『法と立法と自由』、『隷従への道』などがある。『法と立法と自由』の中で貧困からの救済が「社会的公正」を築き上げる試みの一部として理解されるべきではないと主張した。

バウチャー

〔voucher〕
「証票」を意味する。個人が政府から受け取る補助金のこと。公共政策手段としては、金券や利用券等の商標の形をとる、個人を対象に補助金を交付する方法のことであり、一定の選択権の付与、使途制限、譲渡制限という特徴をもつ。その支給の長所として、現金給付方式のように支給されたお金が他の目的のために使われてしまうということが起きない点にある。

バークレイ報告（ほうこく）

イギリスにおいて1982年に発表された「ソーシャルワーカー：役割と任務」と題された報告書。コミュニティを基盤としたソーシャルワークを重視し、コミュニティソーシャルワークを主張した。

長谷川良信（はせがわりょうしん）

〔1890–1966〕
茨城県に生まれる。淑徳大学の創始者。1919（大正8）年に創設したマハヤナ学園は、仏教布教の目的をもつセツルメント施設であった。託児所や診療所を含む総合的な社会事業へと発展させた。主著に『社会事業とは何ぞや』（1919）がある。

バートレット

〔Bartlett, Harriett M. 1897–1987〕
アメリカの社会福祉研究者。『社会福祉実践の共通基盤』（1970）を刊行し、「価値」「知識」「介入」を社会福祉実践の共通基盤に不可欠な要素として位置づけた。

バリアフリー

一般的には建造物や道路等における高齢者や障害者等の利用に配慮された設計のことを指す。福祉的には物理的なもののみならず、社会的・制度的側面、障害者などに対する無理解や偏見などの心理的側面を含めた、高齢者や障害者等が社会参加したときに障害となるすべてのものの除去を指す。1995（平成7）年の「障害者プラン～ノーマライゼーション7か年戦略～」、2002（平成14）年の「障害者基本計画」でバリアフリー社会の実現を目指す方向が示された。

パールマン

〔Perlman, Helen Harris 1905–2004〕
アメリカの社会福祉研究者。『ケースワーク：問題解決の過程』（1957）を刊行し、ケースワークの核となる要素として4つのP（人、問題、場所、過程）を明らかにした。従来の診断主義的ケースワークのアプローチを踏まえながら、機能主義的方法の長所を積極的に取り入れて問題解決アプローチの体系化に努め、折衷派と呼ばれる。

バンク-ミケルセン

〔Bank-Mikkelsen, Neils Erik 1919–1990〕
デンマークのスキャンに生まれる。1946年よりデンマークの社会省知的障害者福祉課に勤務。その中で大規模収容所で生活する知的障害者が、地域から隔離されている状況を知り、「障害者の生活を可能な限り、通常の生活状態に近づけるようにする」というノーマライゼーションの理念を用い、1959年の同国精神遅滞者ケア法に反映させ、「ノーマライゼーションの父」と呼ばれている。

PFI法（ピーエフアイほう）

〔Private Finance Initiative〕
公共サービスの効率的かつ効果的な供給を目指し、民間の資金、経営能力、技術的能力を活用して、公共施設等の建設や運営を行う方法のこと。1999（平成11）年に、「民間資金等の活用による公共施設等の整備等の促進に関する法律」（PFI法）が制定され、その後、「基本方針」や各種ガイドラインが策定されている。

非貨幣的ニーズ（ひかへいてき）

金銭のみで解決される貨幣的ニーズに対して、対人福祉サービスの給付（現物給付）によって充足が可能となるものを指す。わが国ではその充足のために社会福祉施設が多く活用されてきた経緯がある。

貧困の連鎖（ひんこんのれんさ）

子ども期の貧困は、子ども期だけで収まらず、この貧困は一生その子につきまとう可能性が極めて高く、大人になってからの所得や就労状況にマイナスの影響を及ぼし、その貧困が次の世代からその次の世代に受け継がれることをいう。特にひとり親家庭の子どもの貧困率は高い傾向を示している。子どもの年齢別の貧困率では0歳から2歳までの貧困率が高く、子どもの年齢が上がるとともに貧困率は低くなる傾向にある。

「福祉から就労」支援事業

2005（平成17）年度から実施されてきた生活保護受給者等就労支援事業に代えて2011（平成23）年度から実施。福祉事務所と公共職業安定所間の連携により、就労、自立の意欲が認められる生活保護受給者および児童扶養手当受給者、住宅手当受給者などに対して、そのニーズに応じた就労支援を行う。支援メニューは、就労支援ナビゲーターによるキャリア・コンサルティング、職業相談・職業紹介、トライアル雇用、公共職業訓練等の教育・訓練の受講、フォローアップなどがある。

福祉関係八法改正

1990（平成2）年に「老人福祉法等の一部を改正する法律」が公布され、住民に最も身近な市町村において、高齢者等の需要にきめ細かく対応し、在宅、施設を通じた福祉サービスを、一元的かつ計画的に実施できるようにした。なお八法とは、児童福祉法、身体障害者福祉法、精神薄弱者福祉法（現・知的障害者福祉法）、老人福祉法、母子及び寡婦福祉法（現・母子及び父子並びに寡婦福祉法）、社会福祉事業法（現・社会福祉法）、老人保健法（2008〔平成20〕年4月より高齢者医療確保法施行に伴い廃止）、社会福祉・医療事業団法（現・独立行政法人福祉医療機構法）のことである。

福祉元年

社会保障の大幅な制度拡充を実施した1973（昭和48）年を当時の田中角栄内閣は福祉元年とした。老人医療費の無料化のほか医療保険における高額療養費制度や年金の給付水準を調整するために物価スライド制を導入した。

福祉事務所

住民に直結した福祉サービスの行政機関である。業務は福祉六法に定める援護、育成、更生の措置に関する事務を行う。都道府県福祉事務所は「生活保護法」「児童福祉法」「母子及び寡婦福祉法（現・母子及び父子並びに寡婦福祉法）」の三法に関する事務をつかさどり、市町村福祉事務所は三法に加えて「老人福祉法」「身体障害者福祉法」「知的障害者福祉法」のすべての事務を行う。

福祉人材確保法

正式名称は「社会福祉事業法及び社会福祉施設職員退職手当共済法の一部を改正する法律」。1992（平成4）年、社会福祉分野における人材確保を目的とする「社会福祉事業法（現・社会福祉法）」および「社会福祉施設職員退職手当共済法」の一部改正が行われた。それにより、「社会福祉事業従事者」の確保に関する基本指針を定めなければならないことや都道府県福祉人材センター、中央福祉人材センター、福利厚生センターが法律上規定された。

福祉多元主義

福祉のサービスを供給する主体を、①公的部門（Public Sector）、②民間営利部門（Private Sector）、③民間非営利部門（Voluntary Sector）、④非公的・非公式部門（Informal Sector）の4つの部門（セクター）に分類し、この4つの部門（セクター）により多元的に福祉サービスが供給されること。

福祉レジーム

〔welfare regime〕

レジームとは体制のこと。デンマークの社会学者であるエスピン-アンデルセンが提唱した。福祉国家論に代わる新しい概念として注目を浴びている。「社会民主主義レジーム」「自由主義レジーム」「保守主義レジーム」「家族主義レジーム」があり、社会保障制度を考える上で重要な理論となっている。

ブース
〔Booth, Charles James 1840–1916〕
イギリスの研究者、実業家。17年にわたって実施したロンドン調査はその報告書『ロンドン民衆の生活と労働』（全17巻）にまとめられ、人口の3割が貧困線以下にあり、その原因が低賃金等の雇用上の問題に起因することを明らかにした。また、「貧困線」という概念を示した。

普遍主義（ふへんしゅぎ）
すべての国民を対象とし、貧困者においてもすべての権利を守るという考え方。社会福祉サービスの場合、利用者のすべての階層を対象として供給されるサービスをいう。選別主義に比べて、資力に関係なく福祉サービスが受給できるため利用者が拡大し、財政上の負担が拡大する傾向になりがちである。ティトマス（Titmuss, R.）は選別的サービスが社会権として与えられるためには、その土台に普遍主義的サービスが必要であると主張した。

フレキシキュリティ
〔flexicurity〕
柔軟な労働市場（flexibility）と高い失業保障（security）を両立させた政策のこと。フレキシビリティとセキュリティをあわせたものである。オランダや北欧、特にデンマークでその政策が進められている。「ゴールデン・トライアングル」（黄金の三角形）とは、①緩やかな解雇規制、②失業保険制度等、③積極的労働市場政策からなる政策のことである。

ヘイトスピーチ解消法（かいしょうほう）
「本邦外出身者に対する不当な差別的言動の解消に向けた取組の推進に関する法律（平成28年法律第68号）」のこと。通称「ヘイトスピーチ解消法」。2016（平成28）年6月に施行された。「不当な差別的言動」は許されないものであると宣言しており、地方公共団体には、不当な差別的言動の解消に向けた取組みを行う努力が求められている。

ベヴァリッジ報告（ほうこく）
イギリスで、1942年にベヴァリッジ（Beveridge, W. H.）を委員長として提出された「社会保険及び関連サービス」のこと。均一給付・均一拠出の原則、最低生活を保障するナショナル・ミニマムの原則、全国民を対象とする一般性の原則を提唱した。社会保障計画は、社会保険、国民扶助、任意保険という3つの方法で構成されるという考え方を示した。

ペストフ
〔Pestoff, Victor Alexis 1941– 〕
スウェーデンの政治経済学者。社会経済システムを「公共・民間部門」「営利・非営利部門」「公式・非公式部門」の3軸で構成し、それによってできた福祉三角形における第三セクターの位置づけを明確化した。第三セクターであるNPOやNGOは、これらの3つの軸で交わる福祉三角形の中心であり、それぞれの欠点を補うとされている。

ベル
〔Bell, Daniel 1919–2011〕
アメリカの社会学者。『脱工業社会の到来』（1973）の中で、ポスト工業化の時代には「知識階級」が金融や情報に関する新しい技術を駆使しながら「社会学化様式」に変革していく社会を示した。

ヘレン・ケラー
〔Helen Adams Keller 1880–1968〕
アメリカ合衆国アラバマ州生まれ。生後19カ月のときに熱病にかかり、一命はとりとめたものの光（視力）と音（聴力）を奪われ、話すこともできなくなった。7歳のときに家庭教師であるサリヴァン（Sullivan, A.）と運命的な出会いを経験し、超人的な努力の末、ラドクリフ女子大学（現・ハーバード大学）へ入学し、その後アメリカ盲人社会福祉事業に尽力する。サリヴァン女史との出会いは映画「奇跡の人」でも有名。岩橋武夫との親交も深く3回来日している。わが国の「身体障害者福祉法」制定（1949〔昭和24〕年）にも貢献。主著に『わたしの生涯』（岩橋武夫訳、1966）などがある。

ベンチマーク（方式）（ほうしき）
指標・水準のこと。達成目標基準をベンチマークとして使用する場合や指標を設定し比較などを行う手法をベンチマーク方式という。

法定受託事務

地方公共団体の事務で、国（または都道府県）が本来果たすべき役割に係るもので、国（または都道府県）において適正な処理を特に確保する必要があるものとして法律・政令で特に定めるもの。具体的には国政選挙や国道・河川の管理、生活保護の決定かつ実施、パスポートの発給に関する事務などが挙げられるが、地方分権という観点から、その数の減少が求められる。

母子及び父子並びに寡婦福祉法（旧・母子及び寡婦福祉法）

1960年代の高度経済成長はその繁栄とはうらはらに、障害児（者）、高齢者、母子に打撃を与え、より一層の法整備が指摘されるようになる。このような状況から、1964（昭和39）年「母子福祉法」が制定され、1981（昭和56）年「母子及び寡婦福祉法」に改正された。さらに2014年（平成26）年10月に「母子及び父子並びに寡婦福祉法」と改正され、ひとり親家庭への支援体制の充実や支援施策周知の強化、父子家庭への支援の拡大を図ることを目的として制定された。

母子家庭等就業・自立支援センター事業

就業支援を柱とした母子家庭等に対する総合的な自立支援策の一環として2003（平成15）年から開始された事業。母子家庭の母などに対し、就業相談、就業支援講習会の実施、就業情報の提供などの就業支援サービスを提供するとともに、関係機関との連携を図りながら地域生活の支援や養育費の取り決めなどの専門相談を行う。

母子・父子自立支援員

「母子及び父子並びに寡婦福祉法」8条により規定。2002（平成14）年の改正法（2003〔平成15〕年施行）により母子相談員から母子自立支援員に名称変更され、さらに2014（平成26）年の改正により母子・父子自立支援員となった。配偶者のない者で現に児童を扶養しているものおよび寡婦に対し、相談に応じ、その自立に必要な情報提供および指導にあたり、職業能力向上と求職活動に関する支援を行うことが規定された原則非常勤の職員である。政令で定める相当の知識経験を有する者については、常勤とすることができるとされている。

母子保健

国および地方公共団体は、母性ならびに乳児および幼児の健康の保持および増進に努めなければならない（「母子保健法」5条）。市町村は、母子保健計画の策定の他、保健指導の奨励、新生児訪問指導、一定の条件にある幼児の健康診査、必要に応じた妊産婦、乳児、幼児の健康診査、母子健康手帳の交付等を行うことになっている。

母子保健法

1965（昭和40）年制定。母性、乳児および幼児の健康の保持および増進を図るため、母子保健に関する原理を明らかにするとともに、保健指導、健康診査、医療その他の措置を講じながら、国民保健の向上に寄与することを目的とした法律である。妊産婦、乳児、幼児、保護者、新生児、未熟児に関する定義が規定されている。

ポスト産業社会

産業社会がさらに成熟し、資源やエネルギーなどよりも情報に支配される社会のこと。脱産業化社会や脱工業化社会、高度産業社会、ポスト・モダン社会ともいわれる。まさに現代社会を象徴しているものである。

補捉率

福祉制度の捕捉率（テイクアップレート）とは、その制度の利用資格をもつ人びとのうち実際にその制度を利用している人びとの割合である。たとえば生活保護基準以下の世帯で、実際に生活保護を受給している世帯数の割合のこと。2010（平成22）年4月に生活保護水準未満の収入や資産で暮らす世帯のうち、保護を受けている割合の調査結果を公表し、その捕捉率は32.1%であることを厚生労働省の統計に基づく推計で明らかにした。「最後の安全網」である生活保護であるが、実際は救済されていない低所得者が多数いる可能性があることが示された。

ポランニー

〔Polanyi, Karl 1886–1964〕

ウィーン出身の経済学者。経済史の研究を基礎として、経済人類学の理論を構築した。代表作は『大転換』。経済過程に秩序を与え、社会を統合するパターンとして、互酬、再配分、交換の３つを挙げる。互酬の議論では、社会統合の１つのパターンとして相互扶助関係があるとされた。

ホリス

〔Hollis, Florence 1907–1987〕

アメリカの社会福祉研究者。アメリカにおいて「公民権法」(1964) が成立した時期に『ケースワーク：心理社会療法』を刊行し、「状況の中にある人間」をケースワークの中心概念に位置づけた。

マーシャル

〔Marshall, Thomas Humphrey 1893–1981〕

イギリスの社会政策研究者。「市民資格と社会的階級」(1963) の論文の中で、市民資格を公民権、政治権、社会権に分類し、「20 世紀に市民資格の地位に社会権を組み入れたことは、社会的不平等の全パターンを修正する試みであった」と述べている。

三浦文夫

〔1928–2015〕

台湾に生まれる。社会福祉のアプローチの方法として、ニード論や供給論を展開。戦後、社会福祉の政策ニードが救貧制度から防貧制度に転換し、さらに貨幣的ニードから非貨幣的ニードへと変容したと論じた。また社会福祉経営論を唱え、新しい視点からの社会福祉理論を構築した。岡本栄一の地域福祉理論の類型化では、「在宅福祉志向軸」に分類されており、牧里毎治の分類では、「機能的アプローチ」の「資源論的アプローチ」に位置づけられている。主な著書として『社会福祉政策研究』(1985) などがある。

山室軍平

〔1872–1940〕

岡山県に生まれる。熱心なキリスト教信者であり、日本救世軍の創始者。その生涯を廃娼運動や婦人・児童保護、貧困者医療などの社会事業に捧げた。

ヤングハズバンド報告

1959 年、イギリスにおいてヤングハズバンド (Younghusband, E.) が行った報告。これまで独自にさまざまな形で発展してきた一連の諸サービスにおけるソーシャルワークの機能を再検討する最初の試みであることが述べられている。

横山源之助

〔1871–1915〕

富山県に生まれる。下層社会研究の先駆者。明治 20 年代のスラム化した地域の生活を描いた『日本の下層社会』(1899) からはその悲惨さがうかがえ、わが国の下層社会研究史の中でも評価が高い。

ラウントリー

〔Rowntree, Benjamin Seebohm 1871–1954〕

イギリスの研究者、実業家。業績の中でも 1899 年実施のヨーク調査は『貧困―都市生活の一研究』(1901) としてまとめられ、貧困の科学的研究として極めて著名である。最低生活費を基準として貧困を科学的に計測する方法を生み出した。ブース (Booth, C.) の調査研究の成果とともに「貧困の発見」と呼ばれている。

ラショニング

〔rationing〕

配給・割当てのこと。サービスや給付に対する需要を直接的コントロールによって制限すること。希少な資源を、市場メカニズムを用いずに、これを必要とする人びとに供給するための方法。

リスク社会

〔risk society〕

ドイツの社会学者であるベック (Beck, U.) が『危険社会―新しい近代への道』(1988) において提唱した。原子力発電、核兵器、食品工学、公害、地球環境問題など、科学の発展ゆえに全世界をも脅かすレベルのリスクを抱えるにいたった現代社会を背景にした概念である。現代社会は産業社会の段階を超えて、危険の分配が重要な課題となった危険社会であるとした。

リッチモンド

〔Richmond, Mary Ellen 1861-1928〕

アメリカ合衆国イリノイ州に生まれる。ケースワークという用語を初めて用い、「ケースワークの母」といわれる。1917年『社会診断』を著す。『ソーシャル・ケースワークとは何か』（1922）の中で「ソーシャル・ケースワークは、人間と社会環境の間を、個別的、意識的に調整することを通じて、その人のパーソナリティを発達させる諸過程からなる」と定義した。リッチモンドはヘレン・ケラーの家庭教師サリヴァン（Sullivan, A.）の影響を強く受け、環境条件の改善から援助の展開を図るという立場をとった。

倫理綱領（りんりこうりょう）

〔code of ethics〕

専門職としての倫理的責任を明確にし、社会に表明するもの。行動規範であるとともに、社会に表明することによって専門職の独善を防ぐ役割も果たす。福祉分野の倫理綱領として、「社会福祉士倫理綱領」「介護福祉士倫理綱領」「介護支援専門員倫理綱領」などがある。

レイン報告（ほうこく）

アメリカで1939年に出された報告書で、コミュニティ・オーガニゼーションの機能について、地域におけるニーズと社会資源を調整するものとした。この説は、「ニーズ・資源調整説」として知られている。

劣等処遇の原則（れっとうしょぐうのげんそく）

救済を受ける貧民は、最低層の自立労働者以下の水準で処遇すべきであるとの原則。1834年イギリスの「新救貧法」において制定された。

ロス

〔Ross, Murray George 1910-2000〕

カナダの社会福祉学研究者。コミュニティ・オーガニゼーションの機能を、住民が主体となって地域を組織化し、問題を解決できるように働きかけることであるとした。「地域組織化説」と呼ばれている。著作に『コミュニティ・オーガニゼーション―理論・原則と実際』がある。

ロールズ

〔Rawls, John Bordley 1921-2002〕

アメリカの哲学者。1971年刊行の『正義論』（A Theory of Justice）が有名。ハーバード大学教授。アメリカの政治哲学者。「社会的・経済的不平等が許されるのは社会の中で最も不利な状況にある構成員にとってその不平等の是認が最大の利益になる場合に限られる」「同じ条件下で生じた不平等は、許容される」「最も恵まれない人が有利となるような資源配分は正義にかなう」「社会で最も不遇な人の最大の便益となるように、資源配分の是正が行われるべきである」とした。

ワグナー報告（ほうこく）

1988年、イギリスでされた報告。現業ワーカーとしてのケア職員の格付けをやめ、その職位を一般職員あるいは専門職相当職員として規定し直すべきであることが言及されている。

ワークハウステスト法（ほう）

1722年、イギリスで成立。教区に労役場を作り、救済を求める者を労役場において収容管理し、労働能力のある者に作業をさせた。

ワークフェア

〔workfare〕

アメリカのニクソン政権による福祉改革で示された労働を奨励する福祉政策のこと。福祉の目的を就労の拡大におき、同時に福祉の受給条件として就労を求める考え方である。就労を強制する「ハードなワークフェア」と、教育訓練や職業訓練によって雇用可能性を高める「ソフトなワークフェア」がある。

索引

（太字で表示した頁には用語解説があります）

あ〜お

か～こ

さ〜そ

た～と

な~の

は~ほ

ま～も

や～よ

ら～ろ

福祉臨床シリーズ編集委員会

責任編集

執筆分担

福田幸夫　（ふくだ　さちお）　静岡福祉大学社会福祉学部　教授……はじめに、第６章

長岩嘉文　（ながいわ　よしふみ）　日本福祉大学中央福祉専門学校　校長……第１章

執筆者（五十音順）

執筆分担

大熊信成　（おおくま　のぶなり）　佐野日本大学短期大学総合キャリア教育学科　教授……第９章、キーワード集

大藪元康　（おおやぶ　もとやす）　中部学院大学人間福祉学部　教授……第５章４節

柏原正尚　（かしわばら　まさなお）　日本福祉大学健康科学部　准教授……第３章３節、第５章５節、第８章

佐脇幸恵　（さわき　ゆきえ）　鈴鹿医療科学大学保健衛生学部　助教……第７章

白川耕一　（しらかわ　こういち）　日本福祉教育専門学校社会福祉士養成科　専任講師……第３章１-２節、第３章コラム、第５章１節

東　康祐　（ひがし　やすひろ）　日本福祉教育専門学校社会福祉士養成学科　専任講師……第４章

増田康弘　（ますだ　やすひろ）　帝京平成大学現代ライフ学部　専任講師……第３章４節、第５章２-３節、第５章コラム

丸山龍太　（まるやま　りゅうた）　弘前学院大学社会福祉学部　専任講師……第２章

社会福祉の原理と政策
【新・社会福祉士シリーズ4】

2021(令和3)年8月15日　初　版1刷発行

編　者　福田幸夫・長岩嘉文
発行者　鯉渕友南
発行所　株式会社　弘文堂　101-0062　東京都千代田区神田駿河台1の7
TEL 03(3294)4801　振 替 00120-6-53909
https://www.koubundou.co.jp
装　丁　水木喜美男
印　刷　三美印刷
製　本　井上製本所

ISBN978-4-335-61209-1